背骨の医学

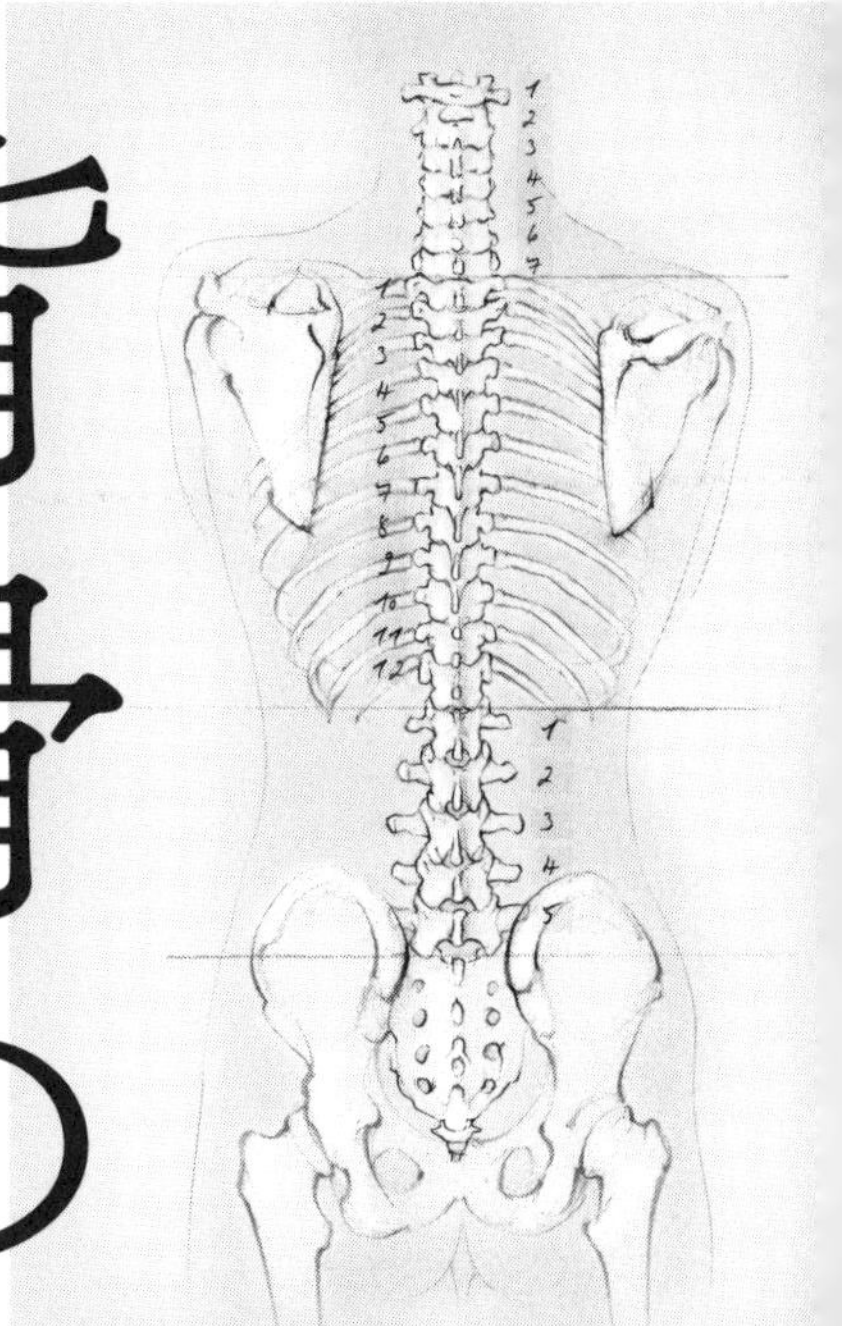

すべての疾患は背骨曲がりから

山口正貴
Yamaguchi Masataka
東京大学医学部附属病院
リハビリテーション部理学療法士

さくら舎

はじめに——なぜ背骨がそんなに大切か!?

あなたは背骨のことを守っていますか？

もし「ねこ背、姿勢が悪い」「転びやすい」「五十肩」「身体が硬い」「疲れやすい」「頭痛、肩コリ」「関節痛、腰痛」「身長が縮んだ」などで悩んだことがあるなら、それは背骨を守り切れていない可能性がとても高いです。

なぜ、いきなり冒頭でそんなことを述べるのかというと、身体の構造体において、最も加齢に伴って変化するのが背骨だからです。最も硬くなる関節が、肩や膝《ひざ》などの上肢《じょうし》でも下肢《かし》でもない背骨なのです。

ですが、そのことを理解していて、普段から意識的に背骨を守っている人は臨床《りんしょう》においてまずお見かけしません。どうしても肩が痛ければ肩、膝が痛ければ膝、と考えてしまうからです。

また、そもそも背骨がほんのすこし歪《ゆが》んだり、硬くなったりしても、気づかない人がほとんどです。

そのため、気づいたときには背骨が変形して曲がった状態になっている人が多いです。

ここで問題です。１００歳になっても活動的な生活を送るためには、何が必要だと思いますか？

つまり、老化に負けずいつまでも若々しくいる方法です。

その答えが背骨を守ることなのです。背骨を曲げないことなのです。背骨を老化させないことなのです。なぜなら、**背骨曲がりがあらゆる不調の根源になってしまう**からです。

たとえば背骨が柔軟な動物といって思い浮かぶ……ねこで考えてみましょう。ねこの動きを分析してみると、背骨を見事なまでに滑《なめ》らかに動かしています。ときにはねこ背という言葉があるほど丸くなっていたり、ときには思いっきり反《そ》り返って背伸びをしていたりと、自由自在に背骨を柔軟に動かしています。

ねこがジャンプしたり、走ったりするときには、その柔軟な背骨を最大限に利用して、反動を使ってバネのように力を伝達しています。もし、胴体にコルセットをつけて背骨を動かせない状態にしたらどうなるでしょうか？

背骨のバネが使えませんから、前足や後ろ足だけの力でジャンプしたり、走ったりすることになります。途端に能力が半減するのが容易に想像できると思います。するとねこは4本の足をフル回転させて、固定していない頭を大きく振ってすこしでも反動を利用しようとがんばります。

何とか生活はできるかもしれませんが、この生活が続くとどうなるでしょうか。背骨が動かせない分、首や足の使いすぎで関節や筋肉を痛めてしまいます。わかりやすかったかは別として、背骨の機能低下が、あらゆる不調の根源になるということです。

もし、なかなか治《なお》らない、どこに行っても治らない、そのような不調を抱えている方は、背骨にアプローチしてみてください。背骨が変われば、あらゆる機能がよい方向に変わります。なぜなら人間の起源は魚だからです。もともとは背骨を動かして動く生き物ですから、手や足ではなく背骨の動きがいちばん大切なのです。一見関係なさそうな手や足だけの動きだとしても、そのすべての動きに背骨の動きが関与しています。だから、**背骨を守ることが全健康につながる**のです。

では、なぜ加齢とともに背骨は硬くなったり、筋力が低下したりしてしまうのでしょうか？

そもそも老化とは何なのでしょうか？

どうして背骨は曲がってしまうのでしょうか？

どうしたら背骨を守れるのでしょうか？

リハビリテーションの専門家である理学療法士として、東京大学医学部附属病院に勤務し、日々多くの患者さんに接しつつ、背骨の研究もおこなっている**現役の臨床家だからこそお伝えできる「背骨が曲がる本当の原因」と「背骨を守る本当に効果的な方法」をご提案**させていただきます。

原因がわからないものは治せません。そのため科学的に追究を重ねて原因をつきとめます。そして原因がわかれば治療できます。だから私は**老化による背骨の変化を「単なる加齢のせい」で終わらせることはしません。**追究します。みなさまには、まずは身体の仕組みを理解していただき、自分の背骨の状態を知っていただくことから始めます。


本書は医学論文において科学的根拠により示された最も多いパターン、そして私が臨床において多くの患者さんから学ばせていただいたさまざまな背骨に関する医学をご紹介しています。医学的にすこし踏みこんだ話もありますが、なるべくわかりやすく、そして多くの方に取り入れてもらえるような内容としています。

この本をお読みいただくことで、**１００歳になっても背すじがピーンと伸びて、活動的に過ごせる「背骨の守り方」がわかります。**

すでに背骨が曲がりはじめている人も、将来に向けた予防の人も、治療する側の人も、本書がみなさまの人生における好転のきっかけにつながれば、これ以上の喜びはありません。

ではでは、さっそく背骨から全健康に向けた取り組みを始めていきましょう。

〔詳細は最後に述べるとして、誰かに教えるつもりで読み進めてください。そして、読書を中断したときには毎回いま読んだ部分について、どんな内容であったかを誰かにすぐ教えてください。もしくは頭の中でそれをイメージしてください。きっといいことがあります〕

◉目次

なぜ背骨は曲がるのか

炎症・老化を抑制する仕組みがわかった！

第2章 健康な背骨を求めて

正しい歩き方をマスターする

重力・無重力の影響を知る

背骨を損傷しないための法則

第3章

科学的ストレッチ・筋トレ・有酸素運動の方法

筋トレを始める前に

有酸素運動をめぐって

第4章 背骨がよみがえるエクササイズ

第5章　背すじピーンの生活術

背骨の医学

——すべての疾患は背骨曲がりから

第1章

背骨が秘める
すごいパワー！

背骨の成り立ち

●魚が人間の起源

背骨というと体幹を支えている骨というイメージが強いでしょうか。そのため、首が痛い、腰が痛いというときには背骨の問題として考慮しやすいと思いますが、肩や膝《ひざ》が痛いというときには背骨の問題とは結びつけず、肩は肩、膝は膝、と考えてはいないでしょうか。

私たち人間は脊椎《せきつい》動物です。脊椎動物は極端にいってしまうと背骨が動かないと手や足が動かないような構造をしています。これに関しては、「生物の進化」をたどってみるとわかりやすいです。

生物の起源は、海の中を漂っているだけの単細胞生物です。それが、約5億年前のカンブリア紀になると、毛や手足や体液を使って移動できる生物へと進化します。その中で自然淘汰《とうた》され、生き残ったのが脊椎動物の祖先となる脊索《せきさく》動物で現生のナメクジウオにそっくりな生物です。

その後、より強固な脊椎を持つウナギのような脊椎動物に進化します。背骨をクネクネと動かすことで運動能力が高くなり、他の生物との生存競争に打ち勝ちます。さらに、魚類から両生類、両生類から爬虫類《はちゅうるい》と単弓類《たんきゅうるい》（爬虫類にそっくり）、そして爬虫類は鳥類へ、単弓類は哺乳類《ほにゅうるい》へ、と進化したと現代ではいわれています。

このように、私たちは背骨をクネクネ動かして移動する魚類から進化したと考えると運動の基本は背骨だというのがわかると思います。

ウナギのような生物とは異なり、魚類は背骨で生み出した力をヒレに伝えることで運動能力が格段に向上しました。約3億6000万年前に両生類が現れる前の約4億年前に出現したとされる生きる化石シーラカンスは、胸ヒレと腹ヒレが足の役割をしています。このヒレが進化したのが人間の手や足です。

霊長類が出現したのは約6550万年前で、人類が直立二足歩行を獲得したのは2011年に発表されたクロンプトンらのアウストラロピテクスの足型解析の研究報告では、約400万年前と推測されています。つまり、魚類が誕生した約4億年前と比較すると我々は100分の1しか歴史がありません。魚類の歴史を1日24時間とするならば、人類の歴史はたったの14分24秒です。

とにかくお伝えしたいのは、背骨を動かして移動していた私たちの祖先が、足を使って移動するようになったのはごく最近だということです。

私たちは手や足の動きに注目しがちで、背骨の動きはオマケのように感じてしまいますが、本来は逆で、手や足は背骨の動きを増幅させるための「ヒレ」にすぎないのです。だから、背骨の動きが悪くなると、手や足の動きも悪くなりますし、手や足に何らかの問題がある場合には、背骨の異常が発端となっている可能性が高くなります。

●直立二足歩行の獲得による負の遺産

人類進化学に私見も加えると直立二足歩行になったことで出現した病気は、起立性低血圧（立ちくらみ）、睡眠時無呼吸症候群、誤嚥《ごえん》、頸部痛《けいぶつう》、肩コリ、心臓病、胃下垂、腰痛、難産、痔《じ》、鼠径《そけい》ヘルニア、坐骨神経痛、変形性膝関節症、下肢静脈瘤《かしじょうみゃくりゅう》、扁平足《へんぺいそく》です。いずれも四足歩行から二足歩行に変わって負担が急増した部位です。

二足歩行を始めて間もないわけですから、骨格や筋肉構造の変化が追いついていないのは仕方がないことです。他にもお伝えすべきことがあるため、ここではすべての病気に関しての解説は割愛させていただきますが、まずは興味深い難産についてお話しします。

人は地球上の哺乳類で最も難産といわれています。わが国における妊産婦死亡率は100万人あたり約50人の割合です。日本では少ないとはいえ、出産は命がけで危険なことがわかります。平安時代はというと、歴史物語『栄華《えいが》物語』によると約4人に1人がお産で亡くなっています。

なぜこれほどまで難産かというと、脳の発達で頭が大きいということもありますが、哺乳類の産道は円筒形で一直線ですが、人はS字状のカーブを呈しているからです。S字状の産道となった原因は、二足歩行になった影響で、背骨がS字になったこと、骨盤《こつばん》の一部である腸骨の幅が次の二つの理由からとても広くなったためと考えられています。

一つは、二本の足だけで上半身を支えなければならないため、骨盤に着くお尻の筋肉（大殿筋《だいでんきん》）が発達したことです。ゴリラは上半身の筋肉がムキムキなのに比べ、お尻はとても小さいです。二足歩行をほんのすこししかしない彼らにとって大殿筋の発達は必要ありません。人は大殿筋が大きくなったために、付着部の骨盤も大きくなり、その頑丈さが出産にとってはデメリットとなりました。

もう一つは、内臓の受け皿としての役割が必要になったことです。そのため骨盤がバケツのような大きな形状に変化しました。しかし、尿道や肛門などの穴があるため底の開いたバケツです。脱腸してしまいますから、骨盤底筋といわれる尿道や肛門を締める筋肉で、内臓をハンモック状に支えています。しかし、この筋肉だけでは不安なため、さらに強靱《きょうじん》な靭帯《じんたい》でも補強されています。その影響で、赤ちゃんにとっては外に出ることが大変になってしまいました。母子には本当に敬意を表します。

もう一つだけ、頸部痛や肩コリ、腰痛についてお話しします。人の頭蓋骨の底には丸い大きな穴（孔）があります。脊髄《せきずい》がとおる穴です。その穴の位置は頭蓋骨のほぼ真ん中です。四足動物の脊髄がとおる穴は頭蓋骨の後ろのほうになります。人は二足歩行で重たい頭を支えるために、背骨の真上に頭の中心がくるように変化したと考えられています。

身長を測るような、いわゆるよい姿勢をすれば重心線上にほぼ背骨や頭が自然に乗る構造となっています。つまり、よい姿勢をとることが構造的にもよいとなります。よって、頭がこの重心線から外れた姿勢つまり力を抜いた姿勢を続けると、構造上よくないわけですから、首や肩の関節や一部の筋肉に負担がかかり、頸部痛や肩コリが生じてしまいます。

ではよい姿勢をすればいいかというと、単純にそうとはいえません。よい姿勢をするには主に首や背中、腰の筋肉で支える必要があるからです。力を抜いた状態では無理です。もしよい姿勢をずっと続けたら、首や背中、腰の筋肉を使い続けるわけですから、これも頸部痛や肩コリ、腰痛の原因となります。つまり、使い分けが必要です（詳しくは後ほど）。

われわれ人間は二足歩行を獲得した代償としてあらゆる不調も得ることとなりました。それは背骨がS字状に変化したことによる負の遺産です。しかし、現代の私たちにとっては、構造的にS字でなければもっと悪いことが起こるのです。ですから、**背すじピーンを第一優先に維持することを心がけ、負の遺産に関しては上手に対処していけばよい**のです。

その方法は後ほど詳しくお話ししますが、上記の人類進化の過程から、**まず魚のような背骨の柔軟性を獲得し、直立二足歩行になったことで必要となった背骨まわりの筋肉を中心に鍛える**ことが大きな方針となります。

背骨の特徴

●加齢とともに曲がる背骨

背骨の前後、左右のアライメント（背骨の配列）というのはばらつきが大きく、人それぞれで多様です。とくに加齢に伴いそのばらつきは大きくなっていきます。そのため、中には自分に当てはまらないと思う方もいらっしゃるかもしれません。それでも、確実に一つだけいえることは加齢とともに背骨は曲がってくる傾向にあるということです。

しかし、それにはある特徴があります。その特徴つまり背骨が曲がる原因がわかれば、その対処法がわかります。せっかく本書をお読みいただいたのですから、なるべく詳しくわかりやすく解説し、みなさまに有意義なご提案ができればと思っています。

それでは、まず背骨のアライメントの特徴から紐解《ひもと》いていきましょう。

２０１８年における日本の平均寿命は、男性が81・２５年、女性が87・３２年で、世界有数の長寿国です。２０１８年における15歳未満の小児人口は出生数の減少に伴い１５４２万人（12・２％）で、世界的に見てきわめて低い水準です。ご存じの通り日本の総人口は減少しており、65歳以上の高齢者の人口は２０１９年９月時点で３５８８万人となり、高齢化率は28・４％と過去最高を更新しており、超高齢社会となっています。

現在公表されている健康寿命（２０１６年）は男性72・１４歳、女性74・７９歳で、年数は異なりますが平均寿命との差は男性で9・11年、女性で12・53年となります。ここ数年はおおむね同じ値を示しています。

この期間は何らかの支援や介護を必要とする状態です。しかし、成人期の人口が少なく、介護する人が足りていないのが現状です。病院でも早期退院化が進んでおります。つまり、「自分のことは自分でする」「自分のことは自分で守る」ことが求められる時代になっています。誰だって可能な限り人の世話にはなりたくないですよね。

では健康寿命を阻害する要因は何でしょうか。介護保険の要支援者の17・2%が関節疾患、16・2%が高齢による衰弱、15・2%が転倒・骨折が原因です。要介護者では7・0%が関節疾患、12・1%が高齢による衰弱、10・8%が転倒・骨折が原因です。つまり、合計すると要支援者の48・6%、要介護者の29・9%が加齢による骨や関節、筋肉の問題（医学的には運動器の問題といいます）で何かしらの助けが必要ということです（2016年厚生労働省「国民生活基礎調査の概況」による）。

病理学的には、骨や関節、筋肉の加齢性変化は40歳代から開始しています。そして、わが国の疫学調査によると、推計で変形性腰椎症《ようついしょう》は3790万人、変形性膝関節症は2530万人、骨粗鬆症《こつそしょうしょう》は1240万人（うち女性980万人）、と骨や関節、筋肉に問題を抱えている人が多くいらっしゃいます。日本人の自覚症状として腰痛、肩コリ、関節痛は常に上位を占めているため、実感しやすいのではないでしょうか。

ほかの原因は認知症と脳卒中が大半を占めています。運動器の問題ではなく脳の問題となりますので、遺伝の影響も大きく関与する要因となります。

つまり、**健康寿命を手っ取り早く延ばすには骨や関節、筋肉を守ることが近道**となります。そこでとくに重要なポイントは後述しますが、背骨を守ることなのです。

●背骨の構造

私たちの身体は約200個の骨で形成されています。太く長い骨から豆のような小さい骨までさまざまです。背骨は、頸椎《けいつい》が7個あり、その下に胸椎《きょうつい》が12個、胸椎には左右12本ずつの肋《ろっ》骨《こつ》がついています。さらにその下に腰椎が5個、仙骨《せんこつ》が1個、最後に尾骨《びこつ》があります（**図1**）。

図1 背骨の構造

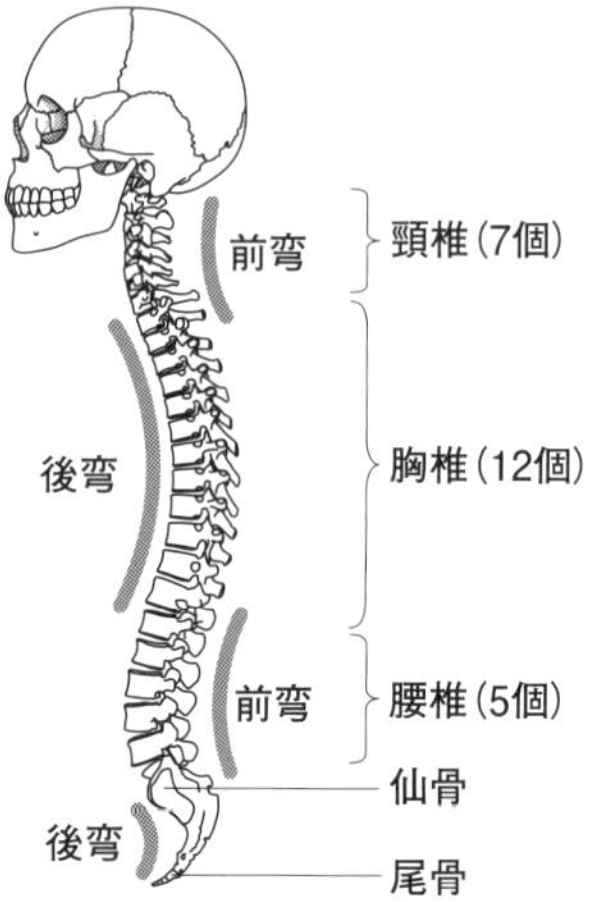

骨と骨のつなぎめのことを関節といいます。背骨と背骨1つずつの間も関節です。関節をまたがってついているスジには2つあります。筋肉と靭帯です。筋肉は自分で収縮することができますが、靭帯は動きません。筋肉は収縮することで、関節を動かすことができるスジです。靭帯は関節がグラグラしないように、外れないように、固定しているスジです。

関節の間には、衝撃を吸収してくるクッションがあります。背骨では椎間板《ついかんばん》、ほかの関節では軟骨です。

＊背骨はそもそもS字に曲がっている

背骨は前後方向にS字カーブをしています。頸椎では前にカーブ（前弯《ぜんわん》）しています。胸椎では後ろにカーブ（後弯《こうわん》）しています。この2つのカーブでSの字。もう1つSの字があります。腰のところで（腰椎）前弯していて、お尻のところで（仙骨）後弯と2つのS字があります。これはご存じの方も多いと思います。

＊背骨にはもう1つ「隠れS字」が潜んでいる

立位姿勢を横から見たときの前後のS字のほかに、実は正面から見たときにも左右方向のS字があります。「えっ？ 正面からはまっすぐ一直線が正しいのではないの？」と思われたかもしれませんが、はい、そのとおりです。まっすぐであることが正しいです。しかし、それは両足でまっすぐ立っているときの話であって、片足立ちになったときはまっすぐではいけないのです。

歩いているときもそうです。歩行は右足、左足、右足、左足と片足立ちの連続動作をしていることになりますから、そのつど正面から見たときには背骨は左右方向のS字にクネクネと曲がっているのが正しくなります。

このことをご存じの方は少ないと思いますので、「隠れS字」としました。実際には、専門家でも細かく見ていかないとわからない程度のものですので、ご存じなくて当然です。

詳細については後ほど説明しますので、ここでは前後のS字のほかに、左右のS字があることを覚えておいてください。

●背骨の左右方向の歪みの特徴

思春期の女児に多い特発性側弯症《そくわんしょう》という原因不明で背骨が側屈（右ないしは左に曲がる）してくる病気があります。有病率は全世界、日本ともに2～3％で、胸椎右凸の側弯（胸椎が左側に曲がる）（**図2**）が圧倒的に多いという特徴があります。

残りの97～98％の人は背骨がまっすぐかというと、そんなことはなく、側弯症とまでは診断されなくても、微妙に左右方向の歪《ゆが》みがある人はたくさんいます。さて、側弯症ではない97～98％の人のその左右方向の歪みには特徴はあるのでしょうか？

図2 背骨の左右の歪みの特徴

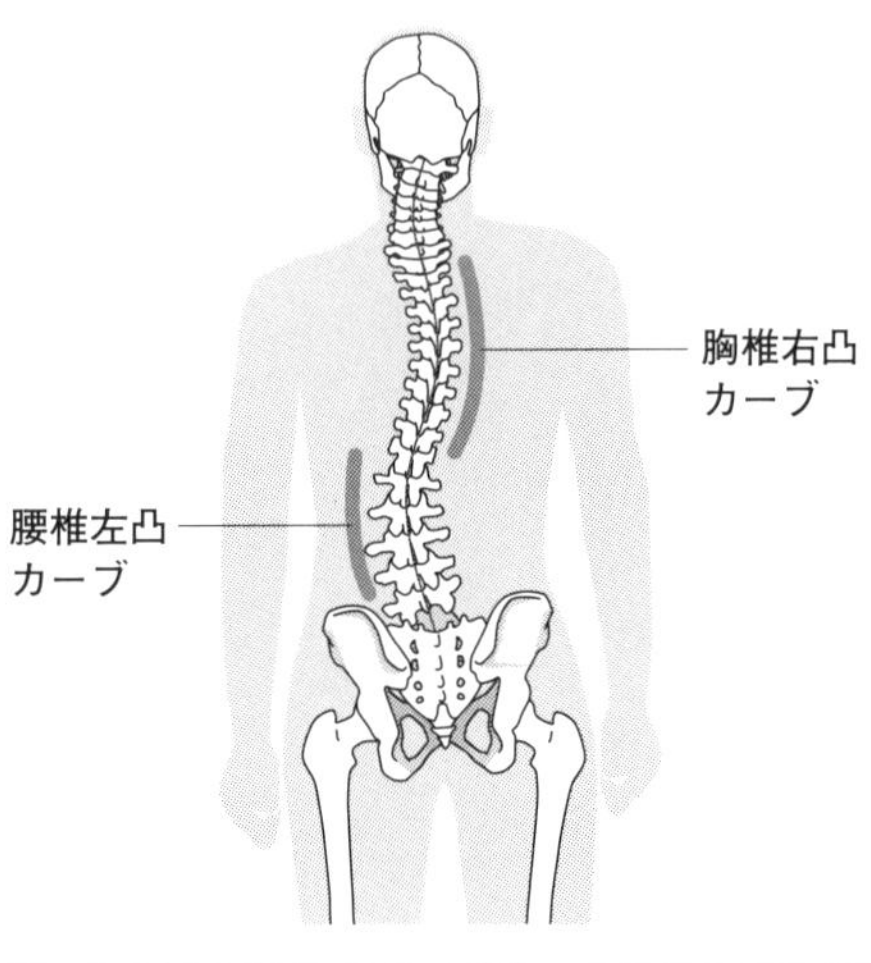

側弯症ではない日本人１２００人を対象に、幼少期４００人（4～9歳）、青年期４００人（10～19歳）、成人期４００人（20～29歳）の３グループに分けて立位での胸椎レントゲンから背骨の歪みを調査した研究（土井ら、２０１１年）では、胸椎右凸の人が多く、年齢が上がるほどその割合はさらに増えるというものでした。私の臨床《りんしょう》経験においても、胸椎右凸の方が非常に多く、それに関係して、腰椎は逆に左凸を呈している人が多いです。

ここで、なぜ胸椎右凸の方が多いのかという疑問が生じます。

特発性側弯症については、解明されてはいないものの、近年、一卵性双生児の同胞では90％以上や母親等に既往者がいる場合は高い確率で発症するなど、遺伝子的要因の関与が報告されています。背骨が高度に弯曲した特発性側弯症は遺伝の影響が考えられるというのは理解できるとしても、それ以外の人に胸椎右凸が多いというのは何か原因があるはずです。

１９９０年にアイルランドの整形外科医ゴールドバーグらの研究では、利《き》き手と胸椎の凸側が同じ人の割合が多いことを報告しています。たしかに世の中には右利きの人は多いです。右利きの人は前方で作業をおこなうときに右手を前方に出すため、上半身は左回旋（左にねじる）します。

はい、ここでカップリングモーション（背骨の側屈《そっくつ》・回旋《かいせん》の特徴ですが、詳しくは後述します）を考えます。この場合、背骨は中間位（まっすぐな状態）もしくは前屈位（前かがみの状態）になりますので、胸椎左回旋では左側屈します。

次に、何か後方の物を取るなどの作業をおこなうときは、後ろを振り返って右手を後方に伸ばすため、上半身は右回旋します。この場合、背骨は伸展位《しんてんい》（反《そ》った状態）になりますので、胸椎右回旋では左側屈します。つまり、前方、後方どちらの作業においても右利きで共通しているのは胸椎左側屈（胸椎右凸）です。

このように利き手と背骨の構造をリンクさせて考えてみると胸椎右凸の人が多いことと合致します。しかし、ここで私がお伝えしたいのは、**胸椎右凸と腰椎左凸が多いことに利き手が関係しているかもという話だけではなく、日常生活のちょっとしたクセがいまの自分の背骨に関係している**ということです。そこに治療のヒントがあります。

●背骨の前後方向の歪みの特徴

日本における10～90代までの一般住民を対象とした背骨の前後方向の加齢性変化に関する大規模研究によると、ある特徴が見られます。以下に「頸椎」と「胸椎・腰椎」に分けてアライメントと関節可動域の2つの視点から簡単にまとめて説明します。

＊アライメント

頸椎――加齢に伴って前弯は増大していき、椎体（背骨一つ一つの骨）や椎間板の高さは減少、脊柱管（脊髄の通り道）は狭くなっていく傾向があります。

胸椎・腰椎――もともとの姿勢に関して、男女で差があります。男性はねこ背の人が多く、女性は反り腰の人が多いという傾向があります。加齢に伴って骨盤後傾、腰椎前弯減少、胸椎後弯が増加していき、背骨全体が前傾していく傾向があります。ただし、胸椎に関しては、あまり加齢性変化を認めないという報告もあります。

この背骨のアライメントに関して、簡単にまとめると、加齢とともに背中が曲がってきて、そのままだと前が見えないので顔だけ上げて頸椎の反りは強くなるということです。そして、この前後方向の加齢性変化は、男性よりも女性において顕著に認めるという特徴があります。女性にとっては残念なお知らせです。

＊関節可動域

頸椎――加齢とともに減少、とくに前屈よりも後屈の可動域が低下する傾向があります。

胸椎・腰椎――男女で差があります。男性は加齢に伴って胸椎伸展の減少および腰椎の屈曲・伸展とも減少する傾向があります。簡単にいうと反りづらくなります。女性は加齢に伴って胸椎屈曲の減少および腰椎の屈曲・伸展とも減少する傾向があります。簡単にいうと曲げづらくなります。

この報告でわかることは、**背骨の前後方向の加齢性変化は男性よりも女性に起こりやすく、とくに腰椎の変化が大きい**ということです。

このような特徴が挙げられますが、どのように感じられたでしょう。ほとんどの方が納得されているると思いますが、違うなぁと感じられた方もいるかと思います。それもそのはずです。前述したとおり加齢とともに測定値のばらつきが大きくなるという傾向があるからです。

つまり、年齢が高くなるほど個人差が大きくなるということです。背骨がピーンの人もいれば、曲がっている人もいる。人によってばらつきがあるのであれば、せっかくですから前者の背骨を手に入れるお手伝いをしたいと思います。

あらゆる痛みの真犯人は背骨!?

●ねこ背も転倒しやすいのも背骨に問題あり

＊背骨とバランスの関係

わが国の骨粗鬆症患者さんを対象にした研究（高齢者93名—平均年齢70歳—石川ら、２００９年）では、腰椎後弯角度と脊柱前傾角度は重心動揺（ふらつき）の大きさを示すさまざまな項目と正の相関を示したものの、胸椎後弯角度とは相関がなかったと報告しています。

また、転倒との関係を調査した研究では、腰椎後弯角度と脊柱前傾角度が大きい人は転倒しやすいものの、胸椎後弯角度の大きさは関係しなかったと報告しています。

要するに、**バランスや転倒には胸椎後弯の増強（背中が曲がる）よりも腰椎後弯と脊柱前傾が関係しているということです。**

このことが意味しているのは、胸椎後弯が増強したとしても、まずは下にある腰椎の前弯を強めることで何とか背骨のS字を保つことができ、**S字さえ保っていれば、どうにかバランス能力は維持することができる**ということです。

しかし、さらに胸椎後弯が進み腰椎でもカバーしきれなくなってくると腰椎も後弯化してきて、根元から傾き前傾姿勢となるため、**S字が崩れC字になりバランス能力が低下する**ということです（図3）。

これは骨粗鬆症で起こりやすい圧迫骨折でも同じことがいえます。胸椎で圧迫骨折が起こり、胸椎

図3 背骨の形とバランスの関係

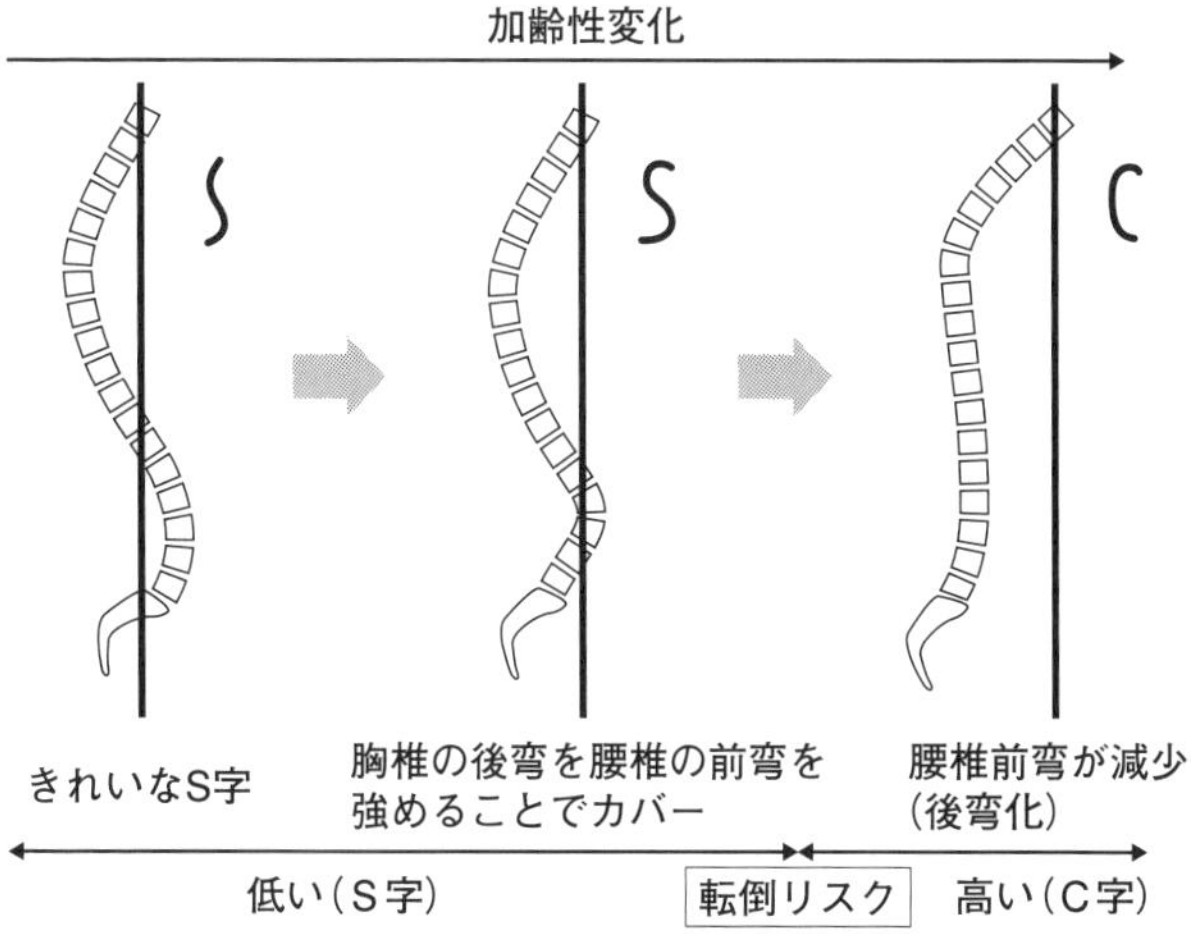

が後弯してしまったとしても腰椎前弯でカバーできます。しかし、腰椎で圧迫骨折が起こってしまうと胸椎前弯つまり胸椎を反らせて代償することは構造上むずかしいため途端にバランスが悪くなります。

この結果は、後述するねこ背の重症度レベルと同じです（68ページ参照）。ねこ背レベル2までが腰椎前弯で何とかS字を保っている状態で、まだ転倒はしにくいレベルとなります。レベル3になると背骨がC字になるため転倒リスクが高くなります。

アメリカのカルフォルニアでおこなわれた大規模研究（対象：年齢45〜95歳、1883名）によると、ねこ背の人は転倒する可能性が1・38倍になり、ねこ背が強くなると1・48倍に増加すると報告されています（カドら、2007年）。

転倒すれば当然、痛いだけでなく骨折リスクも高くなるため健康寿命にも負の影響を与えますし、ねこ背自体が寿命を短くするという報告もありますので、背骨を守ることが大切ということです。**とくに腰椎の前弯をいかに維持するかが鍵となります。**

＊骨密度とねこ背は関係ない

骨粗鬆症で圧迫骨折を起こしやすいことはいうまでもありませんが、実は骨密度とねこ背には関係性がないという報告があります。つまり、骨密度が低いといわれたからといって、背中が曲がってしまうわけではないということです。

すでに圧迫骨折をしているのでなければ、ねこ背になってしまう原因は後ほど詳しくお話ししますが背筋力の弱さです。つまり、ねこ背はただ単に自分自身の普段の姿勢の問題です。骨密度が低くても関係ありません。

筋肉を使わない楽な姿勢（ねこ背）ばかりとっていることが背筋力の低下を招き、ひいては椎体の前にばかり荷重が集中し圧迫骨折を起こしてしまうことにつながるのです。

腰椎の変形を食い止められるかどうかは、骨密度ではなく自分次第ということです。

●頭痛、目の痛み、頸部痛、肩コリは背骨のしわざ

長時間のパソコン作業や書きもの、読書などねこ背であごが上がったいわゆる悪い姿勢でいることは、頸椎や胸椎の関節に大きな負担がかかるため痛みが出ます。さらに、頸椎や胸椎の筋肉である後頭部から肩にある上部僧帽筋《そうぼうきん》や肩甲挙筋《けんこうきょきん》、後頭部下の後頭下筋群、首の横前の胸鎖乳突筋《きょうさにゅうとつきん》にもストレスが加わるため、筋疲労による疼痛《とうつう》（痛み）も出現します（**図4**）。

もしよい姿勢だったとしても、よい姿勢は筋肉を使って支えている姿勢であるため、同じ姿勢を保持し続ければ同様に筋疲労による痛みが出現します。

頭痛、目の痛み、頸部痛、肩コリがある方は、このどちらかに偏《かたよ》った姿勢でいる時間が多く、筋肉が硬くなり、頸椎の可動域にも制限が出てしまっている方が多いです。いずれも胸椎から頸椎に関する筋肉や関節の問題ではありますが、なぜ首や肩以外に頭痛や目の痛みが出現するかというと、「関

図4 僧帽筋と肩甲挙筋

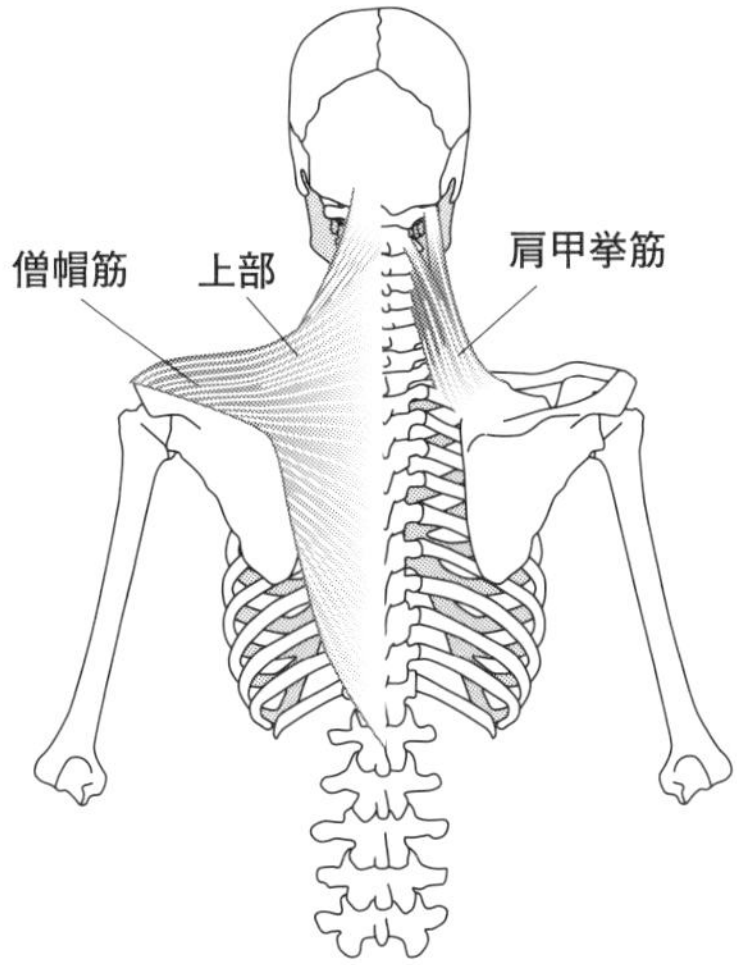

図4 後頭下筋群（4対）

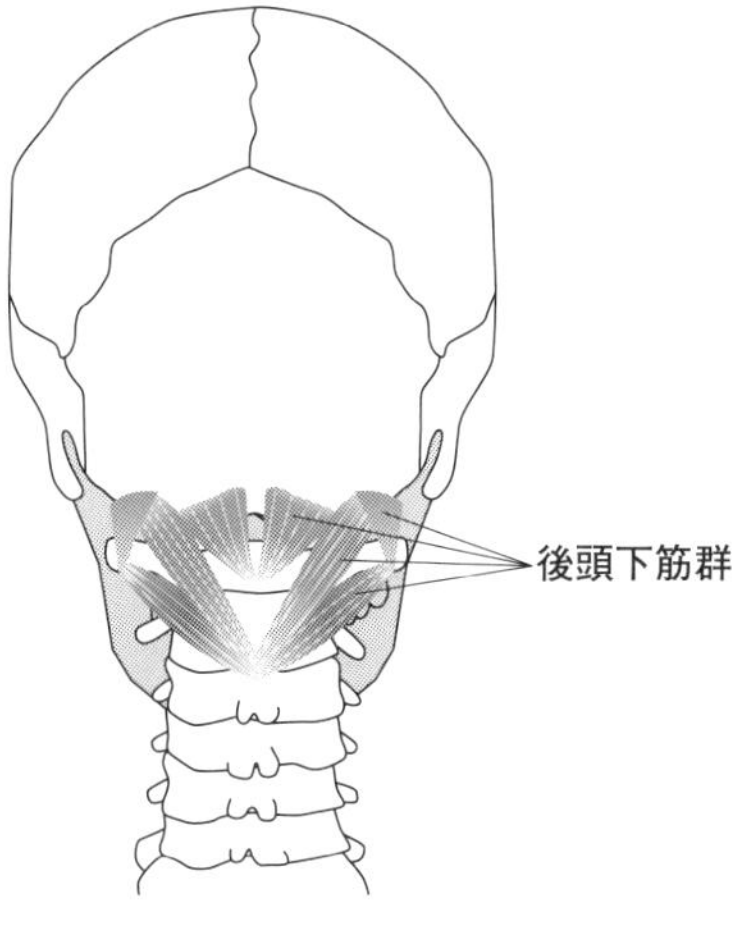

連痛」というものがあるからです。

関連痛とは、痛みとなる原因が生じた部位とは異なる部位に痛みを感じることです。

・上部僧帽筋からの関連痛は、「こめかみ〜耳の後ろ」「首の脇」に多く出現します。

・肩甲挙筋からの関連痛は、「首〜肩」「肩甲骨の内側」に多く出現します。

・後頭下筋群からの関連痛は、「頭の中」「頭の片側」「後頭部〜側頭部〜目」に多く出現します。

・胸鎖乳突筋からの関連痛は、胸骨に付着している胸骨頭の場合「目や眉《まゆ》の周辺」「目〜こめかみ」「耳たぶの後ろ」「後頭部」に多く出現します。

図4 胸鎖乳突筋

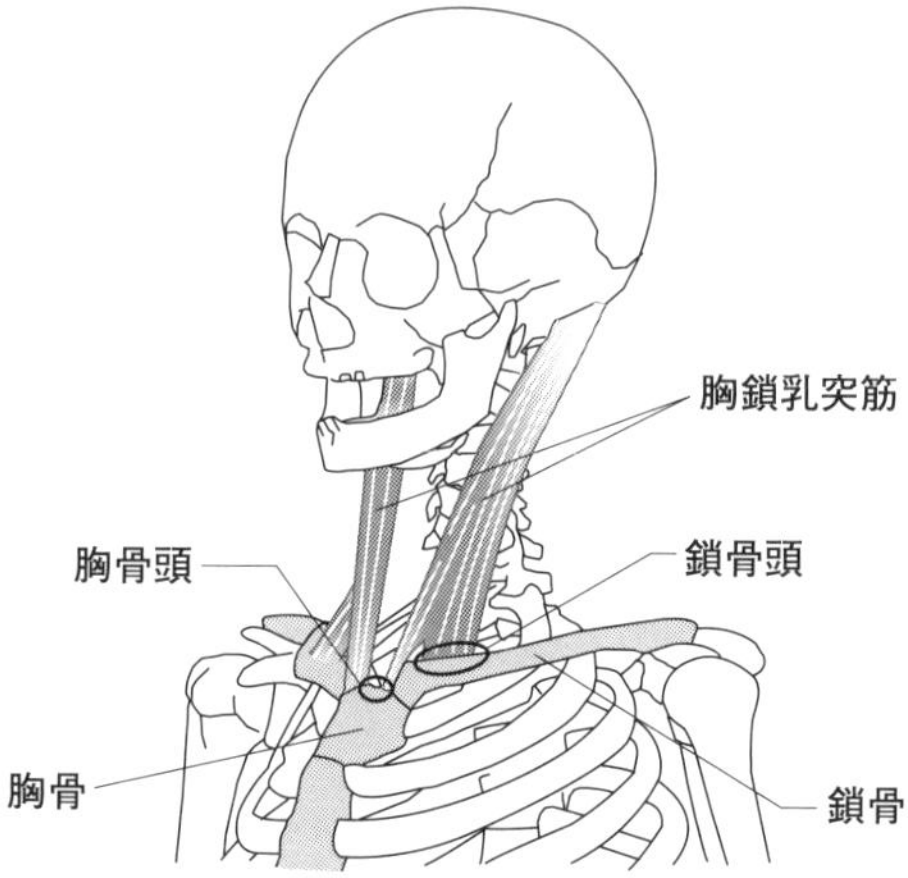

・鎖《さ》骨《こつ》に付着している鎖骨頭の場合、関連痛は「額」「前頭部」「耳の後ろ」「耳の奥」に多く出現します。

このように、**胸椎から頸椎の問題によって出現する関連痛に関しては、痛みを感じる部位をもんだりほぐしたりしても根源にアプローチしていませんので、一時的に気持ちよくなったとしても改善はしません。すべては背骨のしわざです。**

●背骨の悲鳴！　脊柱管狭窄症を予防・改善しよう

脊柱管狭窄症《せきちゅうかんきょうさくしょう》は背骨の問題であることは当然ですが、脊柱管狭窄症は背骨にストレスをかけ続けた成れの果てといわれ、つらい思いをされている方がとても多いため、予防・改善していただきたくお話しします。

わが国の有病者数は、約６００万人と推定されており、有病率は年齢とともに増加し、60歳以上では約10％とされています。男女に差はないですが中年期では男性、高年期では女性に多い傾向です。脊椎の手術で最も多く施行されているのが、この脊柱管狭窄症です。

加齢により椎間板の水分が減少し、腰を使いすぎた結果、椎間板が損傷してクッション性が低下します。すると椎体にかかる負担が増加し、変形が始まります。脊髄の通り道である脊柱管が狭くなるほどに変形が進んでしまうと神経が圧迫され症状が出現します。背骨を守り切れなかった病態といえます。

特徴的な症状が間欠跛行《かんけつはこう》で、歩行に伴い腰や足に痛みやしびれ、脱力感が出現します。立っていたり、腰を反ると出現しやすく、座ったり、腰を曲げると緩和《かんわ》するのも特徴です。また、頻尿《ひんにょう》、残尿感、会陰部の灼熱感《しゃくねつかん》など膀胱《ぼうこう》直腸障害も出現しやすいです。

初期治療は運動療法が原則です。そこで**重要なことは、神経には圧迫ストレスを加えずに、背骨の前後・左右のS字アライメントを正常に近づけること**です。具体的には神経絞扼《こうやく》（神経圧迫）を示唆する**下肢の痛みやしびれが出現しない範囲で、後述するエクササイズをおこなうこと**です。１００歳まで背骨を守り抜きましょう。

●五十肩も背骨のしわざ

簡単なまとめからお話ししますと、胸椎の動きが悪くなると、肩甲骨《けんこうこつ》の動きが悪くなり、肩甲骨の動きが悪くなると、腕の動きも悪くなります。それぞれ連結しているからです。

バンザイや結髪《けっぱつ》動作（髪を結ったり洗ったりする動作）、結帯《けったい》動作（着物の帯を後ろで結ぶような動作）がむずかしくなります。それぞれが連動してはじめて本来の動きができます。連動していない状態で末端の腕だけ動かせば、肩関節に過度のストレスが加わり、腱《けん》や靭帯などに炎症が起こって、いわゆる五十肩となります。

すこし詳しくお話ししますと、普通に立って腕をぶらんと下げているとき、ねこ背の姿勢では背中が丸まっているため、腕は胸郭《きょうかく》（胸椎、肋骨、胸骨で囲まれた外郭《がいかく》）の横ではなく、前に位置してしまいます。すると肩甲骨は腕に引っぱられて本来の位置よりも上方回旋・後傾位（簡単にいうと外側にあります。ねこ背で胸椎後弯が強い状態では、スタートポジションから肩甲骨の位置がズレているということです。

腕を上げるとき、肩甲骨は外側に動きます。腕を上げるのを前とすると、スタートから正しい位置よりも肩甲骨が何歩か前にフライングしている状態です。そのためテーブルの上など、前にある物を取る分には何も問題は生じません。むしろフライングしていますから、動かす距離は短くてすむため楽です。しかし、同じ前でも高所の物を取るときは問題が生じます。それは、バンザイに近くなったところで肩甲骨は内転（簡単にいうと内側へ移動）するからです。ねこ背で胸椎が後弯していると、構造的に肩甲骨は外側には行きやすいですが、内側に寄せることはむずかしくなります。

では試してみましょう。胸を張った姿勢とねこ背にした姿勢で肩甲骨を寄せるのを比べてみてください。ねこ背だと十分に寄せられないのがすぐにわかると思います。なぜかというと、胸椎の後弯が増強すると胸の真ん中にある胸骨が前に傾いてしまうからです。

肩甲骨を寄せるためには、胸骨と肩甲骨をつないでいる鎖骨が、胸骨とつながっている胸鎖関節を軸にして後ろに軸回転しなければなりません。しかし、胸骨が前に傾いたせいで、第一肋骨（いちばん上の肋骨で鎖骨と肩甲骨の間にある骨）の傾斜も強くなり、鎖骨が途中でぶつかってしまいます。そのため、構造的に肩甲骨を内転させることができなくなります。故にねこ背だと十分に腕が上がらなかったり結髪動作が困難になったりします（**図5**）。

今度は反対に腕を後ろに伸ばすのはどうでしょう。車の運転のときなど、後ろにある物を取ろうとした場合、前を向いたまま後ろに腕を伸ばすのと、後ろを振り返って腕を伸ばすのではどちらが大変ですか？　もちろん前を向いたままですよね。それは、後ろを振り返って取るときは背骨をねじりつつ腕を伸ばすので、腕はあまり動かさなくてすむからです。

一方、前を向いたままでは、背骨が動かない分、腕をより大きく動かさないと届きません。そのため、背骨が硬くて動きが悪い人は、その分だけ肩関節を過度に動かさなくてはならず、痛めやすいのです。さらに、腕を後ろに伸ばすとき、肩甲骨は内転します。先ほどと同様に、ねこ背だと胸骨が前に傾くため、鎖骨が第一肋骨にぶつかってしまい、肩甲骨を内転させることができません。つまり、肩甲骨が動かない分もさらに肩関節を過度に動かさなくてはならず痛めてしまいやすいのです。故にねこ背だと後ろにも十分に腕を伸ばせなかったり、結帯動作が困難になったりします。

いずれも、**改善方法は肩へのアプローチではありません。背骨です。背骨の伸展とくに胸椎の伸展**

図5 背骨と五十肩の関係

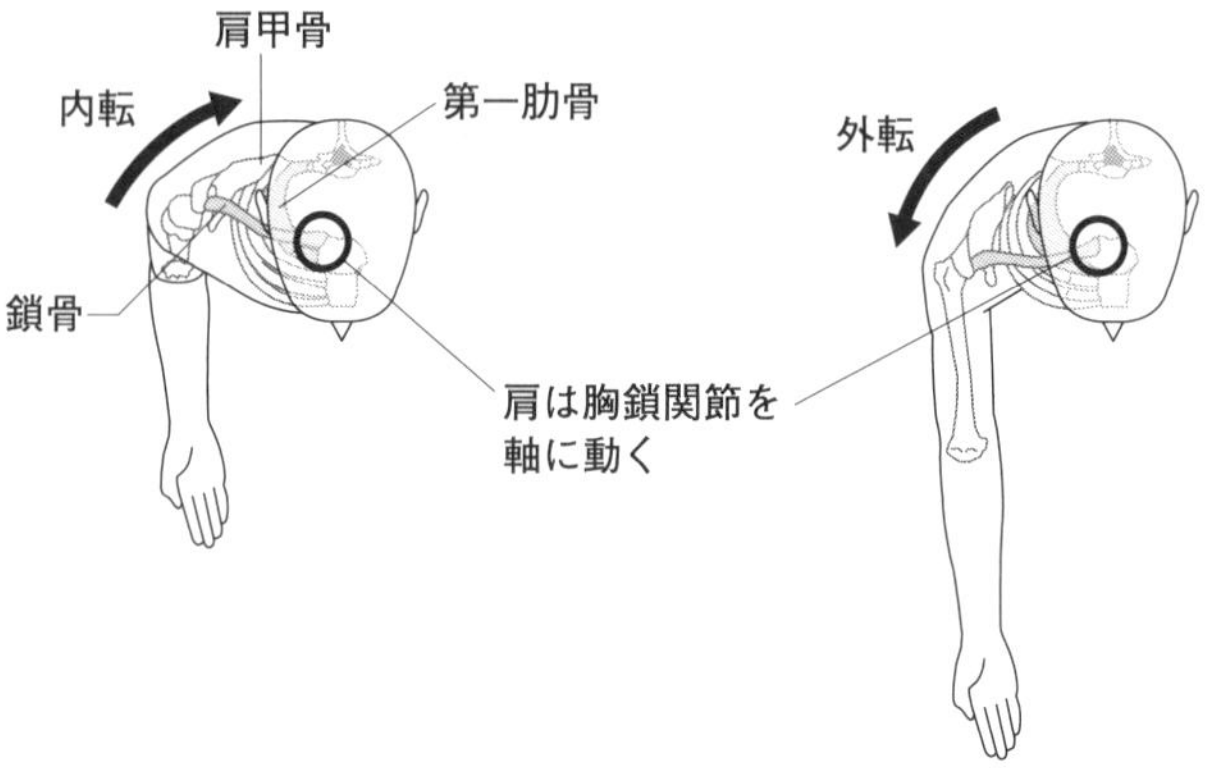

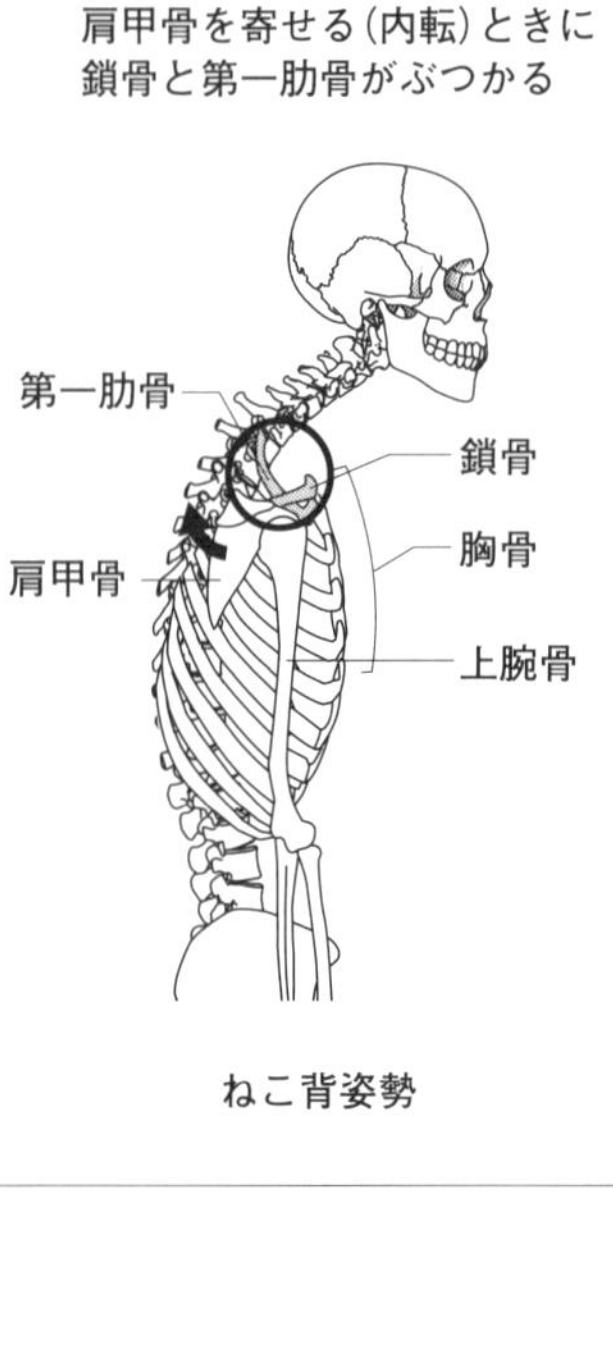

肩甲骨を寄せる(内転)ときに
鎖骨と第一肋骨がぶつかる

ねこ背姿勢

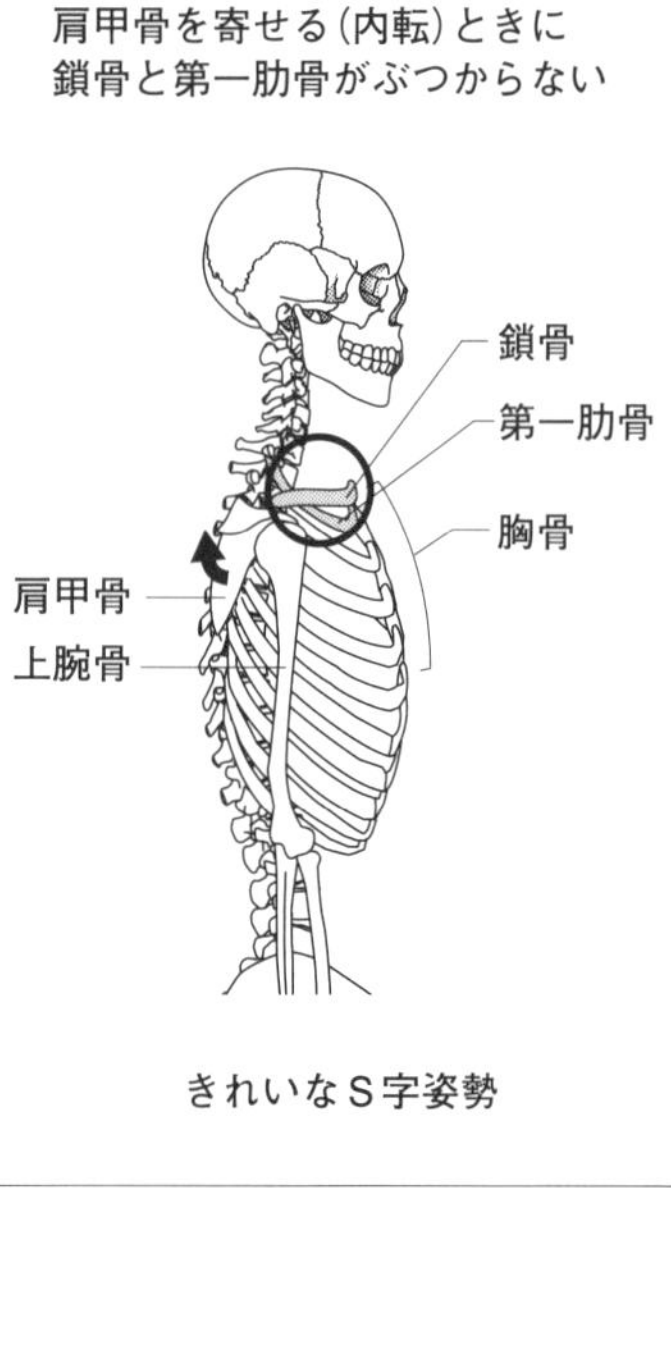

肩甲骨を寄せる(内転)ときに
鎖骨と第一肋骨がぶつからない

きれいなS字姿勢

を引き出すことです。胸椎が伸展できると胸骨が上向くため、鎖骨が第一肋骨にぶつかりにくくなり（実際には肩をすこしすくめたほうがぶつからない）、肩甲骨の内転を最大限まで動かすことができるのです。

背骨の伸展が不十分だと、肩甲骨の動きも不十分となるため、その分肩関節を過度に動かして補おうとするため、ストレスがかかり痛めてしまう。それが五十肩です。

●股関節痛、膝痛など下半身の不調も背骨から

背骨に関与する筋肉を取り除いたとき、背骨自体ではどれだけの重さを支えることができると思いますか？

答えは、たったの約2キログラムです。

驚かれる方もいるかもしれませんが、背骨はとても不安定な構造をしているからです。一つ一つの椎体が積み木のように積み上がっているだけで、さらにその一つ一つの間にはクッションとなる椎間板が挟まっています。

不安定な要因はそれだけではありません。背骨は一直線ではなくS字に弯曲していますので、剪断《せんだん》力《りょく》という滑り落ちる力が働くためです。

ではなぜ、わざわざ不安定な構造をしているのでしょうか。不安定ということは、言い換えるとやわらかくて自由自在に動くということです。背骨がやわらかい構造をしているからこそ衝撃を受けたときに、外力を吸収、緩衝《かんしょう》することができます。もし**背骨が硬いと衝撃を逃すことができず、その外力は背骨だけにとどまらず手足の骨や関節にも波及します**。すると関節痛や捻挫《ねんざ》などの外傷を招き、

それが繰り返されることで関節変形や骨折などに至ります。

　1メートルの高さから飛び降りることを想像してみてください。背骨がやわらかい若いときであれば、衝撃を吸収し背骨も足にも痛みなど感じずに難なくできたと思います。しかし、硬くなった人では、背骨に強い衝撃を感じるだけでなく、膝や足首をケガしてしまいそうな不安を抱いたり、実際にケガをしたりしたことがあるのではないでしょうか。

　このように**背骨は不安定な構造であるからこそ、不安定（やわらかい）にしておく必要があります。**ストレッチ不足で身体が硬くなったり、ねこ背で背骨が曲がっていたり、椎間板の水分が減って身長が縮んだり、圧迫骨折をしたり、これらはすべて背骨が安定している（硬い）ことになります。

　これでは、衝撃を逃せないため、股関節《こかんせつ》、膝、足首などに波及し、二次災害が起こり……と負の連鎖に陥《おちい》ります。どこか下半身に不調を抱えている方は、背骨が犯人かもしれません。もちろんケガなどで膝、股関節から背骨へ波及するパターンも当然ありますが、背骨から波及する仕組みについてもうすこし詳しく説明します。

　背骨の動きが悪くなると、下にある骨盤の動きも悪くなります。骨盤の動きが悪いとさらに下にある股関節や膝、足首の動きも悪くなります。背骨、骨盤の傾き、足と順を追って説明します。

　二足歩行の動物である人間は、二本足で立った姿勢が基本となるように骨格や筋肉が進化してきました。つまり、立った姿勢が各関節にとってはホームポジションとなります。背骨は当然S字、骨盤の傾きは横から見たときに上前腸骨棘《じょうぜんちょうこつきょく》（骨盤の左右前縁にある突起部）より上後《じょうこう》腸骨棘（骨盤の左右後縁にある突起部）の高さが1〜2横指（指の幅）上、股関節や膝はまっすぐの伸展位、足関節は直角の中間位で体重を受けるときに強い構造をしていることです。すなわち、この**ホームポジション**

からズレると関節は弱い構造となるため、痛みや変形などの不具合が生じやすいということです。

背骨におけるアライメントの崩れは、骨盤の傾きで大きく2種類に分けることができます。

背骨がスウェイバック姿勢（お腹が前で胸が後ろで顔は前に傾いた姿勢）や円背《えんぱい》（背中が丸まる）や平らな腰である場合、骨盤は後傾します。

背骨が後述するねこ背レベル2、隠れねこ背である反り腰の場合、骨盤は前傾します。

このように背骨のS字が崩れると、骨盤は後傾か前傾のどちらかに傾きます。骨盤が傾くと、その下の足は、次のようなバランス戦略をとって倒れないようにします。

骨盤後傾の場合、股関節は伸展位、膝は屈曲位《くっきょくい》、足関節は伸展位（中間位よりつま先が上がった状態）。

骨盤前傾の場合、股関節は屈曲位、膝は伸展位、足関節は屈曲位（中間位よりつま先が下がった状態）になります。

それでは、この崩れた姿勢と強い構造であるホームポジションの姿勢とを比較してみましょう。

骨盤後傾の人は、膝と足関節がホームポジションの姿勢と不一致のため弱い構造となります。臨床においても、骨盤が後傾している人は、膝が痛い（変形性膝関節症など）、足関節が痛い（扁平足、外反母趾《がいはんぼし》など）と訴える方が多いです。

骨盤前傾の人は、股関節と足関節が弱い構造となります。臨床においても、骨盤が前傾している人は、股関節が痛い（変形性股関節症など）、足関節が痛い（外反母趾など）と訴える方が多いです。

このように**背骨の歪みは骨盤を通じて下半身の不調へと波及しますので、まずは背骨にアプローチしていきましょう。**

●胸やけや腹痛、息切れも背骨から

ねこ背で背中が丸まっている方は、胸焼けや腹痛、胃もたれを訴えることがあります。自覚症状で胸焼けというと内科医にまっ先に疑われるのが逆流性食道炎です。胃酸などが食道に逆流して食道の粘膜を刺激し、びらんや炎症を引き起こす病気です。

わが国の研究で、**背骨に後弯（とくに腰の後弯）があると逆流性食道炎や食道裂孔《れっこう》ヘルニアなどの消化器症状を呈する可能性が高い**と報告されています。これは、背骨が後弯すると、胃や腸などの消化管が圧迫されることが原因と考えられています。

健康な人を対象とした胃電図による研究では、身体を丸めた状態で食事をとったところ、普通の姿勢でとったときと比べて胃の活動性が低下すると報告されています。つまり、背骨の変形までいかなくても、ねこ背でも消化器症状が出現する可能性があるということです。

背骨による影響はこれだけにとどまりません。以前は坂道や階段を昇っても平気だったのに、息切れするようになってきたなどと自覚されている方はいないでしょうか。もしそうなら自分の背骨を見てみましょう。**背骨の後弯は、内臓だけでなく肺も圧迫**しますので、肺活量は少なくなります。

病院に行っても原因がわからない内臓や肺の問題は、背骨が真犯人かもしれません。

なぜ背骨は曲がるのか

●背骨が曲がる原因

「40％骨・椎間板、60％背筋」→「加齢」→「炎症」→「筋力低下（背筋の霜降《しもふ》り化）」→「背骨曲がり」→「圧迫骨折・骨棘《こつきょく》・椎間板変性」→「脊柱管狭窄症」

背骨が曲がるプロセスを図式化するとこのようになります。

これまでの研究から、背骨が曲がる原因は、約４割が椎間板の変性や骨粗鬆症による圧迫骨折などの背骨自体の問題で、残りの６割は主に背筋の筋力低下の問題とされています。逆に考えれば、これらの原因を予防・改善できれば、背骨曲がりを予防・改善できるといえます。

では、背骨曲がりの原因である椎間板の変性や圧迫骨折、背筋の筋力低下が起こるその原因は何なのでしょうか。

その答えは「加齢」です。「えーなんだ、そんなことは原因がわからないときや治療方法がないときの決まり文句でよくいわれることです」と思われたかもしれませんが、違います。本書ではそこで終わりにはしません。さらに深く掘り下げてその原因を考えていきます。

●なぜ加齢により骨や椎間板は変形してしまうのか？

成人脊柱変形の有病率は60歳以上では68％という報告があります。これは驚くべき数字かもしれませんが、これほど多くの方が患《わずら》ってしまう背骨の変形を引き起こす犯人は誰なのでしょうか。

背骨は一つ一つの骨が関節でつながっていますので、背骨の変形は関節の変形を考えていくことでわかります。背骨だけでなく、手足の関節も含めて紐解いていきましょう。

関節は関節軟骨、骨、滑膜《かつまく》、関節包、椎間板などによって構成されています。これら関節を構成する組織が損傷すると変形性関節症、つまり骨の変形に至ります。したがって、組織の損傷を防げれば、骨の変形は防げます。

では、その組織の損傷をもたらすものは何でしょうか。その引き金となるものが、加齢に伴う背骨や関節の間にあるクッションの変性です。ふかふかだった敷布団も年数が経てばぺったんこになってクッション性が低下します。すると、その上で寝ている身体への荷重ストレスは増加し、痛くなります。これと同じです。そのクッションは、背骨でいうと椎間板で、関節でいうと軟骨です。簡単にまとめると、加齢により椎間板や軟骨のクッション性が低下し、関節つまり骨にかかる負担が増加、そして骨が耐えうる強度よりも強い負荷が加わると変形や骨折につながり、痛みや不調へと発展してしまうということです。

つまり、**背骨の変形を引き起こす犯人は椎間板の変性**です。椎間板のクッション性の低下を予防できれば背骨の変形を防げるということです。そして手足の変形性関節症の犯人は、軟骨の変性です。

●関節のクッション「軟骨」

本書では主要テーマではないですが、手足の変形性関節症で困られている方も多いので関節軟骨についてもお話ししておきます。よく「軟骨がすり減る」といわれる関節軟骨は、95%が細胞外基質（細胞の外に存在する非細胞性の構造体）、残り5%は軟骨細胞が占めています。

細胞外基質は、約70〜80％は水分、残りはコラーゲンが20％、プロテオグリカンが5％を占めています。コラーゲンは軟骨の弾力性に関わっています。プロテオグリカンはコンドロイチン硫酸が主成分で高い保水性があり、弾力性や潤滑性に関わっています。

これらは加齢に伴い減少するため、細胞外基質の水分含有量が減少し、関節軟骨の強度が低下、荷重ストレスが加わることで軟骨がすり減っていきます。

最初は軟骨の表面に細かな亀裂《きれつ》（線維化）が生じます。さらに変性が進むと亀裂は深くなり軟骨下骨《なんこつかこつ》（軟骨の下の骨）にまで達します。亀裂部分の周囲では軟骨細胞が分裂・増殖します。

荷重などのストレスが加わると骨の増殖が促進され、関節辺縁部では軟骨細胞が増殖して、軟骨棘《なんこつきょく》というトゲが生じます。それが次第に骨化していき骨棘となります。

変形がさらに進むと、正常な軟骨はなくなっていき、水分含有量の少ない線維性軟骨というものに置き換わります。レントゲンでは関節の間の狭小化、骨棘、関節面が白く写る骨硬化像を認め変形性関節症と診断されます。

●背骨のクッション「椎間板」

椎間板も軟骨と同じです。椎間板の内部にある髄核《ずいかく》は、体積の40〜60％を占めており、コラーゲンとプロテオグリカンで構成されているため、約80％が水分です。こちらも加齢により含水量が減少していくため、椎間板の弾力性が低下し、椎間板に亀裂や変性が生じます。

さらに椎間板の変性が進んでいくと、背骨にも骨棘が出現したり、圧迫骨折を起こしたりしてしまいます。

筋骨格系の軟部組織において、**椎間板（主に髄核）ほど加齢に伴い劇的に変化するものはほかにない**といわれています。何も問題なく活発に動けていた赤ちゃんや子ども時代と大人とのいちばんの違いは椎間板の変化、つまり背骨の変化ということです。言い換えると、**背骨を守るために最も重要なのは椎間板を守ること**です。

ネズミにおける研究になりますが、髄核は過剰な圧縮負荷がかかると髄核内で細胞死（アポトーシス）が増加することが報告されています。生体で同じような研究は倫理上できませんので、とても意義深い報告です。

この研究は、椎間板に亀裂やヘルニアが起こるほどの負荷ではないにしても、**椎間板に強い負荷をかけないことが椎間板を守ることにつながる**ということを教えてくれています。

つまり、約80％が水分である髄核（椎間板）や軟骨のクッション性を守り、過剰な荷重を避ければ、**クッションを守り、過剰な荷重を避ければ骨を守れる**。

背骨や関節を守れるということです。ですが、過剰な荷重は気をつけることで避けられたとして、椎間板や軟骨のクッション性に関わる水分はどうやって保持すればよいのでしょうか。

その方法は、**適度な荷重と非荷重を繰り返すことにより、水の出し入れをして椎間板や軟骨の水分含有量を保つ**ことです（52ページ参照）。

●なぜ加齢により筋力は落ちてしまうのか？

先に答えをお伝えしますと、加齢に伴い炎症が引き起こされてしまうためです。ここはすこし長くなりますが根本的な原因にたどり着くための大事な部分ですので、できればおつきあいください。

まずは万人に当てはまる内容からお話しします。通常、何らかのダメージを受けた細胞は老化し、IL-8のような有害な炎症性サイトカイン（細胞間の情報伝達を担うタンパク質）を分泌します。それによりマクロファージなどの免疫細胞が活性化されて、老化した細胞は処分され、新しい正常な細胞に生まれ変わります。いわゆる新陳代謝といわれるものです。

ところが加齢や内臓脂肪が増加すると、このようなシステムのいずれかで不具合が起こり、老化した細胞が再生されにくくなります。すると居残った老化細胞から炎症物質が出続けてしまいます。捻挫やウイルス感染のような急性炎症ではなく、わずかな炎症がずっと続いているこの状態が、加齢に伴う慢性炎症です。

よく「歳をとって新陳代謝が悪くなった」というのは、言い換えれば「慢性炎症を起こしている状態」ということになります。

そして、この**加齢による慢性炎症が筋肉量を減少させてしまう**ことがわかっています。前述の炎症性サイトカインは、筋タンパク質の合成を促すｍＴＯＲ（エムトア――タンパク質の合成工場〈リボソーム〉の中で働く酵素）を抑制し、筋タンパク質の分解を促すＵＰＰ（ユビキチン・プロテアソーム経路）を活性化させる作用があるため、慢性的にこの状態が続くことで筋肉量が減少してしまうのです。

歳をとると筋肉がやせ細る理由がわかると思います。

簡単に自分の炎症状態を確認するためには血液データを見てください。ＣＲＰという項目で、身体のどこかで炎症が起こっていると上昇するタンパク質の一種です。もし正常値よりも上昇していれば筋肉はつくられにくく筋萎縮しやすい状況にあります。

●筋力低下を招くもの

続いては、糖尿病や肝機能の低下が筋力低下を招くというお話です。心当たりのある方はおつきあいください。

暴飲暴食や運動不足、いわゆる生活習慣病である糖尿病のようにインスリン抵抗性が高くなることも、血液中の糖の筋肉への取りこみが不十分となるため、エネルギー不足で筋萎縮が進みます。よって、糖尿病の方は非糖尿病の方よりも加齢に伴う筋萎縮率が高くなります。

また、筋肉で消費し切れなかった余分な糖は内臓脂肪へと蓄積されます。内臓脂肪はインスリン抵抗性を高めるため、前述の慢性炎症が起こるという悪循環に陥ります。

暴飲暴食は生活習慣病や動脈硬化による心筋梗塞《しんきんこうそく》や脳卒中のリスクを高めるだけでなく、筋肉の萎縮も引き起こします。

●脂肪肝は肥満より筋萎縮が進む

そして、2019年順天堂大学の研究で、脂肪肝など肝機能低下のある方は内臓脂肪のある方よりもインスリン抵抗性が高くなることが新たに報告されました。つまり、**太っている人よりも肝機能が低下している人のほうが筋肉はやせやすく、合成もされにくい**ということです。言い換えれば、脂肪肝の人は、老化しやすい、背骨が曲がりやすいということです。

あなたの肝機能や血糖の値はどうですか？

参考までに関連する血液データの解説をしておきます。

＊まず糖尿病に関して

「Ｇｌｕ」は、採血時の血中ブドウ糖の量です。空腹時や運動後は低く、食後は上昇します。状況に応じてすぐ変動するため指標としては参考程度のものです。

「ＨｂＡ1ｃ」は、過去1～2カ月の血糖の状態を表しているため、高いか低いかで高血糖状態か否かの指標となります。高い場合はインスリン抵抗性が高く、筋萎縮しやすい状態です。

＊次は肝機能について

「ＡＳＴ（ＧＯＴ）」「ＡＬＴ（ＧＰＴ）」の値の増加は肝細胞の損傷具合を表します。ＡＳＴは心筋、赤血球、筋肉の損傷でも上昇しますが、ＡＬＴは他臓器にあまり含まれていないため肝障害そのものを反映します。

「γ《ガンマ》－ＧＴＰ」は飲酒量が多いときや胆道系疾患などで値が上昇します。また飲酒していなくても脂肪肝で上昇します。

「ＡＬＢ（アルブミン）」は血液中のタンパク質の一種で栄養状態を表します。肝臓で合成されているため肝機能が低下するとＡＬＢも低下します。

「血小板」は血液成分の一つで止血する役割をしています。肝硬変が進むと血液が肝臓に流れにくくなります。すると上流にある脾臓《ひぞう》に血液が停滞します。脾臓は古くなった血液を壊す場所なので、停滞しているうちに血小板はたくさん壊されてしまい減少します。他の要因もありますが、血小板の低下は肝硬変の進展具合を表す一つの指標になります。

いかがでしょうか？　糖尿病だけでなく、肝機能の低下がある場合はインスリン抵抗性が高く、筋萎縮しやすく、老化しやすい身体になってしまっています。

ですが安心してください。改善するためには何が必要かも、これまでの研究で報告されています。それは、やはり食事と運動です。

食事療法はご存じのとおり暴飲暴食を避けたバランスのよい食事をとることです。**食事療法は、主に肝臓のインスリン抵抗性を改善**し、肝臓の脂肪つまりフォアグラ状態を改善させる効果が示されています。**運動の場合は、主に筋肉のインスリン抵抗性を改善**し、筋肉内の脂肪、つまり霜降り状態を改善させる効果が示されています。

どちらか一方だけでは、どちらかのインスリン抵抗性が高いままですので、結果的に筋肉に糖が取りこまれずに萎縮しやすい状態といえます。よって、やはり食事療法と運動の両方をおこなうことが筋肉の合成を高め、老化に抗うことにつながります。

●「背筋の霜降り化」が背骨曲がりを加速させる

さらに、歳をとると筋肉がやせ細るだけではありません。霜降り化してしまいます。よく「サシが入る」といいますが、牛肉やマグロなどの赤身肉の間に脂肪が入りこんだ状態です。これが人の筋肉にも加齢に伴い出現するという特徴があります。そして、**とくに出現しやすい部位が背中の筋肉、脊《せき》柱起立筋《ちゅうきりつきん》**です。

脊柱管狭窄症や慢性腰痛の方も腰部の脊柱起立筋や多裂筋に霜降り化が認められることが多いです。こちらは神経由来の影響も考えられていますが、ＭＲＩで腰部の筋肉を輪切りにすると、はっきりとサシが入っているのが見えます。この霜降り化は、筋肉の量というよりは質の低下を表していて、筋力の低下につながります。

背骨曲がりと脊柱起立筋の筋力は密接に関連しています。**脊柱起立筋は、胸椎の生理的後弯と腰椎の生理的前弯（背骨の正常な弯曲）を保持する役割**をしていて、文字どおり起立姿勢の維持に重要な筋肉です。

脊柱起立筋の筋力が低下していると、ただ座ったり立ったりしているだけでも背骨をまっすぐに保持できずに曲がってしまいます。また、歩行時には推進力から背骨は前に倒れる方向に力が働きますが、脊柱起立筋は背骨を後ろに引っぱってそれを制御する役割をしています。そのため、**脊柱起立筋の筋力が弱いと、背骨は動いていないときも動いているときも、前に前に曲がる方向に負荷がかかってしまいます。**

最初はねこ背ですみますが、その状態が続くと、椎間板が変性したり、骨棘ができたり、椎体の前方部分が圧壊して圧迫骨折を起こしたりしてしまいます。

ちなみに、骨棘は痛みの原因のように悪者扱いされてしまいがちですが、そうではありません。椎間板や軟骨が潰《つぶ》れたり、すり減ったりすることで、背骨や関節の間が狭まり、関節をつなぎとめている靭帯や関節包がゆるみます。

そのゆるみが生じることで不安定となった背骨や関節を再び安定化させるための生体反応として骨棘が形成されるのです。よって、骨棘は悪者ではなく再安定化のための助っ人といえます。とはいえ、それが神経に当たったりして痛みの原因になるのも事実です。

もし脊柱起立筋の筋力が弱いまま放置しておくと、背骨曲がりを制御してくれるものがありませんから、背骨曲がりは加速する一方です。その成れの果てが脊柱管狭窄症です。

炎症・老化を抑制する仕組みがわかった！

●骨の強度・密度の低下を抑制する液体

これまで、運動が骨粗鬆症の予防・治療に重要なこと、身体のほとんどの臓器・組織において炎症・老化を抑制する効果があることはわかっていました。しかし、その仕組みに関しては明らかになっていませんでした。

それが２０１９年、東京都健康長寿医療センター等の研究グループにより、新たな知見が得られました。

それは、**運動で生じる「衝撃」により「組織液（間質液）」を流動させることが健康維持改善につながる**というものです。

研究グループは骨への衝撃で検証しました。骨に衝撃を与えたときに骨内で組織液（間質液）の流動が起こり、骨細胞に加わったその力学的刺激で、力を感知するＣａｓタンパク質が骨細胞核内に分布、すると炎症・老化に関与するタンパク質ＮＦ－κＢの活性を抑制させ、骨の強度・密度の低下を抑制するというものです。

骨以外の組織においても同様の仕組みである可能性が考えられ、身体の多くの臓器・組織の炎症抑制・抗老化効果への関与も示唆されています。

運動の本質は、身体に衝撃を加えて、体内の液体を流動させること。

●椎間板の劣化を防ぐ

椎間板や軟骨には血管が通っていません。栄養補給は関節を動かすことで栄養が含まれた液体が出入りして補われています。椎間板は、圧迫と弛緩《しかん》という二種類の刺激を与えることで液体が出入りして、栄養分が入ったり、老廃物が出たりします。

圧迫というのは、椎間板に重力がかかったり、運動によって荷重がかかったときで、液体が外に出ます。弛緩というのは、寝ていたり、圧迫がなくなったときで、液体は中に入ります。

つまり、動かしていればいいですが、動かしていないと液体の出入りがなくなるため、代謝がなされずに椎間板は劣化します。加齢に伴い身長が縮んだり、背骨が曲がってくるのは、背骨の間にある椎間板の含水量が減って潰れていくためですから、抑える方法は一つです。

液体を出入りさせることです。つまり、**姿勢を変えたり、動くことで、椎間板に圧迫・弛緩という間欠的な衝撃を加えること**です。

●なぜ人は寝るのか？

脳も液体の出入りが重要な役割をしています。

全身麻酔下の手術で眠らされたあとに、術後せん妄といって一時的に認知障害が出現することがあります。それが退院時にも続いていたり、かえって悪化してしまう患者さんもいたりします。これまでの研究において、睡眠の質の低下や睡眠不足により、アルツハイマー病や認知症、心疾患、うつ病といったさまざまな慢性疾患のリスクが高まることが報告されています。

健康な成人でも一晩眠らないだけでアルツハイマー病に認められるアミロイドβ《ベータ》が増加するとの報

告もあります。どうやら睡眠と脳には、深い関係があることは間違いなさそうです。

人にとって睡眠とは何なのでしょうか。なぜ人は寝るのでしょうか。眠らないとどのようになってしまうのでしょうか。

睡眠研究の第一人者であるアーラン・レヒトシャッフェンらがラットを用いた断眠実験について2002年に報告しています。ラットが眠ろうとするたび、刺激を加えて阻害し続けた結果、食事の摂取量は増加したものの体重は逆に激減、脱毛、皮膚の損傷、自律神経の異常や多臓器不全を呈し、最終的に10～20日ほどで命を落としました。

小さな彼らのおかげで、睡眠は生活の質にとどまらず、脳の機能、生命の維持にとっても必要不可欠であることがわかりました。

ではなぜこのような問題が生じるかというと、脳では代謝の過程で老廃物が生じ、その老廃物が脳内に蓄積することが原因と考えられています。そのため、溜まった老廃物を除去する清掃機能が必要です。現在のところ、その役割を担っているのが「脳脊髄液」という液体で、清掃している時間帯が「睡眠中」と考えられています。

ところが、2019年、アメリカのボストン大学のローラ・ルイスらの報告により、「睡眠中」でもとくに「ある時間帯」に清掃していることがわかりました。

まず、「脳脊髄液」とは、脳と脊髄の周囲を満たす無色透明の液体で、衝撃から保護するための役割と老廃物を取り除く役割があります。総量は120～140ミリリットル程度で、波のように拍動しており、24時間に約500ミリリットル産生されています。つまり、1日に3～4回は入れ替わっている計算になります。

この脳脊髄液が、「眠りが深い時間帯」でとくに多く排出され、脳の老廃物の除去を促進していることがわかりました。

睡眠の深さは学術的には5段階に分類されますが、簡単にいえば、浅いか深いかの2種類です。そのうち、眠りが浅いときを「レム睡眠」といいます。実は脳は覚醒時よりも強く活動しており、眼球が動いて、夢を見ている時間帯がこの状態です。パッと目覚めることができ、スッキリしていて、夢を覚えているのがこのときです。

そして、眠りが深いときを「ノンレム睡眠」といいます。脳の活動は低下し、ぐっすり寝ていて、なかなか起きない時間帯がこの状態です。呼吸数や血圧、心拍数も低下します。寝起きが悪く、ボーッとしてまだ眠い状態がこのときです。

眠ってから30〜40分ほどで深い眠り（ノンレム睡眠）に落ちて、90分ほどで浅い眠り（レム睡眠）に戻ってきます。このサイクルを約90分ごとに繰り返しています。深い眠り（ノンレム睡眠）の割合は、最初は多く、徐々に少なくなっていきます。

そして、深い眠り（ノンレム睡眠）の中でもとくに深い状態を徐波《じょは》睡眠といいます。大きくゆるやかな脳波が現れている状態で、この徐波睡眠が多くなることが「深く眠れている」つまり「睡眠の質が高い」といいます。

ローラ・ルイスらの研究でわかったことは、この**徐波睡眠のときに、脳脊髄液の拍動が大きくなり老廃物を排出する**ということです。

加齢とともに徐波睡眠の出現量が減少することはわかっています。そして、寝不足でも徐波睡眠の時間が少なくなります。つまり、この徐波睡眠の減少が、老廃物の蓄積、そして認知機能低下という負の連鎖を招いてしまうのです。

徐波睡眠の時間には男女で差があります。女性のほうが睡眠時間は少ないのですが、徐波睡眠の時間は多い傾向にあります。人類の進化の過程で、狩猟で男性陣がいない間に育児や家族を守るために、女性は短時間の睡眠でも脳を回復させる特性を獲得してきたのかもしれませんね。

では、この徐波睡眠の時間を増やすことはできないのでしょうか。

できます。運動をすることです。とくに筋トレが有効で、**運動をしっかりと疲れるまでおこない、週2日よりは週3日というように頻度が多いほうが徐波睡眠の時間が増える**ことがわかっています。経験的にも身体をたくさん動かして疲れたあとは、ぐっすり眠れますよね。

ということで、人はなぜ眠るのか？の現時点での答えは、覚醒時に溜まった老廃物を捨てるためです。よって、**脳を守るための効率的な方法は、運動をして、睡眠の質を高め、脳脊髄液の流れを多くし、脳の清掃機能を高めることです。**

ちなみに、「レム睡眠」はただ夢を見ているだけではなく、脳に記憶を定着させる仕事をしていることがわかってきました。詳細は後述します。

●運動の何が脳にいいのか？

運動によってよい効果をもたらすのは身体だけではありません。2020年に国立障害者リハビリテーションセンターと東京大学などの共同研究グループが、**運動時の頭部に加わる適度な衝撃が、脳機能の維持・調節に関係している**ことを明らかにしました。

ネズミの頭部に約1G（地球の物体に作用する重力加速度）の上下の衝撃が加わるように、分速10メートルで走らせた群と、麻酔した状態で頭だけを上下に動かした群で比較したところ、脳内で同じ反応を認めました。

頭部への衝撃により大脳皮質内の間質液が流動することを認め、神経伝達物質のセロトニンが誘導する幻覚反応が抑制されることも発見しました。つまり、「運動→頭部に適度な衝撃→脳内間質液流動→脳内の細胞に力学的刺激→脳内の細胞の機能調節」という仕組みが、運動による脳機能調節に広く関与しているとのことです。

それでは、人の場合では約1Gの頭部衝撃とはどのくらいの歩行速度でしょうか。それは時速7キロメートル走行で着地したときに加わる衝撃相当と検証されています。時速7キロメートルというと1分間で約120メートルの速さです。

イメージとしては、すごく速いウォーキングか、軽めのジョギング程度です。そうなると難易度が上がってしまい、諦《あきら》めてしまう方もいるかもしれませんね。まだ明らかにされてはいないですが、普通のウォーキングでも液体の流動は起こっていると私は考えております。

先行研究において、歩数が多い人は死亡率が低く、歩行速度よりも歩数の多さが重要なこと、座っている時間が長い人は死亡率が高いことが明らかになっています。つまり、とにかく歩いている人が長生きするということです。

また、臨床においても術後せん妄《もう》（手術後の意識障害）の患者さんに対しベッド上のリハビリでは、せん妄はなかなか改善しませんが、歩行などの練習をすると改善しやすくなります。もちろん歩行といっても時速7キロメートルではありません。介助しながらなどゆっくり歩いていても改善しやすいのです。

医学的には環境が変わるなど視覚的刺激や前庭刺激、抗重力刺激など他の因子も考慮されますが、先行報告や臨床経験から考えても、普通のウォーキングでも液体の流動は起こると考えるのが妥当ではないかと思います。

骨も椎間板も脳も、とにかく液体（間質液）をたくさん流動させることが機能維持・改善には重要で、その方法は重力（衝撃・荷重）と無重力を間欠的に加えること、そして速い・遅いなどの質というよりは、どれだけやったかの量に比例します。

ちなみに、筋肉も同じで、強くするためには、筋トレの質というより、どれだけやったかの量に比例します。脳に溜まった老廃物も、運動によって徐波睡眠の時間を増やして液体（脳脊髄液）をたくさん流動させることが清掃機能を高めます。

「運動の刺激で液体を動かすこと」それが、背骨を守るだけでなく、脳を守ることにもつながります。

骨粗鬆症から身を守る

●なぜ女性に背骨曲がりが多い？

一般的に男性のほうが女性よりも力が強いといわれますが、正しい部分と間違っている部分があります。力というのは筋肉の話になりますが、**実は筋肉自体の性質は、男女で大きな差はありません。**もし同じ筋肉量の男性と女性を比較したら、力の強さは同じです。同じものを持ち上げることが可能です。男性の筋肉は強い、女性の筋肉は弱い、これが間違っている部分です。筋肉の質は同じです。

しかし、女性のほうが筋肉量や筋力が弱いのは事実です。それはなぜかというと、**女性は男性よりもホルモンの関係で体脂肪率が高い**からです。男性は、筋肉の発達を促す男性ホルモン（テストステロン）の分泌が女性よりも10〜15倍程度も多く、筋肉が鍛えられやすい身体をしています。

一方、女性に多い女性ホルモン（エストロゲン）も、筋肉の発達を促したり、筋肉が壊れたときの再生を促したりする役割があります。しかし、エストロゲンというホルモンの分泌は月経周期で制限されるため、男性よりも筋肉が鍛えられにくい身体となっています。そして、女性の体脂肪率が高いというのは、一般的にいわれる脂肪とは異なり、**第二次性徴で認められる女性らしさの象徴である乳房、臀部《でんぶ》、大腿部《だいたいぶ》につく脂肪の割合が高いため**です。

この脂肪は男性では体重の約３％、女性は約９〜12％といわれています。そのため、同じ体重で比べると脂肪の分だけ女性は男性よりも筋肉量が少なくなるため、筋力が弱くなってしまいます。思春期前の小学生では、男女関係なく同等にスポーツをおこなえているのにも合点がいくと思います。

また、脂肪を除いた体重比で男女の筋力を純粋に比べてみると、上半身と下半身ではある特徴があります。それは、**上半身では男性のほうが強いですが、下半身では男女に差はない**というものです。実際、腕立て伏せや懸垂が1回もできない女性は多くいますが、スクワットに関しては男女とも同様にできる方が多いのにも合点がいくと思います。

この女性のほうが上半身の筋力が弱いという特徴は、女性に背骨曲がりが多いという一つの要因になってしまいます。女性にとっては残念なお知らせになりますが、悪い話だけではありません。

2020年にアラバマ大学のブランドンらは、50本の先行研究から筋トレ効果の性差について解析・報告しました。対象は、ほとんどがトレーニングをしていない18歳から40歳までの男女です。その結果、下半身の筋トレ効果については差がありませんでしたが、**上半身に関しては、男性よりも女性のほうが筋力増強しやすい**というものでした。女性にとっては朗報です。これからも研究が進み、なぜそうなのか新たな知見が得られることと思いますが、現時点では**背骨（上半身）に関しては女性のほうが筋力は弱いものの、筋トレによる筋力増強効果は高い**となります。

つまり、女性のみなさま、筋トレをすれば男性にも負けない背骨をつくることが可能です！

●骨粗鬆症について知っておきたいこと

加齢によって破骨《はこつ》細胞（骨吸収）や骨芽《こつが》細胞（骨形成）の機能が低下し、さらに腎臓や肝臓の機能低下に伴う活性型ビタミンD_3の減少による腸管からのカルシウム吸収量低下やカルシウム不足などで骨形成が低下すると骨粗鬆症になります。

遺伝的要因、閉経後エストロゲン減少、薬物、加齢による筋力低下や不動による力学的負荷の低下、生活習慣などの要因が関与しています。

とくに閉経に伴う女性ホルモン（エストロゲン）の急激な減少は破骨細胞（骨吸収）の活性化を導きます。閉経後10年ほどの間に20〜25％骨量が著《いちじる》しく減少するとされ、骨粗鬆症と診断される領域へと進んでしまう方が多いです。

また、骨強度というのは骨密度と骨質により規定されています。健康な状態では、リモデリングといって骨吸収と骨形成は均衡が保たれていて、骨量はほぼ一定に維持されています。これが、上記の要因により骨吸収が骨形成を上回り、リモデリングの異常を起こすことで骨量が減少します。

家の柱にあたる骨皮質が薄くなり、家の梁《はり》にあたる海綿骨（骨梁《こつりょう》）が減少・消失などの変化が起こり、骨強度が低下するため、わずかな外力でも骨折してしまいます。

骨密度が若年成人平均値（YAM）の70％以下、もしくは、すでに転倒程度の外力で骨折したことがありYAMの80％未満の場合、骨粗鬆症と診断されます。骨密度の計測は手や腕、かかとなどでできるものもありますが、原則は腰椎または大腿骨近位部となります。

骨粗鬆症で代表的な骨折部位は、脊椎骨折（圧迫骨折）、大腿骨近位部骨折、橈骨《とうこつ》遠位端骨折、上腕骨近位部骨折、骨盤骨折があります。とくに**脊椎骨折は最も多い**です。

前屈みの動作で椎体の前方部分を圧潰することが多いため、後弯変形を来すことが多いです。また特筆すべきは**圧迫骨折のうち3分の2は無症候性**です。つまり、気づかないうちに骨折しているということです。

大腿骨近位部骨折は加齢とともに発生頻度が上昇します。骨折後には歩行能力の低下や日常生活動作の低下が見られ、25〜30％は寝たきりになるとの報告もあります。怖いデータではありますが、転ばなければいいのです。転倒を防ぐためには背骨がS字である必要がありますから、「背骨を守る」これにつきます。

●骨を強くして骨粗鬆症を防ぐ

＊食事

カルシウムは1日700〜800ミリグラムの摂取がすすめられています。ご存じのとおり牛乳・乳製品、小魚、大豆、緑黄色野菜に多く含まれています。

同時にビタミンDの摂取が重要で、魚類やキノコ類に多く含まれています。そして、1日15分程度の日光浴も必要です。紫外線に当たることでビタミンDは皮膚でも合成されます。

ビタミンKも骨をつくるうえで必要な栄養素です。緑の葉っぱの野菜、納豆に多く含まれています。

これらが主な食事で改善できる栄養素ですが、詳しくは書籍やインターネットで簡単に調べられますので本書では割愛いたします。

＊運動

骨粗鬆症に対する運動は、最も質の高い研究システマティックレビュー（先行研究をもれなく調査し、質の高い研究を選び出して総評する）やメタアナリシス（先行研究結果を統合してどのような傾向があるか解析）で、推奨グレードA（おこなうことを強くすすめられる）で、閉経後女性の骨密度を上昇させるとされています。筋トレやウォーキングなどの荷重刺激により骨密度は1〜3％上昇する報告が多いです。

骨密度を上昇させることはもちろん大事ですが、何より、転倒などで骨折しないことも大切です。骨粗鬆症の予防と治療ガイドラインでは、推奨グレードB（おこなうようすすめられる）で同様に運動は骨折を抑制するとされています。

骨粗鬆症の方に背筋の筋力強化をおこなうことで圧迫骨折を予防できたり、筋トレやバランス練習により転倒予防にも効果的であることがこれまでの研究でわかっています。

では具体的にどのような運動がいいかは後述します。

＊薬物治療

アメリカの骨粗鬆症患者4万人の研究報告（ソロモンら、２００５年）では、治療開始後1年で45・2％が処方どおりに服薬できず5年以内に52・1％が脱落したとあります。また、治療を受けている患者の割合は女性で約6％だけという報告もあります。これほどまで、途中で止めたり、受けない人が多い薬物治療ですが、骨密度を上昇させるには最も効果的です。

一度、椎体骨折を起こした患者は骨折していない患者の4・4〜4・7倍新たに骨折しやすいとも報告（クロッツビーューカーら、２０００年）されています。

骨粗鬆症と診断されている方は、ぜひ薬物治療とともに本書の運動を並行しておこなうようにしましょう。

第2章

健康な背骨を求めて

背骨の健康診断

●質問です

＊身長は縮みましたか？

日本人を対象にした大規模調査（増成ら、２００７年）によると、４センチ以上の身長低下を認めた割合は、70歳代で男性の11％、女性の33％、80歳以上では男性の37％、女性の73％とのことでした。また、もし５センチ以上も身長が低下している場合、股関節《こかんせつ》などの骨折、死亡率が50％も増加することが報告（ヒリアーら、２０１２年）されています。

50歳以降の10年間で2センチ以上、また若い頃と比べ4センチ以上身長が縮んだ場合、骨粗鬆症《こつそしょうしょう》によって背骨に骨折が生じている可能性があります。**４センチ未満の場合は、椎間板《ついかんばん》の縮みやねこ背による可能性**が考えられます。

背骨が圧迫骨折している人は、①胸椎《きょうつい》の後弯《こうわん》の増大、②腰椎前弯《ようついぜんわん》の増大、③ぽっこりお腹、という特徴があります。もし当てはまると思われた方はまず整形外科を受診することをおすすめします。

＊横を向いたまままっすぐ歩けますか？

詳しいチェックポイントに進む前に、とても簡単な確認方法です。

白線の上でもいいので、何かまっすぐな線の上を歩いてください。顔だけ右や左に向けたまま歩いてみてください。背骨のＳ字が崩れていたり、可動域が低下していたりすると、線から外れていきます。顔を向けるとき頸椎《けいつい》や上位胸椎のねじれだけで対処できればいいのですが、可動域が低下していると腰椎も含めた背骨全体でねじらなければ横を向けなくなります。そのため、重心の偏《かたよ》りが大きくなってしまうことからまっすぐ歩けなくなります。

たとえば自転車に乗っているときも同じです。走行中に人や車が来ていないか横や後ろを振り向いて確認したときに、まっすぐ走れずに斜めに進んだり、蛇行《だこう》したりする場合もそうです。当てはまる方はすでに背骨のどこかに不具合があります。背骨が健康であるかチェックすることは、転倒リスクや事故にもつながる大事なことですので、どこに原因があるか細かくチェックしていきましょう。

＊写真や動画でのチェックが絶対におすすめ

姿勢や背骨の動きのチェックは鏡を利用して自分で確認することも可能ですが、チェック項目によっては正確性に欠けてしまいます。より正確に確認するためにも家族や友人など誰かに協力してもらい、携帯電話やスマートフォンで写真や動画を撮ってもらうことを強くおすすめします。

鏡だけでは気づけなかった姿勢の特徴や歪《ゆが》みを必ずといっていいほど気がつくことができます。記録としても残り、比較が可能ですからぜひとも活用してみてください。

●背骨の前後方向のS字カーブをチェック

まずは、あなたのねこ背の重症度レベルを見てみましょう。

身長を測るときのように、あごを引いて壁に背をつけて立ちます。**かかと、お尻、肩甲骨《けんこうこつ》、後頭部が無理なく壁についていればＯＫ**です。そのときに、腰に横から手のひらを入れてみて、ちょうど1

図6 前後方向の背骨チェック

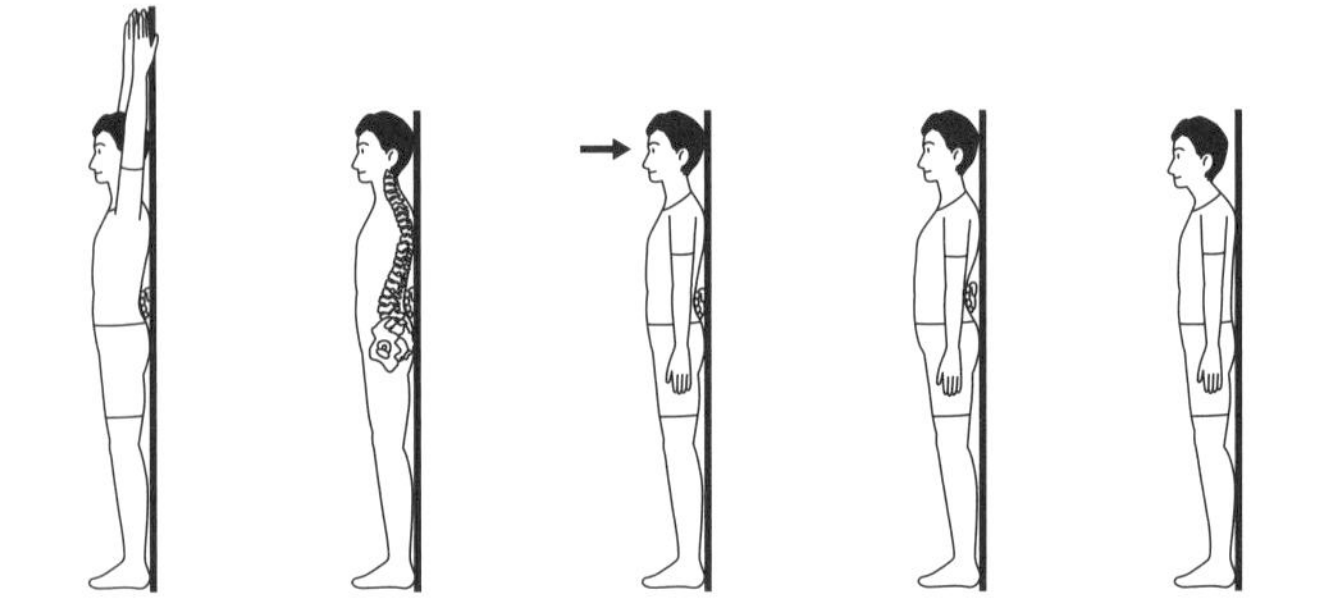

ねこ背の重症度レベル	**本当に理想的な姿勢**：バンザイをしても腰と壁の隙間が手のひら１枚分 **理想的な姿勢**：腰と壁の隙間が手のひら１枚分 **レベル１**：努力すれば頭がつく **レベル２**：反り腰（腰と壁の隙間が手のひらの厚みより大きい） **レベル３**：平たい腰（後頭部が壁につかず、腰と壁の隙間に手が入らない）

枚分入るくらいのスペースが開いていれば、前後方向の背骨はきれいなS字になっています。

　ねこ背ではない「理想的な姿勢」です、と前著『姿勢の本』（疲れ・痛み・不調の改善をテーマとした内容）でもご紹介していますが、今回は「背骨を守る・曲げない」ことをテーマとしているため、より厳しくする必要があります。そこで、本当に理想的な前後方向のS字カーブの背骨なのかをチェックします（**図6**）。

　この理想的な姿勢がとれている人は、その状態からバンザイをしてみましょう。肘《ひじ》をまっすぐに伸ばした状態で手首が壁につきますか？　つかなければねこ背です。このあとのねこ背レベルで確認してください。

　手首が壁についた方でもまだ安心してはいけません。バンザイをした状態で、腰の隙間が変わらないことが条件です。**バンザイをしてもしなくても腰の隙間が変わらなければ本当に柔軟できれいな前後方向のS字カーブを呈した背骨**

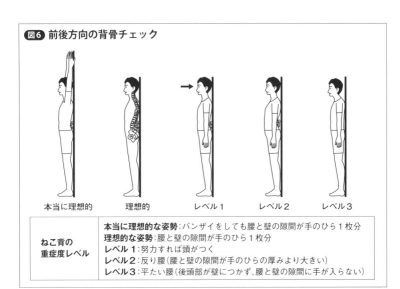

つまり**「本当に理想的な前後方向の姿勢」**です。

もし隙間が大きくなった場合は、このパーフェクトといえる背骨とはいえません。これは、バンザイをするうえで胸椎の伸展が不十分なため、腰椎の反《そ》りを強めてカバーしているためです。

誰かに協力してもらえる方は、腰のスペースに手のひらを入れてもらって確認してみましょう。自分で確認する場合は、手のひらの代わりに折りたたんだタオル等を入れて、隙間が開くかどうかで確認してみましょう。

さらに、背骨の土台となる骨盤の傾きについても確認してみましょう。**上前腸骨棘《じょうぜんちょうこつきょく》より上後《じょうこう》腸骨棘のほうが1～2横指上に位置していれば、骨盤《こつばん》の傾きもいい**状態です。パーフェクトな背骨です。

もし上後腸骨棘が1～2横指より上に位置していれば骨盤は前傾していて反り腰、1～2横指より下に位置していれば骨盤は後傾していて平たい腰となります。

では、ねこ背レベル1です。ねこ背になりはじめの人がこれです。背中（胸椎）が丸まりはじめのため、頭が壁から離れがちで、努力すれば頭がつく状態です。

ねこ背レベル2は、努力すれば頭がつくことに加え、腰と壁の隙間が手のひらの厚みより大きい人です。いわゆる反り腰です。骨盤は前傾します。一見ねこ背ではないように思われますが、これは背中（胸椎）の丸まりが進み、腰の反りを強くして代償している状態です。私は隠れねこ背といっています。

ねこ背レベル3は、後頭部が壁につかず、腰と壁の隙間に手が入らない状態です。平たい腰です。骨盤は後傾します。これはねこ背がさらに進行したことで、反り腰でも対応し切れなくなり、前かがみの姿勢となって腰の前弯がなくなった状態です。

あなたのねこ背レベルはいかがでしたか？

●背骨の前後方向のS字カーブをチェック：番外編

先ほどのねこ背の重症度レベルにおいて、ねこ背レベル2の腰と壁の隙間が手のひらの厚みより大きい状態に当てはまった方に対する番外編です。隠れねこ背とお伝えしましたが、この反り腰に関しては、ねこ背ではない方も含まれます。それは、**よい姿勢すぎて問題のある方**です。

普段から姿勢を意識している方に多いのですが、よい姿勢を意識するあまりに胸を張りすぎて、胸椎・腰椎ともに反ってしまっている方です。しかも、ご本人はそれに気づいていないことが多いです。胸椎・腰椎の前後のS字カーブがあることはありますが、直線に近いゆるやかなカーブで、下部腰椎から後ろにのけぞった姿勢の方が多いです。そのため、**ねこ背レベル2と違い、頭を壁につけるのは簡単ですが、反り腰であるというのが特徴**です。

前後方向のS字カーブで見ると、**ねこ背レベル2はカーブがきつく、番外編はカーブがゆるい状態**です。

この前後方向のS字カーブがきついというのも問題ですが、ゆるいというのも問題なのです。よい姿勢を意識しすぎた結果、背すじが緊張しっぱなしで硬くなり、後述しますが背骨が物干し竿のようになって、下部腰椎に負担が集中して腰痛を発症している方が多いです。

あなたの反り腰はねこ背？　それともよい姿勢すぎるのが問題？

●背骨の左右方向のS字カーブをチェック

＊背骨の左右バランスを2次元（平面）チェック

図7 左右方向の背骨チェック

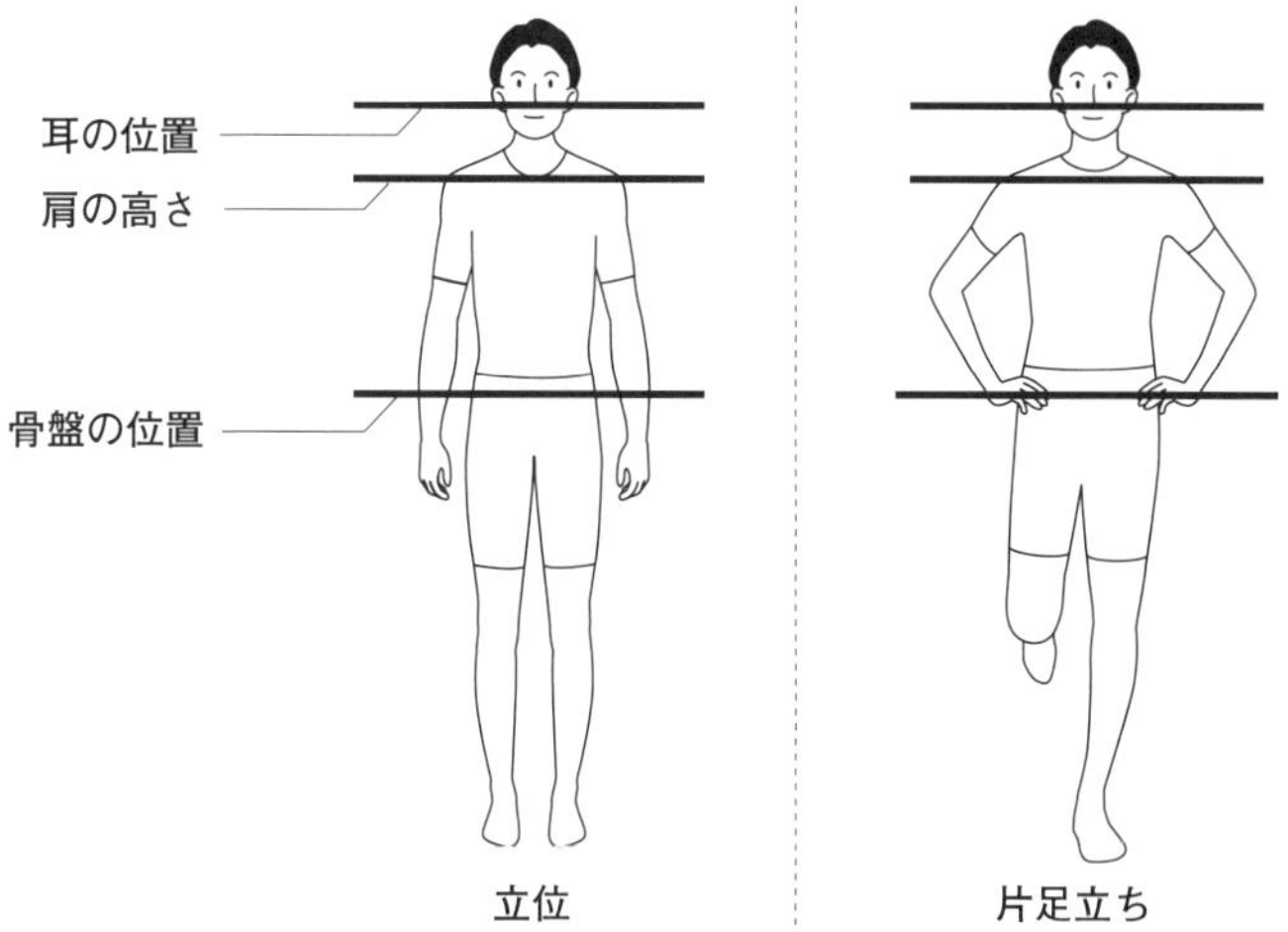

全身が見える鏡の前に立ち、足をすこし開いていつもどおり自然に立ってください。もし協力者がいる場合は、鏡は使わずに自分の姿が見えない状況でチェックしてもらってください。本当は普段の気を抜いた時の姿勢を誰かにこっそり見てもらったり、写真を撮ってもらったりするほうが正確です。

・立位にて左右の歪みを2次元チェックします（**図7**）。

顔（両耳）が傾いていないか。どちらかの肩が落ちていないか。骨盤の高さは左右差なく水平か。

・片足立ちにて左右の歪みを2次元チェックします。

立位と同様、正面から見て、顔、肩、骨盤の左右ラインが床に対して、ほぼ水平であるか左右片足ともチェックします。

あなたの2次元（平面）における左右バランスはいかがでしたか？

もし2次元の世界において、左右の変化がわかりやすいという方はすでに大きく背骨が歪んでいる証拠ですので、自分の歪みを理解して後述の運動で修正していきましょう。

＊背骨の左右バランスを3次元（立体）チェック

鏡を見ながら自分で姿勢をチェックしたり、これから誰かにチェックしてもらうぞ！と心構えしたりしていると、みなさん無意識に格好よく立とうとします。肩の高さに差があったり、身体が左右どちらかに傾いていると、自然に直そうとしてしまいます。

とくに顔の向きは、足→骨盤→腰椎→胸椎→頸椎→顔と接地して固定された足からいちばん遠くにあるため、最も帳尻合わせしやすい部位となり、無意識にまっすぐに修正してしまいがちです。そのため、正面からの変化がわかりにくい方も少なくないです。ですが、「自分は左右対称だ」と思われている方でも、**ごまかせない部分が一つだけあります。それは背骨の回旋《かいせん》（ねじれ）です。**

背骨の回旋に関しては、わかりにくく気がついていない方が多いのです。それは、先ほど2次元（平面）のチェックとは異なり、奥行きが加わった3次元（立体）の深い世界となるためです。無意識には修正しにくい歪みですので、細かくチェックしていきましょう！

といきたいところですが、その前に背骨の「カップリングモーション」についてお話ししなければなりません。背骨を守るためには3次元（立体）の深い世界を理解しなければなりません。そして、そのためには「カップリングモーション」は避けては通れないからです。

おそらく本書でいちばんややこしい部分になるかと思いますが、ついてこられる方はついてきてく

カップリングモーション	環椎後頭関節〜第2頸椎	第3頸椎〜第4胸椎	第5胸椎〜第12胸椎	第1腰椎〜第5腰椎
中間位（頸椎前弯・胸椎後弯・腰椎前弯）	逆側	同側	同側	逆側
屈曲位（頸椎ストレートor後弯・胸椎過後弯・腰椎ストレートor後弯）	逆側	同側	同側	同側
伸展位（頸椎過前弯・胸椎ストレートor前弯・腰椎過前弯）	逆側	同側	逆側	逆側

アンカップリングモーション	環椎後頭関節〜第2頸椎	第3頸椎〜第4胸椎	第5胸椎〜第12胸椎	第1腰椎〜第5腰椎
中間位	同側	逆側	逆側	同側
屈曲位	同側	逆側	逆側	逆側
伸展位	同側	逆側	同側	同側

ださい。大変な分、得られる報酬は大きいです。

「ついていけない！」という方は、原理は置いておいていただいて構いませんので、最終的な結果だけを見て読み進めてください。

●背骨のカップリングモーション

背骨の純粋な側屈《そっくつ》と回旋はほんの数度しか動きません。しかし、鏡の前で上半身を横に倒したり、ねじったりしてみると、一見もっと動いているように思いますが、実は背骨では側屈と回旋のコンビネーションが起こっています。

この**側屈と回旋のコンビネーションのことをカップリングモーションといいます。**このカップリングモーションによって外見上は純粋な側屈や回旋ができているかのように見えるのです。

ちなみに、このカップリングモーションには2種類あります。可動域が広く柔軟に動けるパターンと、可動域が狭く硬い動きのパターンです。前者をカップリングモーションといい、後者をアンカップリングモーションといいます。

これまでの解剖学、運動学の研究報告をもとに、背骨を4つのパートに分けて、側屈と回旋の動きが同側（右側屈なら右回旋、左側屈なら左回旋）か逆側（右側屈なら左回旋、左側屈なら右回旋）かで分類したものを表（73ページ）に示しています。

ここで一つ注意点があります。背骨が中間位（まっすぐの状態）のカップリングモーションについて見てみると、胸椎と腰椎では同側と逆側で反対です。つまり、第12胸椎と第1腰椎では急に背骨は真逆の動きをするのか？というと構造上無理があります。個人差があり、まだ完全に解明されたわけではないのですが、背骨は連なっていますので、ここまでは右向き、ここからは左向きではなく、一椎、一椎すこしずつ滑《なめ》らかに右から左へと変化していると考えるのが自然です。ですが、本書ではわかりやすくするために4つのパートに分けて示しています。

私たちはこのカップリングモーションを日常生活の中で自然におこなっています。後ろを振り向くとき、上着に袖をとおすとき、立って靴下を履《は》くとき、などなど手や足を使うときは必ずカップリングモーションが出現します。この**カップリングモーションが出現しにくい背骨だったり、背骨の動かし方を間違えたりする**（**アンカップリングモーションの方向に動かす**）**と痛みやケガにつながります。**

わかりやすいたとえとして、野球選手がボールを投げるときで説明します（図8）。野球選手はなぜ速い球を投げられるのか？　右投げの場合は、最初に左足を上げ、右手を後ろに引き、その後、重心を右足から左足へと移動し、左足を前に踏み出します。このとき背骨は伸展位《しんてんい》（反った状態）で左に側屈し、右に回旋しています。

図8 カップリングモーションを利用した正しい投球フォーム

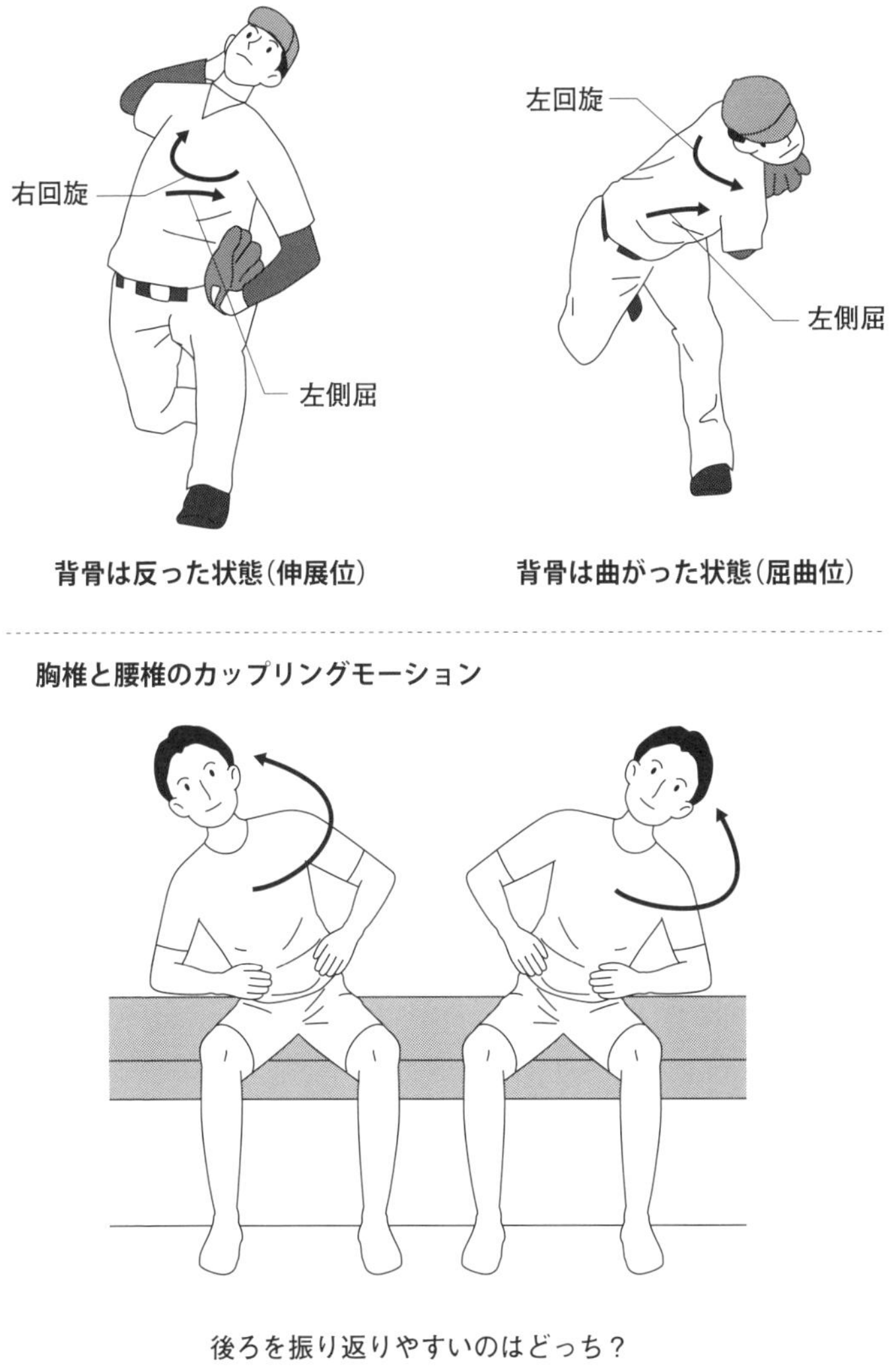

背骨は反った状態(伸展位)
背骨は曲がった状態(屈曲位)
胸椎と腰椎のカップリングモーション
後ろを振り返りやすいのはどっち?

表を見ていただくとわかりますが、これは胸椎と腰椎のカップリングモーションを利用することで、たくさんねじってパワーを溜めることができるからです。その後、ボールを投げたときは、背骨は屈《くっ》曲位《きょくい》（曲がった状態）で、左に側屈し、左に回旋しています。

これも胸椎と腰椎のカップリングモーションを利用することで最大限に背骨をねじることができ、ボールを力強く投げられるからです。

もし、背骨を中間位のままボールを投げたらどうなるでしょうか？　イメージとしてはボール投げが苦手で遠くまで投げることができない人です。いわゆる手投げといわれるものです。

同じく右投げとすると、右手を後ろに引いたとき、背骨は中間位で左に側屈し、右に回旋します。これは胸椎のアンカップリングモーションになります。そのため、胸椎のねじる範囲は狭くなります。さらに、中間位では胸椎と腰椎の動きが逆方向になるため、腰椎に邪魔されてねじる範囲がさらに狭くなります。

ねじりが少なくパワーを溜められません。ボールを投げたときも、背骨が中間位の状態で、左に側屈し、左に回旋します。こちらも胸椎ではカップリングモーションになりますが、腰椎ではアンカップリングモーションとなるため、ねじる範囲が狭くなります。

また、中間位では胸椎と腰椎の動きは逆方向ですから、さらにパワーを打ち消しあうことになります。そのため、野球選手のような強い球は投げられないということです。

背骨を上手に正しく使えていれば、大きな力を生み出すことができますが、使えていないと、正面衝突のように胸椎と腰椎で反対の動きをしてしまい、背骨を傷つけてしまうことになるのです。さらにボール投げでいえば、背骨を上手に使えていない人は、肩だけで投げることになるため、肩に負担が集中して故障してしまうのです。

サッカーでボールを蹴《け》るのも同じです。右足で蹴る場合、足を後ろに振り上げたときは背骨が伸展位で胸椎・腰椎は右側屈、左回旋し、蹴った後は背骨は屈曲位で胸椎・腰椎は右側屈、右回旋します。これも胸椎と腰椎のカップリングモーションを利用してボールを力強く蹴るためです。この動きを上手に使えなければ、背骨を傷めてしまったり、膝《ひざ》や股関節に負担がかかり傷めてしまいます。

それでは、カップリングモーションを実践してみましょう。背もたれを使わずに座ってください。これから後ろを振り返っていただきますが、2パターン試してください。

左に側屈した状態で左後ろをできるだけ振り返ってみてください。次に右に側屈した状態でできるだけ左後ろを振り返ってみてください。どうですか？　右に側屈したほうが左後ろを振り返りやすかったかと思います。

これは「できるだけ」振り返っていただいたため、背骨は後ろにのけぞった伸展位になります。その場合、カップリングモーションは胸椎、腰椎ともに逆側ですので、右に側屈して左に回旋したほうが可動域が広がりやすかったのです。

●立位にて左右の歪みを3次元チェック

＊静的3次元チェック

それでは、背骨の回旋を含めた3次元チェックをしていきましょう。

足をこぶし2個分ほど開いていつもどおり自然な立位をとってください。

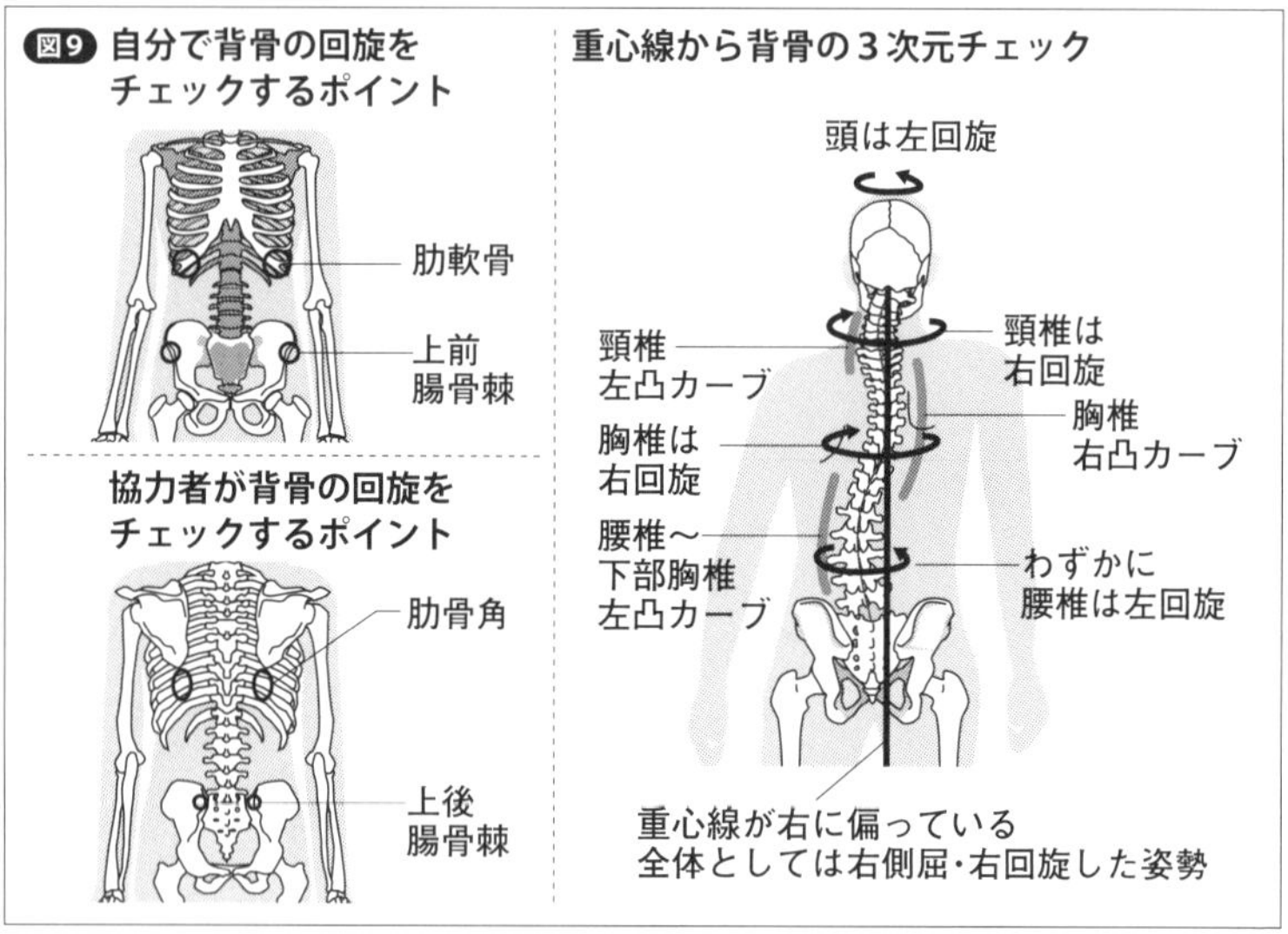

図9
自分で背骨の回旋をチェックするポイント

協力者が背骨の回旋をチェックするポイント

重心線から背骨の3次元チェック

＊回旋のチェック

まず、骨盤の回旋と胸椎の回旋から見ていきます。胸椎については、上部と下部に分けて下部のみチェックします。それは、上部胸椎の位置には肩甲骨があるため、上部胸椎が回旋しているのか、肩甲骨が動いているのか、判別がむずかしいため下部胸椎のみ確認します。

・自分でチェックする場合は身体の前から。

骨盤の回旋：左右の上前腸骨棘を指でさわり、それらを結んだ線が上から見たとき傾きなく横一直線であるかチェックする。

下部胸椎の回旋：左右の肋軟骨（乳頭から下にたどっていくとある肋骨の下端部）を指でさわり、それらを結んだ線が上から見たとき傾きなく横一直線であるかチェックする（図9）。

・協力者にチェックしてもらう場合は身体の後ろから。

骨盤の回旋：左右の上後腸骨棘を指でさわり、それらを結んだ線が上から見たとき傾きなく横一直線であるかチェックする。
下部胸椎の回旋：左右の肋骨角《ろっこつかく》（みぞおちから水平に背中へとたどっていき、耳から下ろした線上あたりにある肋骨が強く弯曲した部分）を指でさわり、それらを結んだ線が上から見たとき傾きなく横一直線であるかチェックする（図9）。

このチェックで、たとえば骨盤も下部胸椎も右に回旋している、骨盤は右回旋で下部胸椎は左回旋、などと現在の自分のねじれ具合を把握しておきましょう。

＊重心線のチェック

次に、鼻からまっすぐ下ろした線（重心線）の位置が、両足の中心にあるかをチェックします。左右どちらかにすこしでも寄っていないかを確認してください。

この回旋と鼻からの重心線を見ることで、自分の左右方向の背骨を3次元に詳しく読み解くことができます。しかし、回旋については、「自分でも協力者に見てもらってもよくわからない」という方もいらっしゃったのではないでしょうか。その場合は、重心線が左右のどちらに寄っているかだけでもいいです。これまでの研究や臨床《りんしょう》経験に基づき、重心線だけでもカップリングモーションを考慮することで、おおむね読み解くことができますのでご安心ください。ただし、すでに背骨の変形（すべり症など）や関節痛がある場合は当てはまらないこともあるので参考までに。

●重心線から読み解く左右の歪み3次元チェック

それでは、臨床現場において多く目にする右寄り、つまり重心が右に偏った方の場合に、多く認められるパターンで説明します。

重心線が右偏位の場合、上半身は右側屈・右回旋位の姿勢となります。これは、腰椎〜下部胸椎が左凸カーブで右に傾いた状態となり、中間位のカップリングモーションにより胸椎が同側である右回旋をしているためです。腰椎は逆側の左回旋になりますが、腰椎は構造上ほとんど回旋できないため、胸椎の回旋が優位となります。

次に、人は傾いたままではなく立ち直ろうとするため、上部胸椎は逆に左側屈をして胸椎では右凸カーブを呈します。そして、腰椎左凸→胸椎右凸からの流れで、頸椎もS字バランスをとるために左凸カーブの右側屈・右回旋位を呈することが多いです。これも、頸椎が右に傾いた状態ではカップリングモーションにより同側の右回旋をするためです。

最後に、顔は正面を向こうとするため、頭蓋骨は右側屈のカップリングモーションで逆側の左回旋をして終了となります。

なお、骨盤は背骨の土台にあたるため、上半身全体の偏位と同じであることが多く、この場合は右回旋を呈することが多いです。

参考までに、肩に関しては、左肩下がりで肩甲骨外転位（背骨から離れた状態）もしくは同じ意味ですが右肩上がりで肩甲骨内転位（背骨に近い状態）を呈することが多いです。しかし、肩は鎖骨《さこつ》・肩甲骨を中心に動かす部位のため、背骨の動きにすべて左右されるというものではありません。もちろん影響は受けますが、普段どのように肩を使っているかのほうが影響は大きくなります。

たとえば普段荷物をよく持つほうの肩が下がりやすいというものです。このように、肩の左右差については、背骨のバランスだけでなく、生活スタイルによってバラつきがあることを覚えておいてください。

ここでは、重心線だけを頼りに読み解いた左右バランスの3次元評価を述べましたが、もちろん回旋のチェックができた方は、それが正しいですので、それを優先してください。

もし重心が左に片寄っていて、骨盤も下部胸椎も左回旋していたら、上記の真逆の状態です。カップリングモーションの表を見ながら自分の回旋状態から背骨の左右のS字カーブがどのようになっているか確認しましょう。

●動的3次元チェック

ここまでの内容は「静的」つまり動かない状態での姿勢チェックでしたが、次は「動的」つまり背骨を動かしたときの反応から、3次元に読み解いていきます。

「動的」を加えることで、背骨の状態をさらに詳しく知ることができます。ある意味「静的3次元チェック」で得られた仮説を、「動的3次元チェック」で確定診断するようなものです。では始めましょう。

＊立位で左右回旋

足をこぶし2個分ほど開いて自然な立位をとってください。

膝は伸ばしたまま、できるだけ大きく後ろを振り返ってください。

左右ともおこない、左右差を確認してください。

重心線が右偏位（**右に偏っている**）**の場合は、右回旋のほうがやりづらい**（可動域が狭い）はずです。

それは、できるだけ大きく後ろを振り返ろうとすると、背骨は伸展位を呈するため、下部胸椎〜腰椎が右側屈の場合、右回旋はアンカップリングモーションとなってしまうためです。

病院で脊柱管狭窄症《せきちゅうかんきょうさくしょう》の方などにおこなわれる脊髄から枝分かれした神経根の絞扼《こうやく》（圧迫）検査でケンプテストというものがありますが、これはあえて下部胸椎〜腰椎の右椎間関節や椎間孔（神経根がとおる穴）を狭窄させて反応をみる検査です。

もし右回旋がやりづらいだけでなく、右足に放散痛（関連痛）が出現したら脊柱管狭窄症の可能性がありますので一度、病院受診をおすすめします。

＊立位で左右回旋の続き

右回旋のほうがやりづらかった場合、右の腰に右手を置いた状態で、もう一度右回旋してみてください（図10）。

右の腰に手を置くと、右回旋しやすくなる（可動域が広がる）はずです。

それは、右の腰に右手を置くことで、下部胸椎〜腰椎が右側屈しているのを左側屈方向に修正できるためです。腕の長さからすると腰に手を置くことは実は窮屈なことです。そのため、腕が長すぎる分をどこかで調整しなければなりません。腰は動きませんから、無意識に右肩をすくめるようにすこし浮き上がらせてスペースを確保しています。いうなれば右手は長めのつっかえ棒の役割となります。右に傾いている背骨を元に戻そうと、右側から長めの棒ですこしだけ押し戻しすぎた状態です。そのため、左側屈に右回旋となり、アンカップリングモーションからカップリングモーションへと変わって右回旋しやすくなったというわけです。

図10 立位で左右回旋（右回旋の場合）

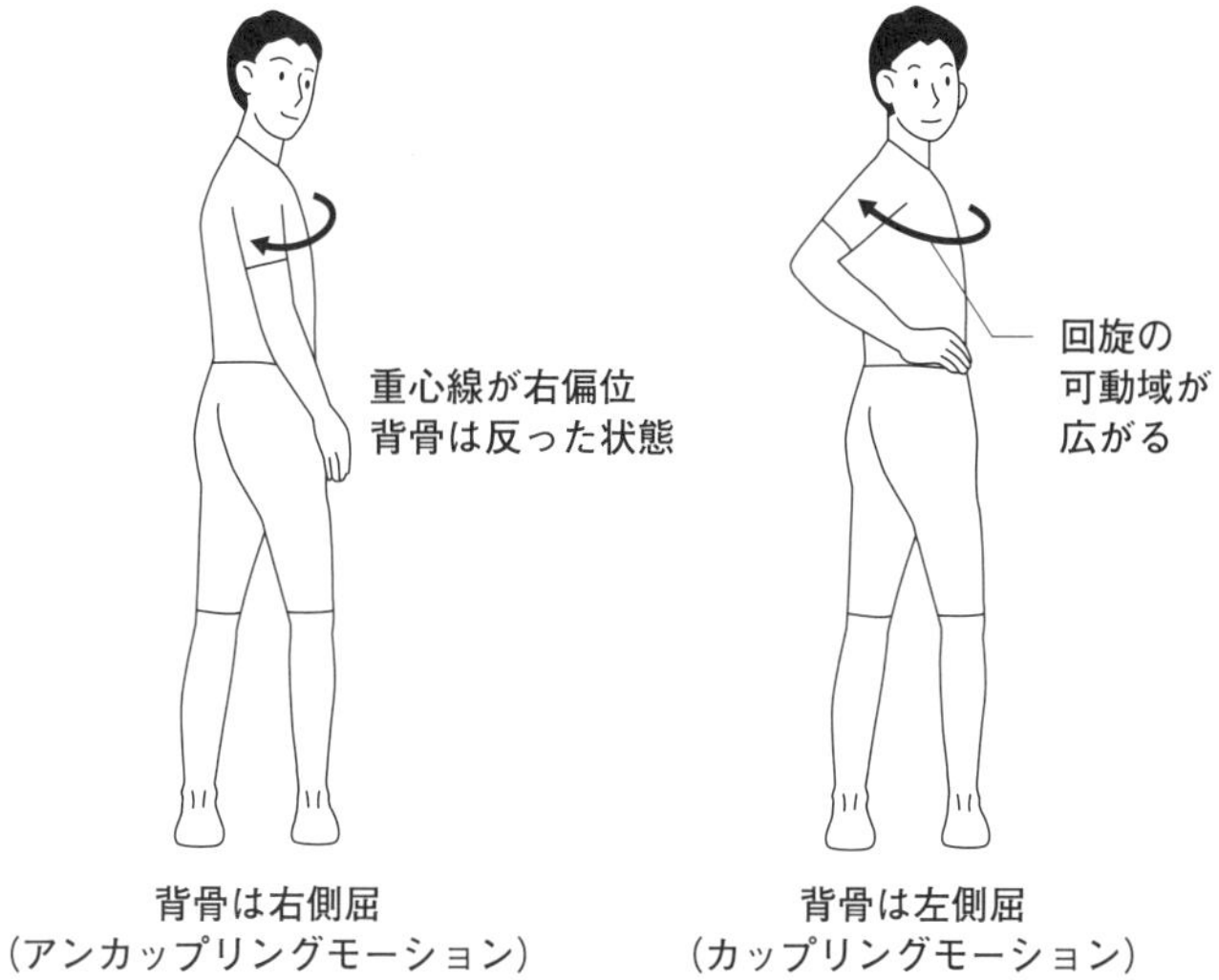

リブハンプの調べ方

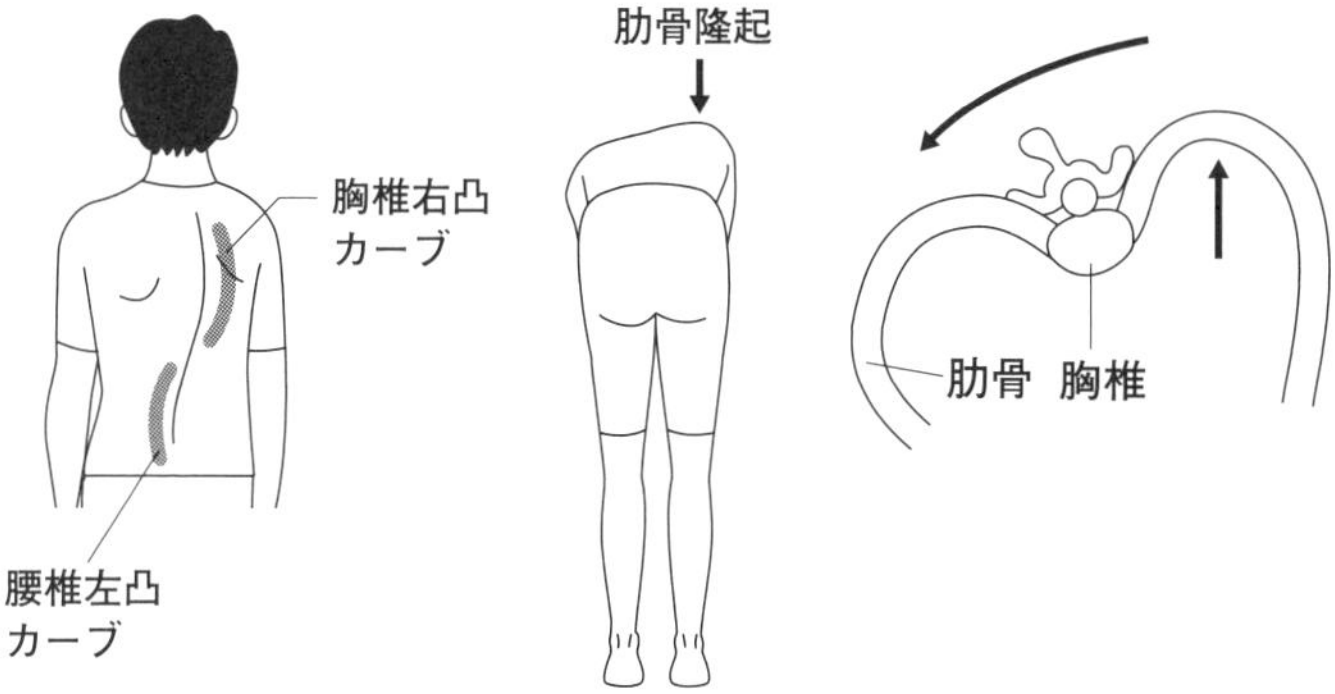

＊リブハンプ（肋骨隆起）

協力者が必要なチェックです（図10）。

まず自然な立位をとってください。

協力者は後方から背中を観察します。

前屈をしたときに左右どちらかの肋骨に隆起がないか協力者に見てもらいます。

これは側弯症の検査で、胸椎凸側の肋骨が隆起するという特徴があります。

重心線が右偏位の場合は、右リブハンプが認められるはずです。

それは、腰椎左凸──→胸椎右凸カーブを呈することから、凸側の右側に肋骨隆起が出現するからです。また、もともと上半身が右側屈・右回旋位の姿勢をしていることから、前屈つまり屈曲位のカップリングモーション（左投げ投手が投げたあとの最終投球フォームと同様）によって胸椎がさらに右回旋しやすく、右肋骨が隆起していることも要因の一つです。

＊横座り

横座りをしてみて左右差がないか比べてみてください。

重心線が右偏位の場合は、足を左に崩した横座りのほうがしづらい（可動域が狭い）はずです。

それは、足を左に崩した横座りの場合、左の横腹は縮み、右の横腹は伸びますので、下部胸椎～腰椎が左側屈するからです。普段は右側屈していますので、その状態で硬くなり、反対方向への動きが制限された結果となります。

＊仰向けで膝を倒す

仰向けになり両膝を立て、かかとはできるだけお尻に引きつけます。

立てた膝を横に倒して腰をねじります。左右で差があるか比べてください。

重心線が右偏位の場合は、膝を右に倒すほうがやりづらい（可動域が狭い）はずです。

それはアンカップリングモーションが増強するためです。まず、膝を右に倒すと骨盤はつられて右に回旋して横向きになります。背骨は相対的に左回旋していることになります。骨盤は前後の幅よりも横幅のほうが広いため、横向きになると腰椎の位置が仰向けのときよりもすこしだけ高くなります。

胸椎（低い）と腰椎（高い）で高低差が生じます。そのため重力の影響で腰椎〜下部胸椎にかけて背骨はしなり、結果的に右側屈位を呈します。もともと右側屈位であったことから、右側屈が増強されている状態です。そして、股関節は曲げているため、腰椎は屈曲位となっています。

以上のことから、腰椎は屈曲位にて右側屈・左回旋しているため、アンカップリングモーションとなります。下部胸椎は、ねじった状態だと腰椎屈曲位から徐々に胸椎に向かうにつれて伸展方向へと変化していくため、中間位となります。そのため、下部胸椎も右側屈・左回旋はアンカップリングモーションとなります。

つまり、この仰向けで膝を倒す動作は左右にかかわらず、アンカップリングモーションの動作となります。そのうえで左右に差が生じるのは、より動きが悪いほうがあるということです。もともとの姿勢に側屈があり、その影響でアンカップリングモーションが増強しているのです。

重心線が右偏位の場合は、（もともとの）右側屈＋（膝を右に倒した）右側屈・左回旋で同側の側屈が増強するためやりづらいですが、膝を左に倒したときは（もともとの）右側屈＋（膝を左に倒した）左側屈・右回旋となり、減弱するためやりやすくなります。

これらの動的3次元チェックでも静的3次元チェックと同様の結果が得られた場合には、そのアライメントがあなたの背骨の健康診断結果となります。

●背骨を分節的に動かせているかチェック

ここでは、頚椎から腰椎まで24個ある背骨を一つ一つ正しく（分節的に）動かせているかをチェックします。背骨が釣り竿か物干し竿かのチェックです。

＊お辞儀（前後方向）

協力者が必要なチェックです。

足をこぶし2個分ほど開いて自然な立位をとってください。

膝は伸ばしたまま、前屈してください。

協力者は横から背中のカーブを観察します。

お辞儀した背中がお尻から頭まで釣り竿のように弧を描いてしなっていれば前後方向の分節的な動きはOKです。しかし、一部分でも物干し竿のように平らになっていたら背骨を一つ一つ動かせていません（図11）。

前屈から戻るときの背骨の動きも協力者は観察してください。

図11 背骨の前後方向の動きはお辞儀でチェック

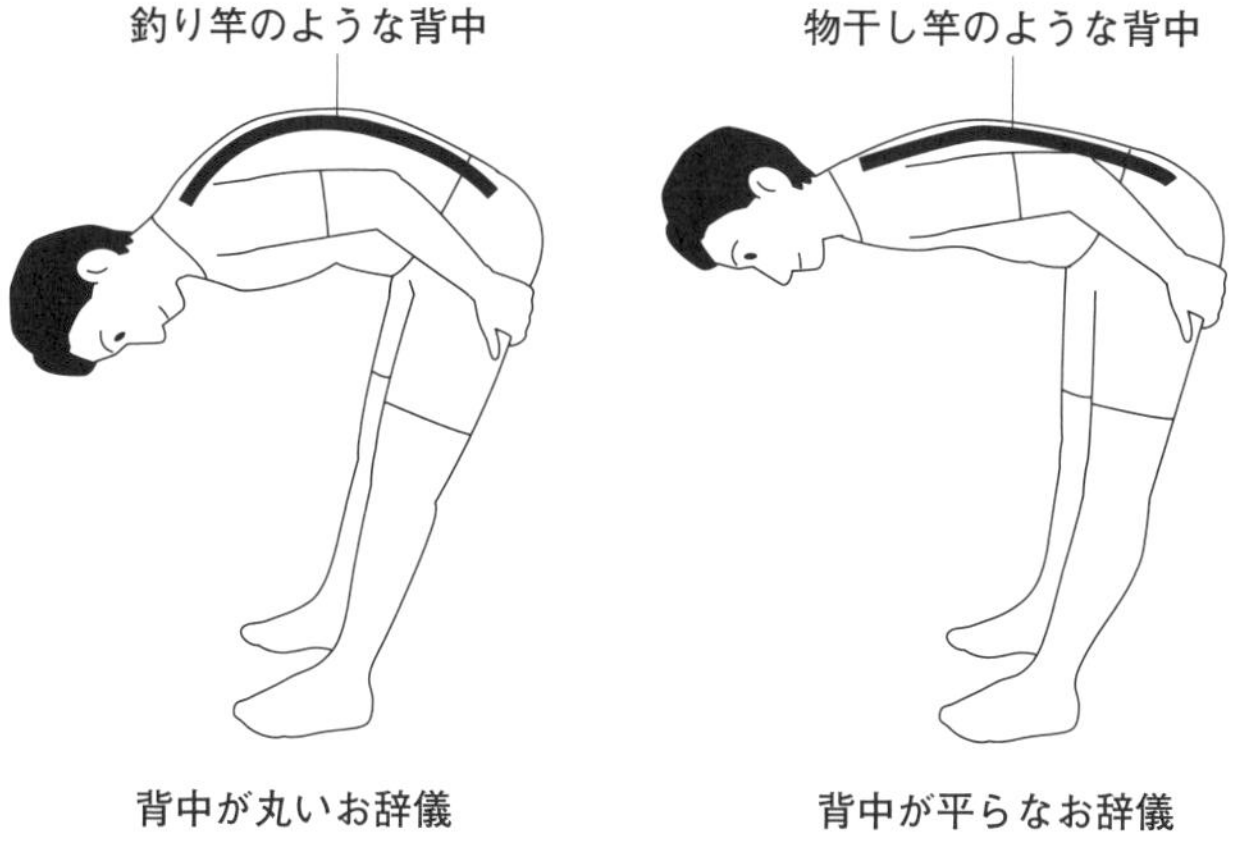

背骨の左右方向の動きはエロンゲーションでチェック

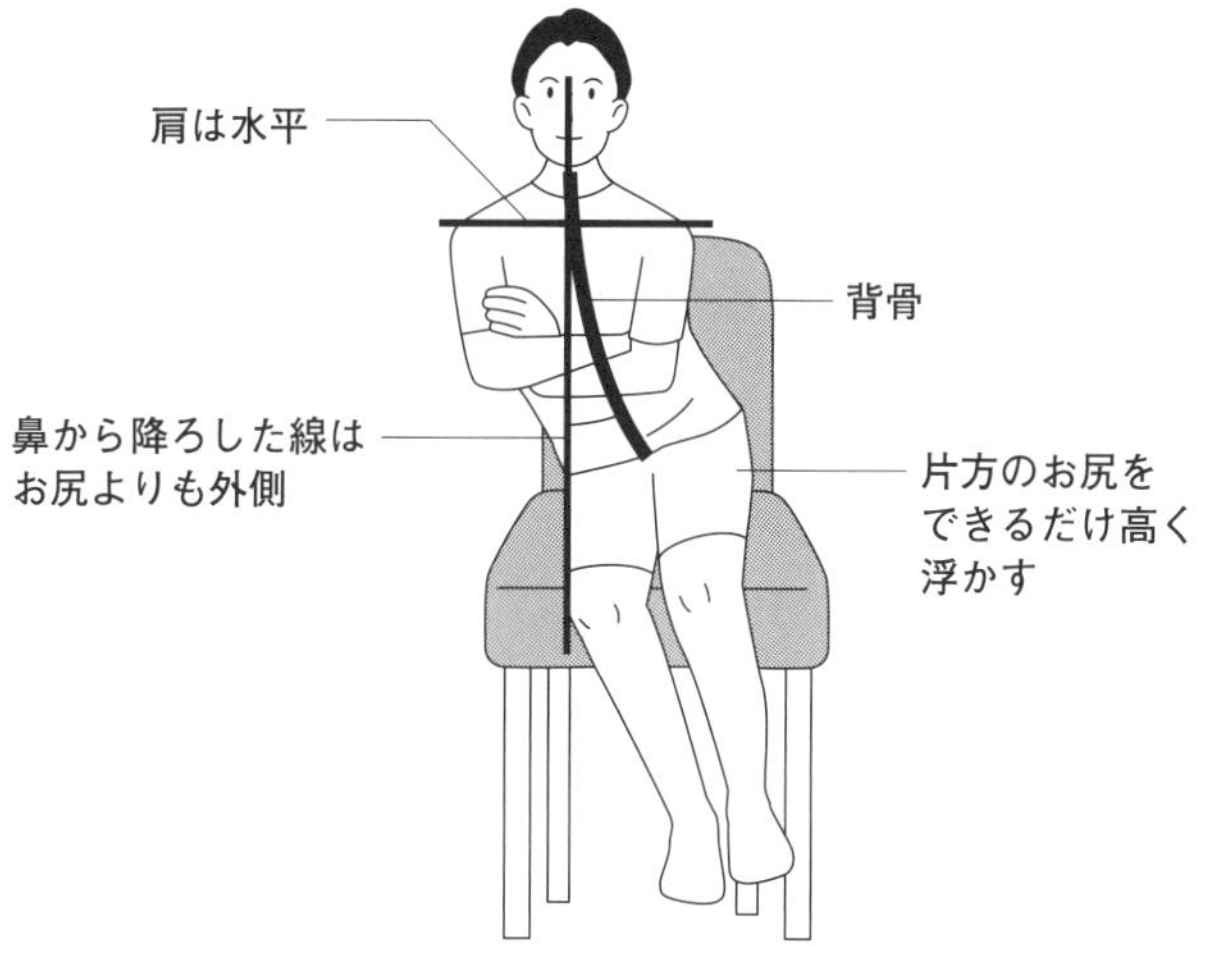

しなった釣り竿が元に戻るときのように、背中はカーブを描いたまま、**骨盤から腰椎、胸椎、頸椎というように下から順に一つ一つ起きてくればＯＫ**です。しかし、**一部分でも物干し竿のように平らな個所があったり、下から順ではなく頸椎から先に起きてきてしまったりする場合は背骨を一つ一つ正しく動かせていない証拠**です。

＊エロンゲーション（左右方向）

できれば協力者がいたほうがよいチェックです。

自分でチェックするときは鏡を見ながらおこないます。

足がつかない高さの椅子に座ってください（なければ安全確保した状態でテーブル等でもＯＫ）（図11）。

姿勢を正して、胸の前で腕を組みます。片方のお尻をできるだけ高く浮かせます。

お尻を浮かせても、顔や両肩は地面と水平で、ねじれることなく横一直線であればＯＫです。

ただし、お尻の浮かせ方が不十分だと正しくチェックできませんので、目安としては**鼻から降ろした線が、浮かせていないお尻の外縁よりも外側に落ちていること**です。

もしお尻の外縁よりも内側に落ちていたら、お尻がしっかり浮かせていませんので、その時点で背骨の左右方向への動きは不十分となります。また、お尻の外縁よりも外側に落ちていても、顔や両肩が傾いていたり、ねじれていたら、当然背骨が釣り竿ではなく物干し竿になっているわけですから不十分となります。

これを左右チェックします。

何度もいいますが、このチェックでは、一見背骨は側屈しているように見えますが、背骨の構造上、純粋な側屈は困難ですので、必ず回旋を伴っています。左のお尻を浮かす場合は、背骨は左側屈しますから、中間位における胸椎は同側の左回旋、腰椎は逆側の右回旋を実際には伴っています。

骨盤は斜めに傾いているのに、両肩はねじれることなく水平であるためには、腰椎から胸椎までの背骨17個の中で、骨盤の傾き分を元に戻さなくてはなりません。もし戻せなかった場合は、バランスをとるために頚椎も左側屈に加勢せざるをえなくなります。胸椎と腰椎の一つ一つが、正しいカップリングモーションで動いてさえいれば、頚椎のよけいな負担はなくてすみます。

日常生活のちょっとした動きの中で、このような小さな負担が積み重なっていくと痛みにつながりますので、胸椎と腰椎の可動域がとても大切です。

いかがでしたでしょうか？　このお辞儀とエロンゲーションのチェックにより、自分の背骨が一つ一つ正しく動いているのかがわかったと思います。

あなたの背骨の健康診断結果は釣り竿でしたか？　物干し竿でしたか？

正しい歩き方をマスターする

●背骨と歩行の関係

　歩行は片足立ちの連続した動作です。右の片足立ち、左の片足立ちを繰り返しています。この動作を滞《とどこお》りなく滑らかにするためには、ある工夫が必要です。それは、**上半身と下半身をお互いに逆方向に回旋して力を打ち消しあうこと**です。

　もし上半身と下半身が同じ方向に回旋した場合はどうなるでしょうか。手と足が同じ歩き方です。左足を出したときには、身体全体で右回りの力が発生します。次に右足を出すときには左回りの力を発生させなければなりません。これはエネルギー効率としては非常に悪い動きです。

　遊園地のコーヒーカップという遊具に乗ったことがある方ならわかると思いますが、コーヒーカップの中心にハンドルがあり、右に回すとカップは左に回ります。早く回せば回すほど、回転速度も速くなっていきます。そのままだと目が回るので、今度は逆方向に回そうとしますが、重くて歯が立ちません。

　力いっぱいにがんばっても、まずは左回りにブレーキをかけることから始まります。そして徐々に回転速度が遅くなっていき、どうにか回転が一瞬だけ止まります。その後、ようやく右回りに回転させはじめることができます。

　手と足が同じ歩き方はこれと同じです。実際にいま手足同時にやっていただくとわかりますが、スムーズに歩くことはできないと思います。エネルギー効率が悪いので速く歩くことも困難です。そのため、二足歩行の人間は上半身と下半身を逆方向に回旋させる術を身につけました。歩行の右立脚期には左足を振り出します。つまり下半身は右に回旋します。そのとき右手は前に振りますので、上半身は反対の左に回旋します。

このように**一つの物体の中で上下で逆方向の回旋を入れて、1歩ごとに右回り、左回りの力を打ち消しあいプラスマイナスゼロにすることで、すぐに次の1歩を踏み出せる**ようにしています。

これが背骨に何の関係があるのかというと、この**エネルギー効率のよい歩き方を可能にするためには左右方向のS字が必要**なのです。さらに、**左右方向のS字をつくるためには、前提条件として前後方向のS字が必要**なのです。

＊まずは背骨の前後のS字を優先、左右のS字には前後のS字が必要

前述した歩行時の左足を振り出す右立脚期で説明します。右立脚期を前半と後半で2つに分けて考えます。まず前半は右のかかとが地面についてから足の裏全体が地面につくところまで。そして、後半は足の真上に身体がきたところからつま先が離れるところまで。前半では上半身は右回旋します。

ここで胸椎・腰椎が右回旋のときのカップリングモーションを考えます。背骨は中間位です。腰椎は左側屈します。つまり、腰椎は左に傾き、左のウエストラインが縮みます。

次に胸椎ですが、胸椎は右側屈します。つまり、胸椎は右に傾き、右の脇腹が縮みます。腰椎で左に傾いたものを、胸椎で右に傾いて、元に戻しているのです。背中から見ると、腰椎と胸椎はくの字「く」です。顔はまっすぐ正面を見るために最後に上位頸椎で左側屈して水平に戻ります。

これが左右方向のS字になります。胸椎のほうが腰椎よりも上にありますから、胸椎が右に傾くこ

図12 背骨の形と歩行パターン

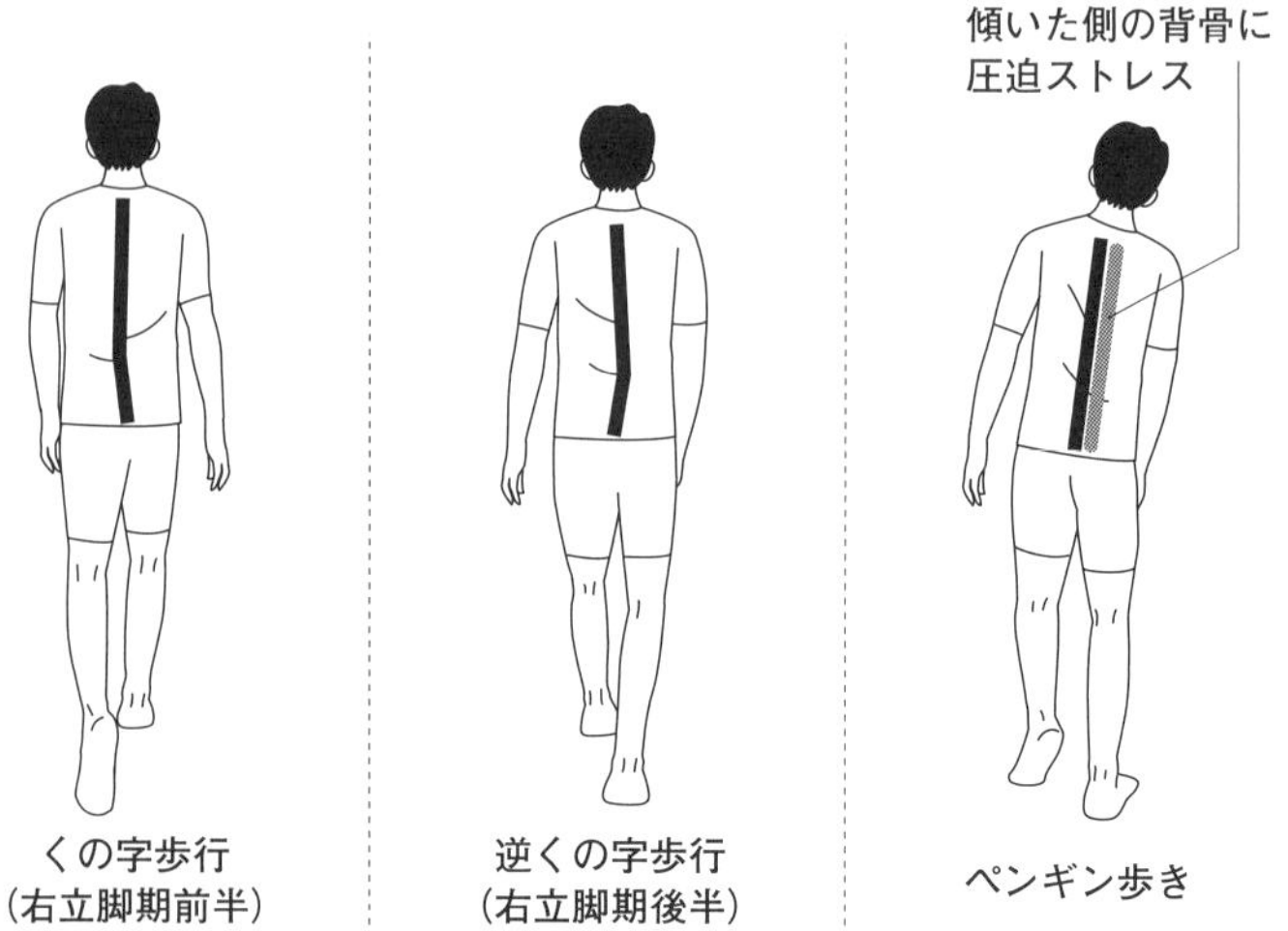

とで重心は右に寄りやすくなります。このくの字「く」により、スムーズに右足に重心が乗せやすくなります（図12）。

　続いて後半では上半身は左回旋します。同様に胸椎・腰椎のカップリングモーションを考えますと、腰椎は右側屈しますので、腰椎は右に傾き、右のウエストラインが縮みます。次に胸椎ですが、胸椎は左側屈します。つまり、胸椎は左に傾き、左の脇腹が縮みます。背中から見ると、腰椎と胸椎は逆くの字「＞」です（図12）。

　これは前半とは左右方向で逆のS字になります。前半で腰椎が左に傾いたものを、後半では右に傾かせ、胸椎では前半で右に傾いていたものを、後半では左に傾かせてと、右足に乗った重心を次に左足にスムーズに乗せるために、右立脚期（つまり1歩）の中で左右方向反対のS字が2つ出てきているのです。

　このように、**右足、左足と1歩1歩スムーズに足を出して歩くために、腰椎と胸椎で、左右**

方向で反対のカーブを描くことで左右方向に傾く力を打ち消してプラスマイナスゼロにしています。

上半身と下半身の逆回旋と、背骨の左右方向の逆S字と、プラスマイナスゼロが2つもあるのです。私たちの二足歩行は、構造的に洗練されていて、とてもエネルギー効率のよい動きなのです。

ただし、ここで注意が必要なのが、この左右方向のS字をつくるにはある条件が必要ということです。それは、腰椎の前弯です。**腰椎が前弯していてはじめてカップリングモーションが機能する**からです。

もし腰椎がストレート（カーブがゆるい）もしくは後弯してしまっているとどうなるでしょう。右立脚期の前半では腰椎は右側屈してしまいます。その場合、胸椎も右側屈ですから、腰椎も胸椎も右に傾いた姿勢となります。

腰椎と胸椎はくの字ではなく右斜め「／」です。そして右立脚期の後半では腰椎は左側屈してしまいます。そして胸椎も左側屈ですから、腰椎も胸椎も左に傾いた姿勢となります。腰椎と胸椎は逆くの字ではなく左斜め「＼」です。これでは左右方向のS字がつくられず、ただ単に右に傾き、左に傾くというエネルギー効率の悪い動きになります。

左右方向に傾く力を打ち消せずプラスマイナスゼロにできないため、右に傾いたときには背骨の右側に圧迫ストレスが発生します。そのため、背骨の右側が潰《つぶ》れる圧迫骨折や骨棘《こつきょく》ができるリスクが高くなります。左に傾いたときも同様です。

腰椎前弯のない歩き方は、右立脚期には腰椎・胸椎とも右に傾き、左立脚期には腰椎・胸椎とも左に傾く歩容（歩行パターン）となりますが、おおむね2パターンに分けられます。

右立脚期に腰椎・胸椎とその土台である骨盤ごと右に傾けて右足に重心を乗せようとする（デュシ

ェンヌ歩行)、もしくは、右立脚期に骨盤は左に傾いて、腰椎・胸椎は右に傾けて重心を乗せようとする（トレンデレンブルグ歩行）の2つです。

これはバランスのとり方による差になりますが、特筆すべきなのは効率の悪さです。その歩き方はペンギンのように左右に上半身を傾けながら歩くことになります（図12）。エネルギー効率が悪い歩き方のため疲れやすくなります。

チンパンジーやゴリラも二足歩行がすこしは可能ですが、彼らの背骨は前後のS字がなく、腰椎・胸椎は後弯しています。ちなみに人間の乳幼児も腰椎・胸椎は後弯していて同じ背骨をしています。そのため、当然腰椎・胸椎の左右方向のS字もないためペンギンのように左右に上半身を傾けながら、とてもエネルギー効率の悪い歩き方をしています。

左右への上半身の振れ幅が大きい、つまり左右への重心移動が大きい歩き方ですから、力は左右に逃げてしまい前へ進む推進力は弱くなります。そのため、腕を前後に振ることができなくなります。チンパンジーや幼児たちの歩いている姿を想像していただくと、腕は振らずに（振れずに）、上半身と下半身で反対の回旋もありません。上半身・下半身ともに同じ方向に回旋します。そのため、チンパンジーの消費エネルギーは人の約4倍となり、すぐに疲れてしまうため、計算上1日に2〜3キロ程度しか歩くことができないのです（四つ足動物の場合は筋肉や骨の構造上の問題もあります）。

まずは前後のS字を獲得したうえで、左右のS字を獲得することが背骨を守ることになります。また、ちなみに人間は学童期の10歳くらいで背骨の前後のS字が完成します。このころから長距離を歩けたり、運動が上手にできるようになったりするのも合点がいきますね。

＊背骨の前後のS字があってもダメなとき

上半身と下半身の逆方向の回旋と左右方向のS字は連動してはじめて効果を発揮します。しかし、背骨の前後のS字を獲得した大人の私たちでも、それを上手に使いこなせていない人が意外と多いです。

おしゃれなハンドバッグや肩かけバッグ、手荷物を持って歩く、ポケットに手を入れて歩く、携帯電話を持ちながら歩く、などこれらは腕を振って歩くことができないため、ペンギン歩きになってしまいます。これでは、本来の背骨の構造とは異なる動きを余儀なくされるため、**エネルギー効率が悪く疲れやすいだけでなく、前述のとおり背骨の局所にストレスがかかってしまい、背骨曲がりの原因にもなってしまいます。**

それでは、百聞は一見にしかずです。自分がどのように歩いているかは、わかりにくいものですが、人の歩き方を見れば一目瞭然です。今度、歩いている人の後ろから歩き方を見てみてください（前から見ると嫌な顔をされるかもしれませんので）。

たとえば、**右肩や右手に荷物を持っている人は、左立脚期に上半身が左に傾く**のが右のときに比べて大きいはずです。これは、荷物が重ければ重いほど顕著に現れます。それは、左立脚期になったときに重心を左足の真上に乗せなければ歩けないため、右手に持った荷物の重さ分、体を左に傾けて、天秤《てんびん》のように釣り合わせるためです。

さらに、深く観察してみると、左右の歩幅にも差があるはずです。**右に荷物を持っていると左足の歩幅のほうが長い**はずです。これも背骨の構造を考えると自然に歩き方を分析することができます。

前述したように左側屈が大きいということは、同時に胸椎の左回旋もカップリングモーションで大きくなります。つまり上半身の左回旋が大きくなるということですから、下半身はプラスマイナスゼロにするために同じくらい大きく右回旋する必要があります。そのため、左足を前に出す距離が自然と大きくなり、左の歩幅だけすこし長くなるという仕組みです。

また、右肩や手で荷物を持っていると、右腕を振ること自体がむずかしいですし、荷物が邪魔になって右足を大きく振り出すことがむずかしいという要因もあります。

このようにエネルギー効率の悪い歩き方は、背骨の前後のS字が整っていても、上半身と下半身の逆方向の回旋と左右方向のS字が出現せず、背骨を歪ませてしまう要因となってしまいます。

通勤や通学などで定期的に荷物を持つのであれば、やはり**リュックがおすすめ**です。それは、手がフリーの状態でなければ腕を振って歩くことができないからです。

＊腕振りの大切さ

腕を振って歩くことは上半身の回旋を誘導してくれるため、意識的に動かすことが大切です。「はい、それは知っています」と思っていたら、それはすこし間違っています。

本来は**腕振りから背骨の回旋を誘導するのではなく、背骨の回旋から腕振りを誘導する流れが正しいのです。腕振りはあくまで背骨の回旋を増幅させる補助的な役割**です。

背骨を正しく動かせていれば、腕は振り子のように自然に振られます。その振り子の遠心力が、また背骨の回旋や推進力を増幅させます。そのため、何かを持っていたり、ポケットに手を入れて振ることができなくなると、増幅どころか背骨の回旋を邪魔することになってしまいます。

当然エネルギー効率も悪くなり、同じ速度で歩いた場合、腕を自然に振ったときと比べ、腕を振らずに歩くと約8％エネルギー消費量が増加します。しかし、基本的に人は疲れることはしたくないので、エネルギー消費量を増やさないようにします。

つまり、歩く速度が遅くなります。すると歩幅も減少しますので背骨の回旋も小さくなり、カップリングモーションを十分に使えず、背骨の可動域は狭くなっていき、一部にストレスが集中して歪みや変形へ、と悪循環に陥《おちい》ってしまいます。歩くときは、手がフリーの状態を心がけましょう。

＊腕振りのポイントは後ろ

また、「腕は前に大きく振る」これも間違っています。**背骨の回旋や推進力をつくっているのは前ではなく後ろの腕振り**です。

たとえば右足を1歩前に出すときは、当たり前ですが右手を後ろに振っています。下半身は左回旋して上半身は反対の右回旋です。もし右足を大きく前に、そして速く出そうとしたら、下半身を大きく、そして速く左回旋しなくてはなりません。プラスマイナスゼロにするために上半身も同じように大きく速く右回旋する必要があります。

その際、上半身の右回旋を援助する方法が2つあります。一つは左手を前に振ること、もう一つは右手を後ろに振ることです。だったら左手を大きく前に振るほうを意識してもいいのでは？と思うかもしれませんが、**腕の可動域の関係から前では効率が悪い**のです。

腕を下に垂らした状態を0度とすると、前に上げていくとバンザイつまり角度180度程度まで可能ですが、後ろに上げていくと50度程度しか上がりません。これは人間が進化の過程で必要に迫られて構築していった骨格のしわざです。

試していただくとわかりますが、右腕を前後に振り子のように振ってみてください。前も後ろも地面と平行の90度を意識して、前と後ろどちらが上半身の回旋に影響があるか意識してみてください。どうですか？　前に振ったとき上半身はほとんど左回旋しなかったのに、後ろに振ったときは肩が後ろに引っぱられて上半身が右回旋したと思います。

後ろの可動域は50度ですから、それ以上大きく動かそうとすると上半身も引っぱられて動いてしまうのです。身体が硬い人は20度くらいでも引っぱられてしまいます。だから、**意識するのは前ではなく後ろの腕振り**なのです。

このように、身体の仕組みがわかれば、効率のよい方法は自然と導き出されます。**後ろの腕振りを意識すれば自然と胸も張れますし、カップリングモーションも誘導してくれます**。手がフリーなのに意外と腕を振っていない人も多いですから、歩いているとき自分が腕を振れているか気にしてみてください。

＊腕振りチェックポイント

腕振りで見るポイントは、横から見た身体の縦のラインを基本軸としたとき、前に振っている幅と後ろに振っている幅を比べることです。また、左右の振り幅に差がないかも見てください。その際、手ではなく肘の部分を指標にしてください。

前の振りのほうが大きい人は、すでに背骨の前後・左右のS字が歪んでいます。ねこ背や前傾姿勢の人に多いです。この場合、左右の振り幅も非対称の方がほとんどです。

後ろの振り幅のほうが大きい人は、正しい背骨のS字をしていて、左右の振り幅も対称的な人に多

いです。もちろん、左右の振り幅にすこし差があったり、背骨のS字に修正が必要なレベルの人も含まれることがありますが、歩行としては合格点といえます。

またまた、百聞は一見にしかずです。他の人の歩いている姿を拝見して、人の振り見て我が振り直しましょう。背筋がピーンとして、肩で風を切って格好よく歩いている人は、後ろの腕振りが大きいはずです。その反対の歩き方をしている人は、前の腕振りが大きいはずです。

これからは、手はフリーにして、後ろの腕振りを意識して歩きましょう。

＊腕を後ろに振るときのイメージ

水中ウォーキングするときのように、手で水を後ろにかいて前への推進力をつくりだすイメージです。**空気を後ろにかいて進むように腕を振るといい**です。そのとき、手のひらを後ろに向けて、実際にかいているようにしてはいけません。あくまで、手のひらは内側で親指が進行方向を向いた状態で、空気を後ろにかくようにしましょう。

それでもわかりにくい場合は、筋トレで使う重錘《じゅうすい》バンドを手首につけて歩くとイメージしやすいです。ない場合は、小さいペットボトルを両手に持って歩くのもわかりやすいです。重さは250〜300グラム程度でよいです。

●右立脚期に上半身が右に傾く歩行の治療法

では、「背骨の構造に合ったエネルギー効率のよい、正しい歩き方ができている！」と自信を持っていえない方の治療法についてお話ししていきます。

たとえば右立脚期のときだけ右に身体が傾く人の場合、右立脚期前半に胸椎が右に側屈していることになります。カップリングモーションで考えると異常ではありません。右立脚期前半は、上半身は右回旋しますから、胸椎は右側屈でいいのです。ここで注目すべきは、左右で比べたときに明らかに右立脚期に右に傾くかということです。その場合は修正しましょう。

＊原因――まずはなぜ右に傾きすぎるのか？

一つは立位姿勢で、すでに右に傾いてしまっている可能性があります。もともと右に傾いているため、右立脚期にカップリングモーションで右に傾くことが加わって、より大きく右に傾いてしまった。または、上半身が右回旋をしすぎている可能性があります。

この場合は、左右の歩幅を見るとわかります。右足の歩幅が左足よりも大きいと骨盤は大きく左回旋しますので、その分上半身も大きく右回旋することでプラスマイナスゼロにしようとします。その結果、上半身が大きく右回旋しているので右側屈も大きくなるということです。

前述の荷物を持ったときの歩き方と同じ理屈です。歩幅の差がわかりにくい場合は、フローリングの板やタイルなど何か等間隔に並んだ物を目印にして確認してみてください。

＊治療法――歩行について

まず後述の背骨を守るエクササイズをしていることが前提ですが、右側屈している場合は右腰に手を当てて歩くことです。それにより右側屈が軽減しますので、そのときの背骨の状態を覚えてください。そして右手を離しても同じ歩き方ができるようにしていきましょう。

歩幅に差がある場合は、右足の歩幅を左足と同じくらいに減らすこと。もしくは左足の歩幅を右足と同じくらい大きくすることです。それにより回旋しすぎを改善できます。

最初は歩幅が同じなのに同じでないような違和感があると思いますが、歩くたびに差がないか確認して修正してください。最初におすすめなのは前者の歩幅を減らして合わせることです。そのほうが簡単です。それができたら歩幅をすこしずつ広げていきましょう。

また、上半身の右回旋が大きいため、左腕の後ろへの振りは小さくなっている可能性があります。左腕の後ろへの振りを右腕と同じくらいになるように意識して大きく振るようにしてください。これも最初は違和感があると思いますが、慣れるまで意識し続けましょう。

脳が身体のイメージ（ボディイメージ）を錯覚していますから、正しいボディイメージを何度も何度も上書き保存して修正していきましょう。

それでもむずかしい場合は、１０４ページのお相撲さん歩きで歩容を直しましょう。

＊治療法――日常生活について

歩行以外のときにも、右回旋位や右側屈位の姿勢をとっている時間が長い可能性があります。たとえば、右側屈位の姿勢とは、座って足を組むとき右足を上にすることが多い、左手や左肩で荷物を持つことが多い、足を右に崩した横座りが多い、横向きで寝るとき左を下にすることが多い、等々です。

右回旋位の姿勢とは、いつも座っている場所からテレビの方向が右寄り、パソコンの画面が右寄り、左側が壁である場所に座ることが多い、右側を向いて何か作業することが多い、等々です。

配置を逆に変えたり、逆の手で荷物を持ったり、逆の姿勢をとる時間を長くするように心がけましょう。それだけで、治療になります。

●荷物を持つときのポイント

先ほど代表的な荷物を持ったときの歩行姿勢の変化について述べましたが、さらに荷物と背骨の関係について補足しておきます。

右に重心が偏っている場合で説明します。

背骨があまり変形していない人は、左手や左肩で荷物を持つことが多いです。これは単純にバランスをとるために、左の荷物の重さ分、右に上半身を傾けるためです。それが癖となって主に胸椎レベルで右に軽く側屈してしまっているケースです。

治療法は、逆に右手や右肩で荷物を持つようにすることです。しかし、慣れない右肩にかけると滑り落ちやすかったりしますが、諦《あきら》めないでください。上半身が右に傾いているわけですから滑り落ちやすいのは当然です。継続していき、荷物が滑り落ちなくなったときが改善したときですので、イライラせずにがんばりましょう。

すでに背骨が右凸変形している人は、右手や右肩で荷物を持つことが多いです。「先ほどと逆？」「右に重心が偏っているのに、右で持つとさらに偏るのでは？」と思いますよね。これは、背骨の根元にあたる腰椎から右側屈していて、それを戻すために胸椎で左側屈はするものの、戻しが不十分で右に重心が偏ってしまっているケースに多いです。

なぜかというと、右手で荷物を持つとバランスをとろうと、左に上半身を傾けるため、結果的に重心の偏りを是正《ぜせい》できるからです。しかし、背骨の右凸の変形は、助長することになります。

つまり、荷物に関しては背骨の状態次第で左右どちらで持つほうがいいかは異なるため、**とにかく普段同じ側でしか持たない人は逆に持ち替えることが治療法**となります。

「斜めかけバッグは左右をどのように考えたらいいか？」という質問をよく受けるので説明しておきます。

斜めなのでわかりづらいですが、バッグがある側が荷物を持った側と考えてください。ベルトを左肩にかけて右側にバッグがある場合は、右手に荷物を持ったときと同じ考え方です。ただ、斜めにかけているので、片手や片肩で持つよりは重心の偏りは少なくてすみます。

ちなみに「バッグをお尻やお腹に持っていった場合は？」と質問されることもありますが、背骨よりもすこしでも右側にバッグがあれば右手荷物と同じと考えてください。

もし手荷物と斜めかけバッグを同時に2つ持つ場合、たとえば左手に手荷物、斜めかけバッグは左肩かけで右にバッグにすることで重心が分散されますので背骨にとってはいいです。しかし、左肩には2つ分の重さが負荷されるので肩にとっては悪いです。これも定期的に逆に持ち替えることが治療法となります。

●靴のすり減りと荷物について

自分の靴の裏を見てみてください。**右に荷物を持つ人は、左の靴がすり減りやすい。**

右手に荷物があると右手は振れないため、左手を振って歩きます。上半身の回旋は後ろの腕振りに影響されるため、上半身は左回旋が大きく、右回旋はほとんどない歩き方となります。

もうおわかりのとおり、左手だけ振って歩くということは左足の歩幅が大きくなりますので、左立脚期のかかとからついて、つま先で蹴るときの衝撃が右に比べ大きくなります。その分、地面との摩擦《まさつ》が強くなり、右手に荷物を持つと左の靴のほうがすり減りやすいことになります。

普通に生活していれば荷物を持たないときもあるでしょうし、左手で荷物を持つこともあるでしょうから、もし左の靴のすり減りのほうが多かったら、かなり姿勢の変化があるか日常生活でかなり片寄った生活をしている可能性があります。

今回の場合は、右で荷物を持つことが多いか、もともと姿勢の崩れから左歩幅が大きいかに論点を絞ってお話ししました。もちろん、靴のすり減りは膝や股関節などほかの影響も大きいですので自分の癖を理解する一つの要因として覚えておいてください。

●お相撲さん歩きから学ぶ正しい歩き方

お相撲さんの歩き方を真似することは、正しい歩き方を学ぶためによいことです。それは、あの大きく張り出たお腹と、あの大きくて重たい身体を支えながら歩くために、カップリングモーションを駆使《くし》しているからです。力士のみなさんはそんなこと意識してはいないでしょうが、柔軟かつ鍛え上げられた肉体をお持ちのお相撲さんの歩き方は、理学療法士の私から見ると「実に見事だなぁ」と思うのです。

お腹が大きいため、後ろにのけぞって歩きますから、自然に背骨は伸展位となります。その場合のカップリングモーションは、胸椎も腰椎も側屈と回旋が逆方向になります。そして、鍛え上げられた大きなお尻と太ももの影響で足の左右の間隔を広げて歩くため、ついた足の上に重心を乗せようとして身体を大きく左右に振らします。ペンギン歩きと同じです。

つまり、右足をついて、左足を振り出すとき、上半身をのけぞった状態で右側屈して左回旋します。左足をついて、右足を振り出すときは、この逆です。この動きは、背骨が伸展位のときの胸椎と腰椎のカップリングモーションです。

お相撲さんにとって、背骨の構造を最大限に利用した、とても合理的な歩き方といえます。背骨の前後のS字、左右のS字を伴った歩き方が上手にできないという方は、このお相撲さん歩きを練習してみましょう。動画を撮ったり、協力者に見てもらったりしてチェックできればいいのですが、むずかしい方は自分一人でも確認できる方法をご提案します。

リュックを準備してください。リュックの底が骨盤あたりにくるように、左右の肩ベルト（ハーネス）を調整してください。左右の肩ベルトの長さが均等か必ず確認してください。これは重要です。リュックの重さ自体も左右均等にしたいため、左右で形状が同じようなデザインのリュックにして、中にはこの本でもいいので軽めのものを真ん中に入れてください。500ミリリットル以下のペットボトルでもいいです。これを背負って歩きます。歩くと振り子の原理でリュックがお尻あたりで横揺れします。この揺れ幅で確認することができます。

ここからは、リュックを背負った状態として話を進めます。

それでは、お相撲さんの真似をして歩いてみましょう。ほかにも映画やテレビで不良やヤクザ役の役者さんが偉そうな感じでのけぞって歩くようなイメージでもいいです。恥《は》ずかしがらず、なりきることが大切です。すると、自然と胸を張って、腕の振りも後ろが大きくなると思います。

右立脚期には上半身を右側屈して左回旋します。左立脚期には上半身を左側屈して右回旋します。

このときに、**左右均等にカップリングモーションが出ていれば、リュックの揺れ幅も同じで、リズムもメトロノームのように一定**のはずです。

もし左右不均等やリズムに不整があれば、上半身の傾きやねじれ、腕振り、歩幅のうちのどれかに左右差がありますので、修正してみましょう。修正できたら、いつでもどこでも同じようにお相撲さん歩きができるようになるまで練習を続けてください。

習得できたら、次のステップです。

お相撲さん歩きでは顔も左右に揺れていたと思いますが、今度は顔が左右に横揺れしないように、まっすぐ前を見て歩いてみましょう。すると、上半身の左右の傾きは抑えられるはずです。上半身のねじれに関してはオーバーなままでいいです。その状態でも、**リュックの揺れ幅やリズムがお相撲さん歩きのときとほぼ同じようにできていればＯＫ**です。

極端に揺れ幅が減ってしまった場合は、まだカップリングモーションが十分に発揮できていません。お相撲さん歩きとの差は何か自分の身体の動きを見つめなおしてください。背骨の前後のＳ字と左右のＳ字を獲得できており、上半身と下半身で逆のねじれが十分に出現していれば、上半身の左右の傾きが抑えられても、ほぼ変わらずにできるはずです。いつでもどこでも同じ歩きができるようになるまで、練習を続けましょう。

そして、最後です。腕の後ろへの振りの大きさをまず感覚で覚えてください。その後ろへの振り幅を維持したまま、上半身のオーバーなねじれをやめてください。これで上半身の左右の傾きも、オーバーなねじれもなくなります。

オーバーなねじれがなくなると、すこしのけぞっていた背骨が正中位《せいちゅうい》に戻り、カップリングモーシヨンを上手に使った歩き、つまり背すじが伸びた無駄のないきれいな歩きになります。しかし、上半身のオーバーなねじれがなくなると、必然的に後ろへの腕振りは減少します。

そこで意識するのが肩甲骨です。**肩甲骨から後ろに腕を振るように意識して動かす**ことで振り幅を維持することができます。

続いて、上半身のオーバーなねじれがなくなると、お相撲さん歩きと同じようなリュックの振り子様の動きも減少します。そこで、利用するのが下半身（骨盤）のねじれです。

上半身のねじれは意識しやすいですが、下半身のねじれはすこしむずかしいので最後にしています。**上半身の肩の位置はほとんど動かさずに、骨盤を大きくねじりながら歩く**やり方です。これで、**リュックの揺れ幅やリズムがお相撲さん歩きのときとほぼ同じかすこし減る程度で、できていればＯＫ**です。

一見、上半身（背骨）はねじれていないように思うかもしれませんが、下半身（骨盤）がねじれていれば、背骨は同様にねじれています。イメージとしては、雑巾しぼりがわかりやすいです。

背骨を雑巾というのも何なのでおしぼりにします。おしぼりの両端を持ち、背骨に見立てて縦長に持ちます。上半身をねじるのは、おしぼりの下は固定して、上だけねじった状態です。下半身をねじるのは、おしぼりの上は固定して、下だけねじった状態です。どちらもねじれ具合は同じです。

わかりやすいと思っていただいた方は、自分がおしぼりになったイメージで下半身をねじった歩き方をマスターしましょう。

本当の最後は、この意識していた歩きが、無意識にできるようになったときです。ここまでいろいろと歩行の話をしてきましたが、意識下ならできるが、無意識だとむずかしいという方が多いです。

そのため、**早く習得するためのコツ**をご紹介しておきます。それは「**意識して歩行→無意識で歩行→意識して歩行→無意識で歩行」というように、交互におこなうこと**です。

なぜなら意識した歩行をずっとしていると、その歩行に慣れてしまい、何が正しかったのかわからなくなってしまうからです。無意識の歩行も同様に、無意識で歩き続けると、それに慣れてしまって、正しくできているかわかりにくくなってしまいます。

これは何にでも順応してしまう脳の特性によるものです。よって、意識と無意識をちょこちょこ交互におこなうことで、**それぞれの差（ギャップ）が大きくなるため、より何が正しいのかを認識しやすくなり、どちらか一方だけ練習するよりも早く習得しやすい**というエビデンスに基づいた方法です。

リュックを背負ったり、背負わなかったり。ペットボトルを持ったり、持たなかったり。腕を振ったり、ポケットに手を入れたり。速く歩いたり、遅く歩いたり……など、何でもいいので、**異なる方法（刺激）を交互におこない、脳に差（ギャップ）を感じさせることが、習得への近道**となります。

●ナンバ歩きと普通歩きを使い分ける

お相撲さんの話から、余談です。お相撲さんの稽古《けいこ》メニューに「鉄砲」と「すり足」というものがあります。テレビなどで見たことがあると思いますが、「鉄砲」は木製の柱に向かって突っぱりをする稽古です。しっかり腰を落として、突く手と同じ側の足をすりながら出して突っぱります。「すり足」は腰を落として、中腰姿勢のまま土俵から足を離さず、するようにして右足と右手を前進させ、次に左足と左手を前進させ、と交互に進む稽古です。

これらは、上半身と下半身が同じ方向に回旋する動きです。緊張して同じ側の手と足が一緒に歩いてしまうのと同じ動きです。西洋文化が入る前、江戸時代以前の武士や日本人の歩き方はナンバ歩きといってこうであったといわれることもあります。

空手の正拳突《せいけんづ》きや剣道、古武術にも上半身と下半身が同じ方向に回旋する動きがあります。この**上半身と下半身が同じ方向に回旋する動きは、両方とも同じ方向に力が向いていますので、強い力を発揮するのには適した動き**となります。

しかし、次に反対方向に動こうとしたときには、前述したコーヒーカップの原理で、とても効率が悪く、**燃費としては悪い動き**となります。もうおわかりのとおり、**普通の歩行は上半身と下半身が逆方向に回旋**しますので、毎回プラスマイナスゼロとなるためよけいな力を使わずにすみ、持久性に富んだ動きとなります。**効率がよく、燃費のよい動き**です。

このことを理解して、**日常生活の中で上半身と下半身を同側回旋か逆側回旋かどちらが適しているかを考え、使い分けると、疲れにくく、故障しにくくなります。**たとえば洗濯カゴなどの重荷を持ち運んだりするような強い力が必要なときは、上半身と下半身が同側回旋のナンバ歩き、ただ歩くだけなら燃費のいい逆側回旋の普通の歩行、を選択するといいでしょう。

重力・無重力の影響を知る

●過度な従重力刺激：宇宙飛行士の話

　ここで背骨に大きな影響を持つ重力についてみていきましょう。

　はじめに「従重力」とは、仰向けで寝ているときに足を横に広げるときのように、重力に抗《あらが》わないことの意です。では、過度な従重力刺激の環境に置かれた場合、人の身体にはどのような影響があると思いますか。

　極端に無重力空間である宇宙の場合で考えてみましょう。まず宇宙飛行士の身体に起こる変化は、重力による背骨への圧縮が軽減されるため、身長が2～5センチ程度伸びます。これは、椎間板への圧縮がほとんどなくなるため、水分が入りっぱなしとなり椎間板がパンパンに膨《ふく》らむためです。そのため、子どものときのように含水量の多い椎間板となり、背骨と背骨の間が拡がることから、関節にあそびが生じて関節可動域も大きくなります。

　このように、身長が伸びたり、関節可動域が大きくなったりというメリットはありますが、重力がなくなることで骨への刺激（衝撃）もなくなるため、液体の流動がなくなり、リモデリング（骨代謝）の低下から骨粗鬆症を招きます。

　また重力に抗する機会がなくなるため、脊柱起立筋《せきちゅうきりつきん》をはじめとする抗重力筋という姿勢保持に関わる筋力がとくに低下するというデメリットがあります。

●過度な重力刺激：変形性関節症の話

今度は反対に過度な重力刺激の環境に置かれた場合、人の身体にはどのような影響があるのでしょうか。変形性関節症で考えてみましょう。

変形性関節症は、関節の局部に集中的に重力が加わり続けた結果、軟骨がすり減り、関節が変形してしまう病気です。しかし、膝にしても股関節にしても背骨にしても、変形した関節部位に関しては骨密度が上昇しています。たとえご高齢で骨粗鬆症を患《わずら》っていたとしても骨密度は上昇します。つまり、骨は荷重刺激さえ与えていれば、骨密度を上げることができるというメリットがあります。

しかし、骨密度が上がっても関節が変形するほどの荷重を加えてしまっては、身長は縮んでしまいますので本末転倒です。とくに背骨ではお腹側の前方部分のほうが潰れやすく、潰れたことで骨棘というトゲも出現します。

重力環境下に置かれた椎間板は圧縮されっぱなしで、水分が出っぱなしとなるため、椎間板は薄っぺらくなってしまい、背骨と背骨の間が短くなってしまいます。その結果、身長が縮むだけでなく関節可動域も低下してしまうというデメリットがあります。

●重力 vs 無重力

宇宙の話までさせていただきましたが、現実的に地球上の話に戻したいと思います。背骨にとって、重力下と無重力下の状況とは何か考えてみましょう。正しくは従重力ですが、馴染《なじ》みのない言葉だと思いますので無重力と表現します。

重力下は、座位や立位、歩行時のときなど背骨が起きているときです。

無重力下は、臥位《がい》（寝ている状態）のときで、背骨が横になっているときです。

そして、前述の重力下と無重力下のメリット・デメリットのまとめです。

重力下では、椎間板から水分が出て縮むことから、身長は縮み、関節可動域も狭くなります。しかし、骨密度や筋力は向上します。

無重力下では、椎間板に水分が入り膨らむことから、身長は伸び、関節可動域も広くなります。しかし、骨密度や筋力は低下します。

もうおわかりのとおり、それぞれメリットとデメリットが正反対です。よって、重力下と無重力下を上手に使い分けることが大切です。**いちばんいいのはデメリットは排除し、メリットだけのいいとこ取りをして効率的に生活を送ることが楽して結果を出す秘訣**です。

具体的には、柔軟性を高めるための**ストレッチは無重力下の臥位でおこなう**こと。重力下の立位でおこなうと関節の遊びがないため関節の損傷リスクが高くなるので避ける。**筋トレは重力下の座位や立位でおこなうこと。骨密度を高めるためには重力下の運動を増やすこと。**

このように、メリットを活《い》かした方法だけ選択することが安全で効果的なプログラムとなります。本書ではそれをご提案いたします。ただし、筋トレに関しては、無重力下の臥位でおこなう方法もご紹介しています。それは、筋肉だけを見れば重力下のほうが効果的に鍛えることが可能ですが、過度な負荷は背骨や椎間板、靭帯《じんたい》などの損傷を招くため、次項でお伝えする注意点を加味した安全なプログラムをご提案しているためです。

また、有酸素運動である歩行は重力下の運動となりますが、すこし特殊です。足をついたとき（両足が地面についているとき）は衝撃が加わりますので重力下でいいのですが、足を振り出すとき（片足だけ地面についているとき）は身体の重心が上に移動するため無重力下となります。そのため、一歩ごとに椎間板の水分は出たり入ったりを細かく繰り返します。

もちろん背骨は起きているので主体は重力下となりますから、水分が入るよりも出ていく割合のほうが多くはなります。そのため、歩行している時間が長くなればなるほど椎間板は薄くなっていき身長は縮みます。とはいえ、**重力下と無重力下が交互に繰り返される歩行は椎間板にとっても代謝を促進してくれる**とてもいい運動となります。

上記は、あくまで背骨の状態が重力下（座位・立位）と無重力下（臥位）で比べたときの話です。後述する時間帯、体温、同一姿勢の条件が加わったときは、そちらが優位となります。

たとえば無重力下の臥位でも朝は可動域が低下するなど、上記と一致しない部分もありますが間違いではありません。まずは、重力下と無重力下でどのような違いがあるかをここでは覚えてください。

背骨を損傷しないための法則

●間違った運動の仕方をしていませんか？

すべての医療行為にはベネフィット（効果、利益）とリスク（危険、不利益）の両面があります。当然、運動も同じです。しかし、ジムやスポーツ、個人的に運動をする場合など、不利益のことはあまり考えずに、効果ばかりに目を向けてしまいがちです。

「運動は身体にいい」とはいいますが、「運動は身体に悪い」とはいいません。でも、やり方次第で「運動が身体に悪い」こともあるのです。臨床現場ではそれを防ぐために、医療統計学に基づいた医療を提供しています。

もちろんエビデンスがすべてではありませんが、より安全で、より効果的な方法をご提案するために必要なのです。

医療は日進月歩で、これまでの常識が非常識に変わることもあるため、常に最新の研究報告をチェックしています。しかし、残念ながら古い情報や、エビデンスに基づかない提案をしてしまっている指導者がいるのも事実です。

医療に携《たずさ》わる一人として看過できない事柄ではありますが、医療にかかわらずどのような業種・組織においても「人によって違う」のはあることですから、「自分の身は自分で守る」ことがいちばんとなります。後述しますが、運動のメリットとデメリットを理解したうえで、安全で効果的な方法を自分で選択していくことが何より大切です。

とはいえ運動によって得られる効果が大きいことは既知の事実ですから、リスクのほうをいかに小さくするかが背骨を守るために最も重要なこととなります。それでは、その方法についてお話ししていきます。

もし、次の条件に当てはまる運動をしていたら、それは逆に背骨を曲げてしまうリスクの高いことをしてしまっています。運動しているはずなのに、姿勢が悪いまま、なかなかねこ背が直らない、背中や腰が痛い、身長が縮んできた、身体が硬い、という人は、間違った運動をしている可能性があります。

①「**無重力下（臥位）でも高い腹圧のかかる運動**」

仰向けに寝て上体を起こすいわゆる普通の腹筋運動やうつ伏せでスーパーマンのように両手、両足を浮かせる背筋運動など、顔が赤くなってしまうような運動。

②「**無重力下（臥位）でも過度な伸展運動**」

仰向けで両手と両足だけで支えて背骨を弓なりに反らせたブリッジ運動、うつ伏せで上体を反らす背筋運動、うつ伏せで脇の横あたりについた両手をピーンと伸ばして背骨を反らしたストレッチ運動など。

③「**重力下（座位、立位）での伸展運動**」

重心が後ろに落ちた状態での上体反らし運動など。

④「**重力下（座位、立位）の悪い姿勢での運動**」

背骨がS字ではなく中腰などのC字に曲がった状態での運動（座位や立位での体前屈やマシンを使った運動など）。

⑤**「無重力下（臥位）・重力下（座位、立位）問わずねじる運動」**

斜めにねじりながらの腹筋運動、仰向けで両足を持ち上げて左右に振る運動、うつ伏せで上体を左右交互にねじりながら反らす背筋運動、筋トレマシンを使ったねじる運動など。

※このねじる運動はとくに注意が必要なため、詳しくあとで解説します。

いかがでしょうか？「すでにやってしまっていた」という方もいるのではないでしょうか。また、「もう何年も続けてきているよ」と肯定的に思えない方もいると思います。しかし、これらの運動は逆に悪化させてしまうリスクを伴っているため、見直す必要があります。

ではなぜ、これらの運動が危険なのでしょうか。

●椎間板への負荷と姿勢について

これまでの先行研究（ナッケムソン、1966年、1981年、ウィルキ、1999年、2001年、ロールマン、1999年、2001年、2008年、2014年）より、姿勢別の椎間板や椎体への負荷について報告されています。

まず、**無重力下の臥位に関しては、椎間板への荷重負荷はほぼありません。**また、臥位の状態で手や足を上げ下げする運動をしても負荷はわずかな上昇のみで、あまり変化しないというのが特徴です。

この臥位を基準として、負荷が高くなる順に以下述べていきます。

重力下の座位・立位のよい姿勢では、臥位の約2〜4倍もの負荷がかかります。次、**重力下の歩行では臥位の約8倍、重力下の座位・立位の悪い姿勢では臥位の約7〜9倍まで上昇**します。

※重荷を持つことなどはさらに負荷は増大します。

※杖や歩行器、手すりで支持した歩行の場合は、負荷は座位・立位のよい姿勢と同じくらいに軽減します。

椎間板は姿勢以外にも注意が必要なときがあります。それは朝（起床時）です。起床直後の椎間板は水分が大量に含まれているため強度はかなり弱く、通常の20～40％程度の負荷でも破損するとの報告があります。

さらに前屈した状態では椎間板は圧縮されるため、さらに小さな負荷でも破損します。そのため、**朝（起床時）や日中でも臥位でしばらくいた後は椎間板が膨張《ぼうちょう》しているため、損傷リスクが高く危険**です。

背骨を守るためには、なるべく早く椎間板から水分を出すことです。重力下でも負荷が少ない姿勢で過ごすことを心がけましょう。

●脊髄神経への負荷と姿勢について

脊柱管狭窄症の方の硬膜（脊髄《せきずい》の表面）に加わる圧力と姿勢との関係についての報告では（高橋、1995年、2003年）、**無重力下の臥位に関しては、脊髄への圧縮負荷はほぼありません。**

また、臥位において腹圧の低い状態であらゆる方向に背骨を運動させても負荷はわずかな上昇のみで、あまり変化しないという特徴があります。あと脊髄の場合は重力下の座位・立位でも前屈位では臥位とほぼ変わらないことも特徴です。

臥位に比べ座位では約2倍、立位では約3倍と高くなり、さらに腹圧の高い腹筋・背筋運動や過度な伸展運動（臥位＜立位）では約4～6倍と高い圧力が加わります。

このように、椎間板と脊髄では一部異なる点はありますが、要約すると115ページに挙げた①〜④の運動が損傷リスクの高い避けるべき運動というわけです。

ところで、上記の椎間板の研究で、歩行の負荷が座位・立位の悪い姿勢と同じくらい高いため、危険な印象をもたれたかもしれませんが、背すじの伸びたS字姿勢の歩行であれば問題ありません。むしろいいことです。そのため避けるべき運動①〜④には含まれていません。S字姿勢であれば背骨も椎間板も広い面で負荷を受けることができるため、ストレスを分散できます。

しかし、悪い姿勢の場合は、背骨や椎間板の一部に強い負荷が集中するため、損傷するリスクが高くなります。そのため、前述の歩行時の前後・左右方向のS字姿勢が大切になります。

この研究結果を見るうえで大切なことは、負荷の強さだけを見るのではなく、その負荷が一部にかかっているのか、全体で受けて分散できているのかを見ることです。その簡単な見極《みきわ》め方はS字のよい姿勢であるかどうかです。背骨のS字を保ちながら、運動をすることで、安全に負荷をかけることができますので、それが骨粗鬆症の予防にもつながり、椎間板を守り、骨を守ることにつながります。

ただし、背骨のS字を保った状態であれば、どんなエクササイズでもいいというわけではありません。背骨への圧縮力が3000N（N＝ニュートン、1N≒102グラム重）を超えるエクササイズは損傷してしまう危険性を伴います。これまで得られた科学的根拠より3000N以内のエクササイズをおこなうことが安全であるといえます。

具体的なエクササイズは後述しますが、3000N以内だとしてもフォームが崩れていてはいけません。しつこいですが、背骨のS字を保った状態でおこなうことではじめて損傷リスクを回避することができます。

本書で後ほどご紹介するのは3000N以下の安全なエクササイズです。3000N以上の危険なエクササイズとなりうるのは上記①〜④の運動です。

たとえば、仰向けに寝て上体を起こすいわゆる普通の腹筋運動は3500N程度、うつ伏せでスーパーマンのように両手、両足を浮かせる背筋運動は4300N程度です。よかれと思っておこなっていた運動が実は背骨の寿命を縮めていたとならないようにしていきましょう。

●日常生活に潜む3000N以上の腰部への負荷

注意すべきは、運動だけではありません。当然、日常生活の中にも潜んでいます。とくに危険性が高いものは介護です。介護が必要な方に、起き上がりの介助をする場合、容易に7000〜8000Nの負荷がかかります。上記①〜④でいえば④重力下（座位・立位）の悪い姿勢での運動にあたります。

これを繰り返せば背骨、とくに腰は容易に損傷します。大人より体重は軽いにしても育児や子どもの世話は、腰を丸めた悪い姿勢でおこなうことが多いため、同じように損傷リスクが高い行為となります。それを職業としてだけでなく、自宅で家族の介護や子どもの世話をしている方も多くいらっしゃると思いますので、理学療法士として背骨に負担の少ない起き上がりの介助方法をご紹介しておきます。

ポイントは、片手は自分自身の体幹を支えることに使用することです。

負担のかかる介助方法は、片手で相手の首から肩を支え、反対の手は相手の膝を抱えたり、遠くの肩を支えたりして起こす一般的な方法です。これは両方の手で相手を支えています。それが問題です。

これでは腰ですべてを支えなければならないため、7000～8000Nもの負荷がかかってしまいます。

では負担の少ない介助方法はどういうものかというと、片手は同じく相手の首から肩を支えますが、反対の手は相手の骨盤や足の付け根あたりを下に押しこむようにします。

これはシーソーの原理で、骨盤や足の付け根あたりを下に押しこむことで反対側の頭のほうが上に持ち上がってきてくれる仕組みで、起こす介助量が少なくてすみます。

ポイントはこれだけではありません。片手で下に押すということは、片手をついていることと同じです。つまり、片手は相手を支えますが、片手は自分を支えているので、腰の負担は3000N程度まで半減できます。

イメージとしては、水がたっぷり入ったバケツを持ち上げるとき、取っ手を両手で持って持ち上げるのと、片手は机などについた状態で、もう一方の手で持ち上げるのを考えると楽なことがわかると思います。軽いペンを拾うようなときでも、片手はどこかについて拾うと背骨の負担は半減します。朝や同一姿勢後など損傷リスクの高いときにはとくにこのことを意識して背骨を守っていきましょう。

ここまでは上記①～④の解説でしたが、ようやく⑤「無重力下（臥位）・重力下（座位、立位）問わずねじる運動」についてです。ねじる運動に限っては、無重力下・重力下は関係なく損傷リスクの高い運動となるため、別個にお話しします。

●ねじる運動をしてもいいのは玄人だけ

日常生活でもスポーツでもねじる動作は必須です。しかし、椎間板にとってねじる動きは最悪な動きとなります。椎間板の外側部分には線維輪《せんいりん》という線維があり、この線維は斜め方向に走行していま す。右斜め方向の線維と左斜め方向の線維がまるでバウムクーヘンのように互い違いに何層も折り重なっています。そのため、ねじる動作は椎間板の線維を、一方はゆるませ、もう一方は引き伸ばすことになります。

このような歪みが生じると椎間板の強度が低下し、損傷しやすい状態となります。その脆《もろ》い状態に圧縮負荷が加わると椎間板は容易に損傷します。その代表格が腰痛、ぎっくり腰や椎間板ヘルニアというものです。

寝返りや起き上がるとき、フライパンを隣に移動させるとき、買物かごをカートからレジ台に移動させるとき、ゴルフのスウィングなどなど、危険であるねじる動作は多々あります。よってねじる筋肉は鍛えなくてはいけないですが、椎間板の損傷は避けなければなりません。

どうすればいいか？　**ねじらずにねじる筋肉を鍛えればいい**のです。あとでご紹介する「腹筋と背筋の深層筋を鍛える筋トレ」（229ページ）で、安全にねじる筋肉を鍛えることが可能です。ねじりながら鍛える運動をしていいのは、スポーツ選手やトレーニングを積んでいる玄人《くろうと》だけです。ねじりながらの腹筋や背筋をはじめとする運動は、一般の方々は避けるべき鍛え方となります。

●背骨を安定させるために重要なこと

腹筋は体幹を曲げて、背筋は体幹を反らせますので反対の作用を持ちあわせています。背骨の安定性はこの体幹についている腹筋と背筋の両方とも作用させることで、動かなくなり、大きく向上します。

この同時収縮は体幹だけでなく、実は肘や膝などほかの関節においても負荷のかかることをしているときは無意識に表と裏の筋肉の両方に力を入れて固めることで靱帯を補強して関節を守っています。エネルギー効率としてはとても悪いのですが、背骨や関節を守るために日常生活の中ではよくおこなっていることです。

ある研究では、同時収縮によって背骨への圧縮負荷は12~18%あるいは440N増加するが、背骨の安定性は36~64%あるいは2925Nの増加とはるかに高くなると報告されています。つまり、重たい買物袋を持ったり、布団をたたんだり、洗濯かごを持ちあげたり、などなど力を入れる動作をするときには、寸前で「せーのっ！」と同時収縮をさせて背骨を安定させ、足を使っておこなうことが背骨を守るために大切なこととなります。

しかし、ここで一つ問題が生じます。重荷を持つなどの背骨を前後に動かす動作は、背骨の代わりに足を使って腰を落とすことで対応が可能ですが、ねじる運動に関しては背骨を動かさないわけにはいきません。ただでさえ、椎間板はねじると強度が低下するのに、さらに同時収縮をすると圧縮負荷が増加することになります。

つまり、椎間板が損傷する条件がそろってしまいます。よって、**ねじる運動のときには同時収縮は軽めにして、固定（安定）よりも柔軟（不安定）にさせることが大切**となります。理屈では簡単にいえますが、その加減がとてもむずかしいのです。そのため、**ねじる運動をしてもいいのは玄人だけで、一般の方は避けるべき運動**となります。

背骨はもともと背骨が積みあがっただけの不安定な構造をしています。ですから、不安定（柔軟）な状態のまま、安定（固定）が求められるときだけ、腹筋と背筋の同時収縮により安定させることが大切です。同時収縮には筋力が必要ですから、筋トレが大切！との印象を持たれたかもしれませんが、決してそうではありません。

ここで覚えておいていただきたいのは、**背骨の柔軟性と筋力は正の相関関係にある**ということです。つまり背骨が硬くなってしまっている人は筋力も弱くなっているということです。同様に、筋力が弱い人は柔軟性も低下しているということです。背骨は柔軟性だけ、筋力だけ、というようなどちらか一方だけでいいというものではありません。

たとえば、弓矢で考えてみると、硬くてしならない弓では遠くに飛びません。柔軟性が筋力に影響するたとえです。弓はよくしなるからこそ強い力を発揮できます。次に弓を引く力が弱くても、弓はしなりません。筋力が柔軟性に影響するたとえです。もしその状態が長く続いたなら、弓はしなりかたを忘れ、劣化して硬くなります。柔軟性と筋力はそれぞれが影響しているのです。やはり、背骨には両方が必要なのです。

●3つの損傷の法則

上記①～⑤の条件にも共通する大切な法則がありますので、最後にお話しします。運動や仕事、日常生活などあらゆる場面において、ケガをしてしまう、関節を痛めてしまうなど、身体を壊してしまうかどうかは、３つの法則によって導かれます。

①総負荷量の法則

１つ目の法則はいたってシンプルです。**損傷リスクは、身体に加わる総負荷量で決まります**。その総負荷量が自分の身体の限界を超えると損傷します。

「大きい負荷×1回＝小さい負荷×（繰り返しもしくは持続）」

たとえば、ぎっくり腰で考えてみましょう。50キロよりは100キロと重荷であればあるほど持ちあげたときの損傷リスクが高くなることはイメージしやすいと思います。逆に、小さい負荷であればどうでしょう。

一見、損傷リスクは低いように思いますね。それはそのとおりです。しかし、床に落ちたペンを拾うような小さな負荷でも、何十回と繰り返したら総負荷量は増えていくため損傷リスクは高くなっていきます。

寝たまま、座ったまま、立ったまま、というような同一姿勢の保持も小さな負荷の積み重ねになりますので、同様に損傷リスクは時間とともに高くなっていきます。「寝たままも？」と思われたかもしれませんが、寝ていても横たわった背骨に重力は常にかかっていますから、その小さな負荷の積み重ねにより靭帯は引き伸ばされ、関節がゆるみ、動いた拍子に損傷してしまうのです。

本書で臥位は無重力位と定義したにもかかわらず、紛《まぎ》らわしくて申しわけありませんが、起床時の腰・首の痛みや肩コリの原因のほとんどがこれです。座位・立位から動きはじめたときに出現する痛みもこれです。このように、身体を壊すかどうかの法則は、総負荷量で決まります。

②関節可動域と筋力の法則

2つ目の法則も大事ですので覚えてください。それは、関節の位置関係が損傷リスクに大きく関わることです。**損傷リスクは、関節可動域の中間域ほど低く、最終域ほど高くなります。**そして、それは逆Uの字型で表すことができます（図13）。

図13「損傷の法則」逆Uの字型のグラフ

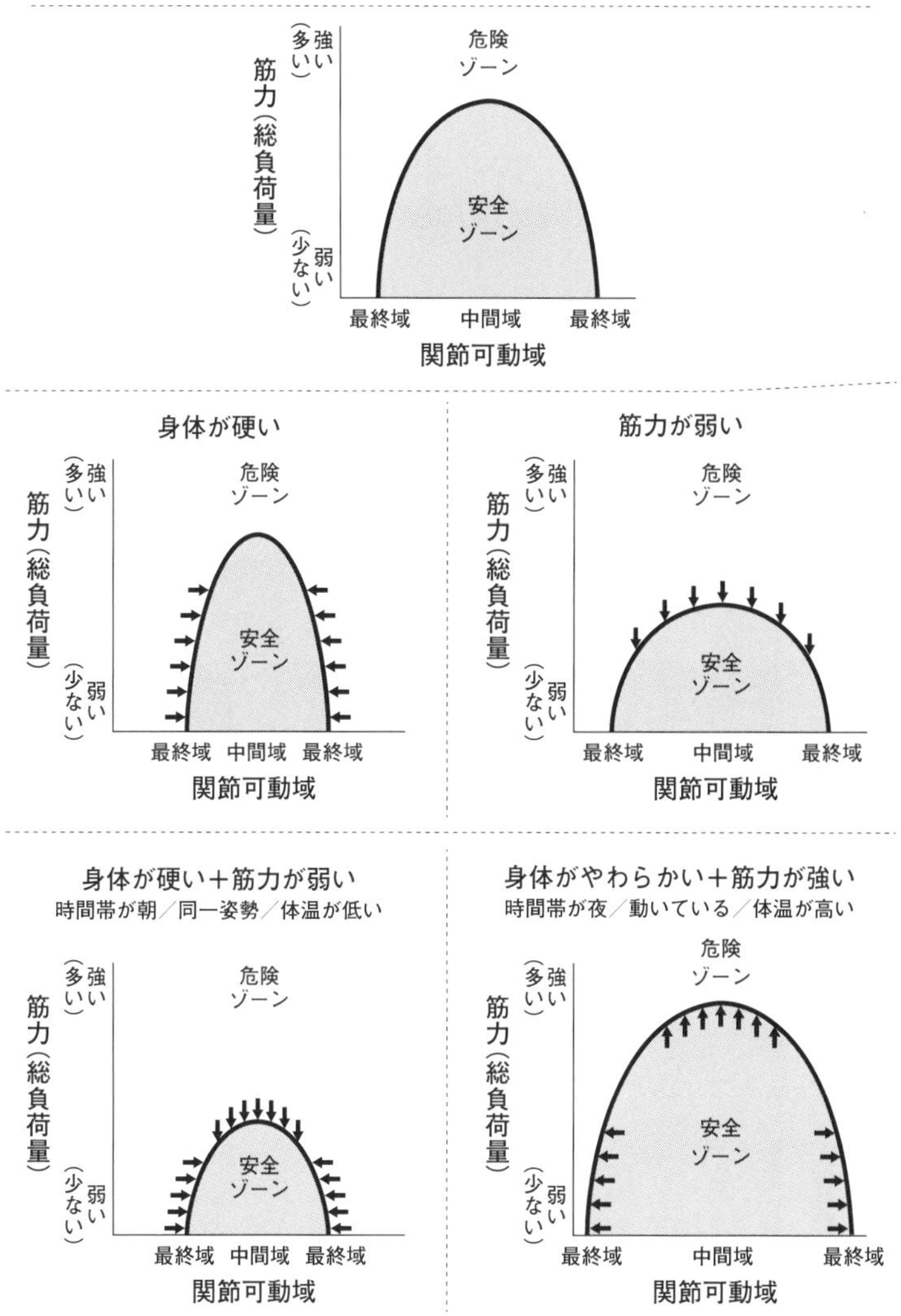

横軸が関節可動域で、縦軸が筋力です。逆Uの字の内側は安全ゾーン、外側は損傷の危険ゾーンです。**関節可動域の中間域とは、肘でいうとすこし曲げた状態から直角に曲げた状態の間の角度**のことです。**最終域とは、肘を完全に伸ばした状態と完全に曲げた状態の2つ**になります。

中間域では、その関節を動かす筋肉の長さも中間になります。筋肉にとってはその中間の状態が最も強い力を発揮することができます。逆に、最終可動域では筋肉が最も伸びた状態や最も縮んだ状態となり、最も力を発揮することができない状態です。したがって、**中間域では筋力が強い**ため損傷しにくく、**最終域では筋力が弱い**ため関節に直接負荷がかかり損傷しやすいということです。

たとえば、テーブルにある2リットルのペットボトルを持とうとしたとき、肘の角度はどうなっていますか？　自然に肘を中間域に曲げた状態で持とうとしているはずです。決して最大に肘を伸ばしたり、最大に曲げたりした状態で持とうとはしていないはずです。

そして本題の**背骨の場合、中間域は体幹がまっすぐ伸びたS字姿勢のとき**になります。重量挙げの選手がバーベルを持ち上げるときに体幹がまっすぐ伸びているのは力を最大限に発揮できるからです。そして、**背骨の最終域は前屈したときや後ろに反り返ったとき、最大限にねじったとき**などです。この最大限に背骨を動かした姿勢の状態で、何か負荷が加われば簡単に損傷してしまいます。

身体が硬いとケガしやすいとよくいわれますが、この法則でご理解いただけると思います。もし、背骨が硬くなって可動域が狭くなった場合、最終域も当然狭くなります。逆Uの字型のグラフでいうと横幅が狭くなった状態です。安全なゾーンが狭くなりますので、その狭くなった最終域付近で負荷が加われば容易に損傷します。

たとえばテニスや野球、ゴルフなどのスウィングで考えてみましょう。やわらかいときは力いっぱいスウィングして上半身をねじってもケガなどしなかったのに、硬くなった状態で同じことをしたら痛めてしまうのが想像できると思います。

スポーツに限らずすこしねじるようなことは日常生活でたくさんありますから、可動域が低下するだけで損傷リスクは高くなってしまいます。

もう一つ、分節運動というものがあります。これは背骨の一つ一つを滑らかに動かすことをいいます。前述の背骨が釣り竿か物干し竿かの話と同じです。釣り竿のように分節運動ができていれば、背骨1つずつが正しく動いていますので、関節可動域は自然と広くなります。しかし、一部分でも物干し竿になっていたら、関節可動域は当然狭くなりますので、やはり損傷リスクは高くなります。

また、筋力が低下してもケガしやすいとよくいわれますが、これもこの法則でご理解いただけると思います。筋力の低下は、逆Uの字のグラフでいうと縦幅が狭くなった状態です。こちらも安全なゾーンが狭くなりますので、筋力が強かったときはケガせずに持てた重荷でも、筋力が低下すると自分の筋力を超える負荷量となってしまい、筋肉や関節、椎間板、靭帯などを損傷してしまいます。

①「総負荷量の法則」＋②「関節可動域と筋力の法則」

ここで、「総負荷量の法則」と「関節可動域と筋力の法則」の2つをまとめて考えてみましょう。そうすることで、さらに損傷を回避することが可能です。

総負荷量は逆Uの字型のグラフでいうと筋力と同じ縦幅に当てはめて考えてください。100キロを1回持つのと、1キロを100回持つのは同じ負荷という「総負荷量の法則」ですが、関節可動域と一緒に見てみると、損傷に至る負荷量は異なります。

最終域では少ない総負荷量でも安全ゾーンを簡単に超えてしまいがちですが、中間域ではもっと多い総負荷量でなければ超えません。そのため、背骨がS字なのか曲がっている状態なのかで耐えうる総負荷量が異なりますので、いま自分の背骨が中間域なのか最終域に近い姿勢なのかを考え、それに応じて負荷量を調整していくことが損傷回避につながります。

③時と場合の法則

最後の法則は、逆Uの字型のグラフが、時と場合によって変化するというものです。それは、「時間帯」「同一姿勢」「体温」によってグラフの大きさが変わるというものです。

「時間帯」については、朝（起床時）は逆Uの字のグラフが横幅（関節可動域）、縦幅（筋力）ともに狭くなり、小さい逆Uの字になります。

朝は前述のとおり睡眠中に無重力下であった椎間板に水分がたくさん入りこんでいるためパンパンに膨張しています。水風船でいえば、いまにも破裂しそうな状態で、ゴムに余裕がなく、パンパンに硬くなっている状態です。そのため、朝は背骨の関節可動域が低下していて、身体が硬くなっています。

また、背骨が動かしづらければ、筋肉も十分に動かせませんし、サーカディアンリズム（概日リズム）により明け方は心拍数や血圧、体温が低い状態のため筋力も低下しています。

夜は逆Uの字のグラフが横幅（関節可動域）、縦幅（筋力）ともに広くなり、大きい逆Uの字になります。夜は朝の反対で、重力下の活動により椎間板に含まれた過剰な水分が抜け出し、水風船でいうとグニャグニャとやわらかい状態になっています。そのため、背骨の関節可動域は拡大し、サーカデイアンリズムにより夕方から夜は心拍数や血圧、体温が高くなるため筋力も向上します。

つまり、**「時間帯」における損傷リスクは、朝は高く、夜は低い**となります。

「同一姿勢」については、時間が長いほど逆Uの字のグラフが横幅（関節可動域）、縦幅（筋力）ともに狭くなり、小さい逆Uの字になります。これは無重力下である臥位の同一姿勢保持については、前述の朝（起床時）の理屈と同じ（サーカディアンリズムは除く）です。

重力下の座位や立位については、よい姿勢か悪い姿勢かで理屈が異なります（詳しくは拙著『姿勢の本』で説明しています）。今回、覚えていただきたいのは次のことです。同一姿勢の保持は、筋肉や椎間板、靭帯に負荷が常に加わった状態となるため、疲労によるこわばりや関節のズレが生じて、関節可動域と筋力が低下するということです。

同一姿勢の時間が短い、つまり動いているときは逆Uの字のグラフが横幅（関節可動域）、縦幅（筋力）ともに広くなり、大きい逆Uの字になります。これも経験的にご理解いただけると思いますが、歩行など動いているときは椎間板の水分が出し入れされ、筋肉の血流もよくなり、体温も上がるため、関節可動域と筋力が向上します。

つまり、**「同一姿勢」における損傷リスクは、長いほど高く、短いほど低い**となります。

「体温」については、低いと逆Uの字のグラフが横幅（関節可動域）、縦幅（筋力）ともに狭くなり、小さい逆Uの字になります。ここまで体温についての記載がすこしずつあったかと思いますが、体温が低いと筋肉の柔軟性や筋力は低下します。

逆に体温が高いと逆Uの字のグラフが横幅（関節可動域）、縦幅（筋力）ともに広くなり、大きい逆Uの字になります。体温が高くなると筋肉の柔軟性や筋力は向上します。これも経験的にご理解いただけると思いますが、だから運動前にはウォーミングアップが必要なのです。これについては、このあと詳しく補足します。

つまり、「体温」における損傷リスクは、**体温が低いほど高く、高いほど低い**となります。

●補足：ウォーミングアップしていますか？

もしスポーツなどの激しい運動をしている方は、さらに一つ追加です。それは、ウォーミングアップです。運動をする前にウォーミングアップが大切なことは聞いたことがあると思いますが、なぜ必要かというと、それは身体能力が上がるからです。

ウォーミングアップで身体が温《あたた》まることで、筋力と収縮速度が増加してパフォーマンスが向上します。神経の活動も向上しバランス能力も向上、柔軟性も向上します。筋肉の温度が1℃上昇すると、筋力は4～5％増加します。それに付随して垂直跳びの高さは4％強増大します。

筋肉が最も大きな力を発揮できるのは38～39℃とされていますので、ウォーミングアップでは筋肉の温度を2～3℃上げることが大切となります。

シドニー大学のマット・マクラリーらは、上半身のウォーミングアップがパフォーマンスや傷害に及ぼす効果について調査（2015年）しました。その結果、野球のバットスウィング速度を高めるのに最も効果的だったのは、バットスウィングそのものでウォーミングアップをすることでした。

バットスウィングに必要な機能的要素を分解してパート練習するよりも、分解などせずに目的とする動作を単純に繰り返し練習するほうが効果的であるということです。

また、短時間の静的ストレッチウォーミングアップは効果を示さず、身体を動かさないで、ただ身体を温めたり、冷やしたりする方法もほとんど効果を示しませんでした。つまり、ゴルフの前など運動前にちゃちゃっとストレッチしてもパフォーマンスは上がらないですし、動かないで洋服をたくさん羽織ったり、サウナで身体を温めたりするだけも意味がないことを示しています。

運動をするなら体温が上がるまで身体を動かしてウォーミングアップをすることが何より大切なのです。

ではどのような方法がいいかというと、軽いジョギングなどの**有酸素運動を10～20分間おこなうことで、筋肉の温度を2～3℃上昇させることができます。**別にジョギングでなくても、自転車や早歩きでもいいです。とにかく、**会話が続けられる程度の負荷であって、汗をかくくらいの有酸素運動であれば何でもいい**です。

でも、「ゴルフの飛距離をとにかく伸ばしたい！」など具体的な目標が決まっているのであれば、ほかの方法よりも同じ動作、つまりゴルフのスウィングを10～20分間おこなって体温を上げるのが最も効果的です。

筋力が上がれば、椎間板や靭帯や関節の負担は減ります。スポーツなどの激しい運動では自分の筋力以上の動作が求められるときがあるため、椎間板や靭帯や関節に負担が及んで壊れてしまうのです。だから、スポーツをするなら、プロでなくてもウォーミングアップをして筋力をアップさせることが背骨を守ることになるのです。

●補足：固定と安静による悪影響

病気やケガなどで固定や安静が強《し》いられてしまったときの悪影響についてもお伝えしておきます。

つまり、動かないこと、動かさないことにより、どのような変化をもたらすのか代表的なものを身体のパーツごとに記します。

関節：圧縮負荷が増加し軟骨のすり減りを誘引、関節包（骨と骨をつなげる靭帯）の拘縮《こうしゅく》（硬くなり関節の可動域が低下）、関節性拘縮（運動では治《なお》らない）、これまでの人や動物研究からは、1〜2カ月の固定によって不可逆的になる。

靭帯：強度の低下、靭帯性拘縮。

椎間板：酸素やグルコースの減少、プロテオグリカン含有量の減少。

筋肉：筋肉量の減少、ミトコンドリア含有量の減少、筋性拘縮。

骨：骨密度の低下、象牙質化《ぞうげしつか》。

心肺：機能低下。

悪いことばかりです。もちろん運動を再開すれば改善させることは可能ですが、**1〜2ヵ月の固定は不可逆的になりますので覚えておいてください。**

とにかく人は動かなければ、寿命が短くなる生き物です。この章の内容を守って、正しく動いて、背骨を守っていきましょう。

第3章

科学的ストレッチ・筋トレ・有酸素運動の方法

知っているようで知らないストレッチ

●ストレッチは運動前にやってはいけない

背骨を守るプログラムに進む前に、ここでいったん「背骨」からすこし離れます。いかに安全で効果的で効率的な運動をおこなってもらうために、前もって知っておいていただいたほうがいいポイントをお話しします。

「ストレッチ」と「筋トレ」と「有酸素運動」そのものに関するエビデンスと臨床《りんしょう》経験に基づいた私からの提案です。

これまでは、「運動の前にはしっかりストレッチをしましょう」が常識でした。私もそのように育ちました。ところが、2006年、欧州スポーツ医学会のある発表によりスポーツ業界に激震が走りました。それは「運動前に静的ストレッチをすると筋力やパワーが低下する」というものです。

その余波が続くさなか、立て続けに2010年、アメリカスポーツ医学会も同様の発表をしました。いままでの常識が引っくり返ったのです。

現在では「運動前に静的ストレッチはしてはいけない」というのが世界の常識に変わりました。

●ストレッチの即時効果：筋力やパフォーマンスは低下する

高い筋力発揮が要求される運動前に静的ストレッチ（動かないでおこなうストレッチ）、バリスティックストレッチ（ラジオ体操のような反動をつけておこなうストレッチ）、PNFストレッチ（固有受容性神経筋促通法という感覚神経に働きかけたストレッチ）をおこなうと、等尺性《とうしゃくせい》（動かない）、等張性（動きを伴う）、等速性（一定の速度で動く）すべての種類の筋力が低下することが多数報告されています。

その中で一つ、シミックらのメタアナリシス（合計104の研究、対象約2200人、2013年）をご紹介しますと、静的ストレッチにより、筋力は5・4％、筋パワーは1・9％、立ち上がり速度は4・5％、ジャンプは1・6％低下します。

このように、（静的）ストレッチは筋力、パワー、瞬発的な能力に対してマイナスの影響を与える可能性が高いのです。

また、運動のパフォーマンスだけでなく、筋トレ前のストレッチは筋トレの効果も低下させるというエビデンスがあります。それは、ストレッチにより筋肉がやわらかくなり、リラックスしてしまって、総負荷量の減少や俊敏な動きができなくなるためです。したがって、「筋トレの前にもストレッチはしないほうがいい」となりました。

●新たなエビデンス：アスリートでなければ些細な問題

ところが、2019年になってまた、新しい論文が発表されました。ドイツのポツダム大学のチャアベネらの報告で、「あるやり方に則《のっと》れば、運動前に静的ストレッチをおこなったほうがよい」というものです。

そのやり方には2つの条件があります。

1つ目は、**運動前のウォーミングアップ**（**動的ストレッチやバイクやランなど**）**の一部として静的ス**

トレッチをおこなうことです。

2つ目は、**各ストレッチの総時間を60秒以内にすることです。**この2つの条件が整うことで、その後の**筋力とパワーに些細《ささい》な悪影響しか与えない**ことがわかりました。前述したとおり、筋肉の温度を上げることで相乗効果が生じるためです。また、**柔軟性が向上し、筋肉や腱《けん》の損傷リスクが低下する**ことが示唆されています。

60秒よりも長くストレッチをすると、筋力やパワーが4・0〜7・5%も低下するためストレッチ時間を考慮することはとても重要です。よって、些細なパフォーマンスの低下が結果に影響するような、0・01秒や1センチなどを争うアスリートにおいては、運動前の静的ストレッチに関して注意する必要があります。

しかし、そうではない多くの人にとっては、**「運動前にウォーミングアップの一部として60秒以内の静的ストレッチをしましょう」**が筋力低下のデメリットよりも、柔軟性向上やケガの予防というメリットのほうが大きいため、現在の常識となります。

●ストレッチの継続効果

ここまではストレッチ直後の即時効果についてお話ししてきましたが、ここからはストレッチを継続したときの継続効果についてです。

結論からいうと、**ストレッチを継続的におこなえば筋力低下やパフォーマンス低下はなく、むしろ瞬発的な運動や持久力の向上にも効果が期待できます。**つまり、**筋力やパフォーマンスに対する静的ストレッチの影響は、即時効果と継続効果では真逆となります。**

コッコネンらの報告（２００７年）によると、下肢《かし》の筋肉に静的ストレッチを15秒３回ずつ、週３日、10週間おこなうことで、柔軟性、跳躍力、ダッシュ力、最大筋力、筋持久力の増加を認めました。メデイロスらのシステマティックレビュー（２０１７年）では、継続的なストレッチは求心性収縮（筋肉の長さが短縮しながら収縮）のパフォーマンスには効果があるのですが、等尺性収縮（筋肉の長さが変わらない収縮）のパフォーマンスには効果が認められませんでした。

これは簡単にいうと、**動きを伴うパフォーマンス（たとえば重荷を持ち上げる）は向上する**が、止まった状態でのパフォーマンス（たとえば重荷を持ち続ける）は変わらないということです。

また、下肢の**筋トレと静的ストレッチ**を組み合わせた報告（コッコネンら、２０１０年）では、筋トレだけ週３日（月・水・金）おこなうよりも、筋トレ週３日（月・水・金）にストレッチ週２日（火・木）を**組み合わせたほうが、より大きな筋力の増加**を認めました。

また、**継続的な静的ストレッチには筋萎縮の予防効果も期待**できます。笠原ら（２０１０年）は、３カ月間の筋トレ後にトレーニングを中止して、片足のみ３カ月間ストレッチ（１日10分２回）をおこない、ＭＲＩにて両足の筋量を測定・比較しました。

その結果、ストレッチしなかった足は筋量が９・６％減少したのに対し、ストレッチした足は４・８％の減少にとどまりました。これまでの動物研究においても、持続的なストレッチは筋萎縮の予防効果があることが示されています。

ただ興味深いことに、ストレッチ時間５分と10分とで比較した報告（木村ら、２０１７年）では、５分のほうが筋萎縮の予防効果が高かったのです。そして、筋線維の壊死《えし》量は10分のほうが多かったのです。

これは、ストレッチという刺激には筋萎縮を予防する効果はあるものの、ストレッチの時間が長くなるほど筋線維の壊死量は増加していくため、長い時間のストレッチは予防効果よりも筋損傷の割合のほうが高くなる可能性を示しています。

やりすぎは禁物です。効果はありつつも可能な限り短い時間でストレッチをおこなうのが得策です。

ここまでの報告は、健康な人が対象のものがほとんどですが、持病をお持ちの方でもストレッチは安全、簡単、効果的におこなう方法です。たとえば、積極的な運動がむずかしい慢性心不全の患者さんの場合、持久力を向上させることは簡単なことではありません。有酸素運動は短時間ではすまないため心臓に負担がかかりやすく、筋トレは短時間ですみますが過負荷には注意が必要だからです。

そこで登場するのがストレッチです。加藤らは4週間の静的ストレッチ（30秒2回）により、慢性心不全の患者さんの**持久力が向上**したことを報告（２０１８年）しています。これはストレッチにより一酸化窒素《ちっそ》の利用能（利用できる能力）が上昇し、血管内皮機能が改善、運動中の末梢《まっしょう》血流量が増加、その結果、運動耐容能（運動に耐えられる限界）が改善するというメカニズムです。

ストレッチのメリットはまだ続きます。ここで登場した血管内皮機能というものですが、これは**ストレッチにより動脈硬化が改善**することを表しています。

血管の壁は3層構造（外膜、中膜、内膜）になっています。内膜のいちばん内側に内皮細胞があります。この内皮細胞は、血流が速くなると一酸化窒素を産生して放出します。一酸化窒素は血管拡張物質で、血管の筋肉（平滑筋《へいかつきん》）に作用して、筋肉の緊張をゆるませることで血管が拡がります。

この一酸化窒素の放出が少ないと血管は硬くなり、多いと血管はやわらかくなります。つまり、血管の硬さは一酸化窒素の量によって左右されています。一酸化窒素の量を増やすには運動です。

現在、動脈硬化の主要な指標として用いられている脈波伝播《みゃくはでんぱ》速度《そくど》検査というものがあります。よく「血管年齢」といわれるものです。手足の同時血圧測定によって、脈が心臓から手や足まで伝わっていく速度を調べます。やわらかい血管では脈がゆっくりと伝わり、動脈硬化が進んだ硬い血管では脈が速く伝わります。

この脈波伝播速度検査の結果が速ければ速いほど、脳卒中や心筋梗塞《しんきんこうそく》などの心血管病を起こす危険性が高いことがわかっています。高血糖や喫煙、脂質異常、高血圧などは、内皮細胞の障害を起こし、血管の拡張を阻害する因子とされています。

これらを改善するには運動が大切です。筋トレや有酸素運動（30分以上）によって脈波伝播速度が遅くなる、つまり動脈硬化が改善することが示されています。

ただし、激しい運動になるとかえって内皮細胞の機能を低下させて動脈硬化を進めてしまう恐れもあるため注意が必要です。とはいうものの、心不全などの持病がなかったとしても筋トレや有酸素運動は楽なことではありません。そこで、同様の効果が認められるストレッチです。

ストレッチをおこなうと、脈波伝播速度はすぐに遅くなります。しかし、ストレッチ後30分までは遅いままを維持してくれますが、60分後にはもとに戻ってしまいます。ストレッチによる動脈硬化の改善効果は即効性があるものの短いです。

では継続効果はどうかというと、1カ月でも6カ月でも継続することで動脈硬化の改善が維持されることが報告されています。ところが、残念なことに**継続した期間と同じ期間ストレッチをしなくなると、もとに戻ってしまう**ことも示されています。

また、**動脈がやわらかくなるのはストレッチをした部位のみで、他の部位がやわらかくなることは**

ないこともわかっています。よって、動脈硬化の改善には、全身のストレッチを継続的におこなうことが必要となります。

ご紹介したエビデンスは若者〜中年を対象にした研究ですが、高齢者の場合はどうかというと、ラットの研究にはなってしまいますが、高齢でもストレッチした血管については動脈硬化が改善することが証明されています（堀田ら、2013年）。

年齢に関係なく、ストレッチは筋肉をやわらかくするだけでなく、血管もやわらかくしてくれます。

●フォームローラーより普通のストレッチのほうが効果は高い

「フォームローラーが流行っていますが効果はありますか？」

フォームローラーは、ストレッチで使う丸い筒状の健康器具で、直接筋肉に押し当ててグリグリするものですが、その効果について質問を受けることがあります。

ウィルキらのメタアナリシス（2019年）ではこのように答えています。健康な成人の関節可動域に対するフォームローラーの効果を26の研究から解析したところ、フォームローラーは無運動よりは効果はあるものの（男性は効果が低い）、ストレッチと比べるとストレッチのほうが改善効果は高い。ストレッチに特別な道具は必要ないということの結論は、継続を望む私たちにとってはプラスのエビデンスです。

●ダイナミックストレッチの効果

ちなみに、プロのスポーツ選手がウォーミングアップの一つとしてダイナミックストレッチというものをしているのはご存じでしょうか。これは相反神経抑制を利用したストレッチ方法で、手や足を振り上げたり、下げたりと動きながらおこなうものです。

足を上げると表の筋肉が収縮しますが、同時に裏の筋肉は弛緩《しかん》するようになっています。両方収縮すると動かないからです。これが相反神経抑制という機能です。

なぜプロの選手がこれをやるかというと、パフォーマンスが向上するからです。ベームらの報告（2011年）では、90秒以上のダイナミックストレッチは筋力を7・3％向上させ、90秒以下では効果がないことがわかりました。

本書は「背骨を守る」ことがメインテーマですので、ダイナミックストレッチに関しては追記しませんが、本格的にスポーツをしている方は90秒以上おこなうように心がけてください。

ここまで筋のパフォーマンスに対するストレッチの効果について述べてきましたが、筋力が低下するという報告がある一方、筋トレとの組み合わせでは向上したり、筋力低下を抑制できたりするなどの報告もあり、まだ一定の見解が得られていないのが現状です。

しかし、継続効果としては、筋力やパフォーマンスにマイナスの影響はなく、むしろプラスにはたらくといえ、即時効果としてもやり方を間違えなければマイナスは微々たるもので、ケガの予防や柔軟性が改善するというプラスの効果のほうが大きいのです。

●実はストレッチしても筋肉はやわらかくならない⁉

ストレッチをすると柔軟性が向上することは、経験上からも、これまでの報告からもわかっていることです。ところが、どういうメカニズムで身体がやわらかくなるのかは、実は明確にはわかっていないのです。現在、考えられている要因は3つです。「サルコメアの追加」「粘弾性《ねんだんせい》の低下」「ストレッチトレランス」です。

まず、**「サルコメア」**とは筋肉収縮の最小単位のことです。筋肉を単位ごとに分解していくと、筋肉→筋束→筋線維→筋原線維→サルコメア（筋節《きんせつ》）となります。

サルコメアにはアクチンとミオシンという線維があり、それらが重なるとサルコメアは縮むため筋肉は収縮、離れるとサルコメアは伸びるため筋肉は弛緩する構造です。

ストレッチすると、即時効果としてやわらかくなり関節を大きく動かせるようになります。これは筋肉が長く伸びた状態、つまりアクチンとミオシンの重なりが少ない状態です。しかし、しばらく何もしないと元の状態に戻ります。

ただ、ストレッチを繰り返せば筋肉が長く伸びた状態を維持できますが、サルコメアはいつもの定位置ではなくずっと伸びた状態で落ち着きません。それはイヤだなぁと感じた筋肉は何をするかというと、サルコメアを増やすことで対応しようとします。

1つでは伸びた状態でも、2つに増やせば分担できてちょうどよい定位置に戻れるといった具合です。逆に筋肉を縮めた状態のままにしておくと、サルコメアは縮んだままでこれも定位置ではないため、サルコメアは減少してしまいます。この件に関しては、人間の研究はまだまだ少なく、動物実験における解釈が主体です。

次に、**「粘弾性の低下」**とは簡単にいうと、ストレッチをすることで筋肉がやわらかくなることです。たとえば立った状態でアキレス腱を伸ばそうとしたとき、最初は硬さ・抵抗感を感じると思いますが、伸ばしているうちにやわらかくなって抵抗感が減るのを経験されたことがあると思います。そして、ストレッチをしないでしばらくいると、元のようにまた硬さが戻ります。

パンやうどんなどの生地でやわらかいものは軽い力で伸ばせますが、固めのものは強い力が必要です。この抵抗感が粘弾性です。これまでの主流はこの粘弾性の低下という考え方でした。

最後は**「ストレッチトレランス」**です。聞いたことがない言葉かと思いますが、簡単にいうと「慣れ」です。私的には、このストレッチトレランスが最も臨床に即した理論であり、今後の主流に取って代わるのではないかと考えています。

フレイタスらは、「継続的なストレッチは筋肉そのものをやわらかくするか？」について、24の研究からメタアナリシス（２０１７年）をおこないました。その結果はおもしろいものでした。ストレッチ前と比べて、当然、関節可動域は拡大したのですが、ストレッチしたときの粘弾性・抵抗感や筋肉の厚みや伸び具合など、筋肉そのものの構造には変化が見られなかったのです。

なぜ**筋肉そのもののやわらかさは変わっていないのに、関節可動域は拡大**したのでしょうか。柔軟性をコントロールしているのは何なのでしょうか。その行きつく先がストレッチトレランスです。

答えとしては、**ストレッチの刺激に慣れただけ**ということです。関節可動域を制限しているものは何かというと、痛みです。普段伸ばしていないところまで伸ばしていくと必ず痛みが出ます。それは筋肉が「もうやめて！　普段動かしている範囲なら慣れているから大丈夫だけど、それ以上は最近伸ばしていないでしょ？　急に伸ばしたら切れちゃうかも！」と痛みの指令を出して、それ以上伸びないように収縮させて制限をかけるからです。

もし、普段以上に伸ばされた感覚がなければ、制限する必要はないですから筋肉は痛みの指令を出しません。極端な話、身体が硬い人、つまり普段ストレッチをあまりしない人でも、筋肉に麻酔を注射したら、ぐにゃっとやわらかくなります。ストレッチをしても伸ばされた感覚がなければ、痛みの指令が出ないからです。つまり、ストレッチを繰り返しおこなうことで、筋肉は「あー、そこまで伸ばされてももう大丈夫だよ。切れないことを経験してるからね！」と伸ばされる刺激に慣れていき、完全に慣れると痛みの指令を出さなくなるので可動域が拡大するのです。これが「ストレッチトレランス」です。

フレイタスらは、解析の結論を次のように述べています。「8週間未満のストレッチ効果は、主に感覚レベルの問題だろう」

つまり、筋肉そのものがやわらかくなったのではなくて、「慣れ」ただけだと。

●閾値を上げることでケガの予防につながる

ストレッチトレランスの「慣れ」を医学的にいうと「閾値《いきち》」

です。閾値とは、ある刺激を感じるか感じないかの境界線のことです。ここまでは伸ばされても痛くない、これ以上伸ばされたら痛い。その境界線が閾値です。閾値を超えれば痛い、超えなければ痛くない、です。

その閾値は絶対的に定まったものではなく、変動します。閾値をわずかに超える刺激を繰り返していると、閾値は上がります。閾値をずっと下回った刺激しか与えていないと、閾値は下がります。ストレッチに慣れたというのは、閾値が上がったことを意味します。

なぜ身体が硬いとケガしやすいかというと、逆Uの字型のグラフで説明しましたが、閾値の考えを加えるとさらに詳しくご理解いただけると思います。普段ストレッチをしない人は、ストレッチの閾値が下がっていますから、ストレッチに過敏になっています。

そのため、何か筋肉が引き伸ばされるような動作や運動をしたときに、筋肉はすぐに「切れちゃう！」と慌《あわ》てて収縮します。引き伸ばされているのに、収縮しようとしますから、筋肉は綱引きのように引っ張られて本当に切れてしまいます。

これがストレッチ不足によるケガです。だから継続的にストレッチをして、筋肉が慌てないように、ここまで伸ばしても大丈夫なんだよと「慣れ」させておくことが大切なのです。

●安全で、楽で、効果的な、正しいストレッチの方法

＊ストレッチをしたほうがいいタイミングはいつ？

静的ストレッチの後に筋力低下が生じるのは間違いないことですが、その筋力低下が永遠に続くわけではありません。ストレッチの時間や部位により報告はさまざまですが、**筋力低下の持続時間は数分～数時間程度**とそこまで長くはありません。

つまり、**柔軟性改善が目的**なら、ストレッチ後に何もやることのないタイミング「**寝る前にストレッチ**」が安全でおすすめです。

ケガの予防が目的なら、「運動前にストレッチ」ただし、「**60秒以内**」「**ウォーミングアップの一部に含める**」ことが条件です。

＊ストレッチ効果が高いタイミングはいつ？

筋肉が温《あたた》まっているときが効果的にストレッチできるタイミングです。筋温が高いと痛みの閾値が高くなるため、痛みを感じにくくなり、より深くストレッチすることができるからです。

サーカディアンリズムでいうと、午前よりも午後、午後よりも夕方〜夜のほうが、体温は高くなります。血流がよく、身体が温まっているタイミングがベストです。よって、前述のものと合わせると、**「夜のお風呂上がり〜寝る前にストレッチ」が最も安全で効果的なタイミング**です。

＊反動をつけていいいか？

ふくらはぎのストレッチに関して調査したメデイロスらのメタアナリシス（20の研究、２０１７年）によると、静的ストレッチに関しては効果が認められましたが、反動をつけておこなうバリスティックストレッチに関しては、ストレッチ効果が認められませんでした。

それだけではありません。反動をつけると、効果がないどころか、筋線維がちぎれてしまう可能性があります。筋肉が損傷して痛みが出現すると、筋力が低下するだけでなく、筋肉は痛みにより縮こまって逆に硬くなってしまう場合もあります。

反動はつけずに、そのポーズで止まっているだけの静的ストレッチが安全で効果的です。

＊ストレッチは痛いところまでやればいいいか？

疼痛《とうつう》に関するフォーゲルらの研究（２０１５年）によると、10段階（まったく痛くない０〜耐えられない痛み10）で、痛みが２の刺激強度では疼痛適応が生じ、痛みが４以上の刺激強度では空間的加重が生じたと報告しています。

これは簡単にいうと、人は「すこし痛い」くらいの刺激には慣れて、痛いと感じなくなってくるが、「痛い」以上の刺激に関しては、むしろ痛みがどんどん増強してくることを意味しています。

痛みが強くなれば筋肉は収縮しますので、それを伸ばそうとすれば、筋線維は切れてしまいます。ついつい「痛い」ところまでやってしまいがちですがダメです。とくに運動前などパフォーマンスが求められるときはダメです。

ストレッチトレランスを生じさせ、安全で効果的なストレッチの負荷量は、「すこし痛い」までとなります。

＊ストレッチは何秒やればいいか？

これまでの研究で、ストレッチ1回の時間は10秒から90秒以上と報告によりさまざまです。ただし、1回の秒数やその回数（総時間）が多いほど、ストレッチ効果は高い傾向にあり、その反面、筋力低下の割合も高くなっていく傾向があることがわかっています。

なぜストレッチの時間が長くなると筋力低下が起きるかというと、神経由来の影響もありますが、前述したとおり、時間経過とともに筋線維が壊死する割合が増えるからです。そうなると、ストレッチ効果は高く、筋力低下の割合が低い秒数がいちばん知りたいところです。しかし、それは筋肉の部位によって異なるというのが現時点での答えとなります。

ただそれではわかりにくいので、部位に関係なく安全性を第一に考えた場合、**1回30秒まで**とするのがベストです。

はじめてストレッチをする場合は、まずは10秒保持から開始します。いきなり30秒してしまうとゆるみすぎて、痛みが出現する可能性があるからです。数日試してみて何も問題がなければ20秒、それも問題がなければ30秒までと段階的に増やしていきましょう。

＊30秒を何回やればいいか？

ストレッチの効果は量（総時間）が多いほど高くなると先ほど述べましたが、さすがに限界というものがあります。

3回までは効果はグングン上昇していきますが、その後ゆるやかになり**5回くらいで頭打ち**になります。たとえ10回やったとしても5回と効果は変わりません。これが、これまでの研究における答えです。

＊毎日しないといけない？

驚くことに、毎日ストレッチするのと、週3日やるのとでは、効果は変わりません。さすがに週1日とは差がありますが、できない日があっても大丈夫です。維持が目的なら週1日で大丈夫です。

以上のことをまとめると、**安全で、楽で、効果的な、正しいストレッチの方法は、「週3回以上」「反動はつけない」「すこし痛いまで」で、「運動前」は筋力低下を避けるべきですから60秒以内で「30秒を2回まで」「夜のお風呂上がり〜寝る前」は柔軟改善を優先して「30秒を5回まで」がベスト**となります。

●ストレッチは何のためにするか？

「ストレッチは柔軟性を高めるためにする」が普通の考え方だと思います。確かにそうです。ですが、これまでご紹介したエビデンスや臨床経験に基づき、私は「ストレッチは何のためにするのか?」の答えを次のように捉えています。

「ストレッチは血管寿命を改善し、筋肉自体に伸び方を忘れさせないため」

血管寿命に関しては前述のとおりです。伸び方に関しては、生まれ持って身体が硬い人、やわらかい人、つまり遺伝による影響(行動遺伝学の報告では、柔軟性の遺伝率は78%)はもちろんありますが、どちらにせよ筋肉は伸ばしていないと硬くなるわけではありません。

筋肉は伸ばしていないと伸び方を忘れているだけです。筋肉自体は硬くなってはいません。筋肉が伸ばされる刺激に過敏になり臆病になっているだけです。麻酔がかかった状態ではみんなやわらかいです。寝ているときも神経は眠っていますからよけいな緊張がなくやわらかいです。

ストレッチトレランスによって、筋肉に伸び方さえ覚えさせていれば、よけいな緊張がなくなり、よけいな労力やよけいな代償動作がなくなり、よけいな疲れや痛みや不調の予防・改善につながります。

ただ、これは日常生活を普通に過ごせている人の話です。当然、完全に寝たきりやケガなどで不動を強《し》いられた場合には、筋線維は架橋《かきょう》といって橋が架けられたように線維同士をつなげる線維が新出して本当に硬く(拘縮)なってしまいます。

もし、そうであっても改善するにはやはりストレッチです。この場合は、上記のメカニズムではなくて、くっついてしまった線維を剥《は》がすためにストレッチをおこないます。

筋トレを始める前に

●筋トレは何のためにするか？

筋トレはストレッチと違い疲れるものです。そのため、やりはじめるのも気力がいりますし、続けるにも根気が必要な運動です。そのため、はじめに筋トレによってもたらされる素晴らしい効果についてお話をしておきます。

＊パフォーマンスが向上する

あらためて述べることではありませんが、筋トレによって筋力が増強します。トレーニングによって筋肥大することで強い力を発揮することができるようになります。

あともう一つは神経生理学的な改善から筋力が強くなります。これに関してはあとで詳しく述べます。それにより、運動や仕事や家事、趣味などのパフォーマンスが向上します。

＊血圧が低下、血流が改善する

高血圧になると心筋梗塞や脳卒中、腎臓病の発症リスクが高くなることは既知のことかと思いますが、運動によって血圧を低下させることができます。有名なのは有酸素運動です。アメリカスポーツ医学会の報告（２００４年）によると、有酸素運動により血圧を5-7mmHg低下させる効果が示されています。

その後、筋トレにも高血圧の改善効果について有酸素運動と同等の効果があることが示されました。アレクシスらのメタアナリシス（2014年）によると、低強度（最大筋力に対する割合：30〜50％）の等尺性（動かない）筋トレが正常血圧および高血圧患者の収縮期血圧を平均6・77mmHg低下させることがわかりました。

さらにペスカテロらのメタアナリシス（2015年）で、有酸素運動と筋トレの両方をおこなうと、さらに血圧低下の効果が高まることが示されました。また、頻度としては週3回以上おこなうことで、血圧低下の効果が高まることが示されています。

なぜ有酸素運動や筋トレによって血圧が低下するかというと、ストレッチの項でも述べた強力な血管拡張作用のある一酸化窒素が放出される量が増加するためです。これは同時に血流が増加することを意味します。

ある高血圧による報告（レウィングトンら、2002年）では、血圧が5mmHg低下すると、心筋梗塞リスクが5％、脳卒中リスクが8％、死亡率が4％も減少することが示されています。

＊椎間板の健康状態を維持・改善する

前述していますが、椎間板《ついかんばん》は水分を出し入れして、栄養分が入ったり、老廃物を出したりして健康状態を保っています。その水分の出し入れの方法は、適度な荷重と非荷重を繰り返すことです。つまり、有酸素運動はもちろん筋トレも荷重や非荷重を繰り返す運動ですから、椎間板の健康状態を維持・改善することができます。関節の軟骨も同じです。

＊筋肉や関節の損傷リスクを減少する

こちらも前述のとおり、損傷リスクの「逆Uの字型のグラフ」の縦幅が筋力にあたりますので、筋トレによって筋力が向上すればするほど安全ゾーンが広くなり、ケガのリスクが減るということです。ただ、椎間板や筋肉・関節のいずれも、やりすぎや間違ったやり方は逆に壊してしまいますので、注意は必要です。

＊短期的に痛みを軽減する

運動には疼痛抑制効果があります。運動をするとβ《ベータ》エンドルフィンやドーパミン、アドレナリンといった閾値を上げてくれるホルモンが放出されます。そのため、痛みが感じにくくなり軽減するというものです。

この効果は、運動の強度や活動量に比例すると報告されていますので、筋トレに限らず有酸素運動でも、激しい運動のほうが痛みの軽減効果は高くなります。ですが、ストレッチやウォーキングなどの「楽」な運動でも、時間をかければ同じように疼痛は軽減します。

要するに運動を継続することが痛みから解放された生活を送るうえでも大切ということです。

＊求心位を高め骨粗鬆症を予防する

運動による荷重刺激で骨密度が向上することは前述しましたが、ただ骨密度を上げるのではなくて正しく骨密度を上げることが大切です。

リハビリの世界では「求心位」という言葉があります。それは、関節において骨と骨がズレていないで、本来の正しい位置に収まっている状態のことです。この求心位を保ちながら関節を動かせば、痛みもなく楽に関節を動かせて強い力を発揮することができます。

しかし、求心位が保てていないと、骨と骨がぶつかって損傷したりします。洗濯機の脱水のときに、洗濯物のバランスがよいと中心の軸できれいに回転してくれますが、バランスが悪いとガタンゴトンとうまく回らずに横揺れして壊れてしまうんじゃないかと心配になるときがありますよね。あのようなイメージです。

背骨の場合は、積み木でいうとすこしもズレずに、ピッタリ合って積めている状態が求心位です。この求心位の状態は、骨にとっては正しい荷重のかかり方となるため、骨が正しく形成されやすい位置となります。

もしズレた状態で荷重がかかった場合は、一部に荷重ストレスが集中するため、それが続くと骨密度は上がったとしても部分的で骨は変形してしまいます。よって、求心位を保った状態で正しく骨密度を上げることが大切です。

では、求心位を高めるために必要なことは何かというと、ストレッチと筋トレです。関節は筋肉が跨《また》っています。そのため、関節を跨っている筋肉それぞれのバランスがよければ、関節は自然と求心位をとるようになっています。

どれか1つでも硬かったり、筋力が弱ければ、バランスは崩れてしまいますから求心位を保った状態で関節を動かすことはできません。そのため、ストレッチと筋トレにより筋肉のバランスをよくすることが大切です。

ここまでは、筋トレの効果についてお話ししてきましたが、次に筋トレの最適な方法についてお話ししていきます。

●最適な筋トレ方法

筋トレにはエビデンスに基づく最適な方法というものがあります。しかし、全員が同じ方法でおこなうとオーバーワークとなって、痛みやケガを引き起こしてしまう人が出てきます。それでは本末転倒です。そこで、私は臨床において「高齢者と運動初心者」と、普段から運動をしている「運動継続者」の2グループに分けて、それぞれ異なる筋トレ方法をご提案しています。

本書では前者に向けた運動方法を中心にご紹介していますが、後者の方はいまおこなっている運動方法が効率的に実施できているかを確認してみてください。それでは、先に両者のポイントをお伝えしておきます。

⬇「高齢者と運動初心者」にとって最適な筋トレ方法

・安全第一

せっかく筋トレを始めても、逆に悪くしてしまってはいけません。安全な方法から始めることが背骨を守ることにつながります。

・静的（等尺性）トレーニング

・多関節トレーニング

・低負荷・高回数

⬇「運動継続者」にとって最適な筋トレ方法

・効果優先

すでに運動を継続的におこなえている人にとっては、最も効果的な筋トレ方法を実施することが第一優先になります。

・動的（等張性、等速性）トレーニング

・多関節トレーニング＋単関節トレーニング

・高負荷・低回数

●筋肉には白筋、ピンク筋、赤筋がある

まず、筋肉についてのお話です。

筋肉の線維を生理学的、病理学的に見ると、Ⅰ型（遅筋《ちきん》線維）とⅡ型（速筋《そっきん》線維）で構成されています。Ⅱ型（速筋線維）はさらにⅡa型とⅡx型の2つに分かれます。

それぞれの特徴は、次のとおりです。

Ⅰ型（**遅筋**）：**赤筋**《せっきん》（血管多い）、収縮速度は遅く、力は弱いが、持久性がある。すべての動きで優先的に使われる。筋トレ方法は低負荷・高回数がよい。筋肥大はしにくい。

Ⅱx型（**速筋**）：**白筋**《はっきん》（血管少ない）、収縮速度はとても速く、力はとても強いが、持久性がない。大きな力を出すときにはじめて使われる。筋トレ方法は高負荷・低回数がよい。筋肥大しやすい。

Ⅱa型（**速筋**）：速筋に分類されますが、Ⅰ型とⅡx型の中間の性質をもつためわかりやすく**ピンク筋**とします。収縮速度も速く、持久性もある筋肉です。

人間ではⅠ、Ⅱx型線維の両方の筋線維が一つの筋肉に混在していて、筋肉によりその比率は異なります。

たとえばふくらはぎにあるヒラメ筋のような、抗重力筋といわれる主に姿勢を保持するために使われる筋肉にはⅠ型（遅筋）が多いです。しかし、ふくらはぎにある腓《ひ》腹筋《ふくきん》（ししゃものように見える筋）のような主に走ったり運動したりするときに使われる筋肉にはⅡx型（速筋）が多いです。

また、これらの**遅筋と速筋の割合は個人によっても異なります。遺伝的要因が大きいため、トレーニングをしたからといって遅筋と速筋の根本的な割合は変化しません。**

小さい頃に歩き方や走り方を習うことはありませんが、足が速い人は速い、遅い人は遅いですよね。たとえ走り方を習って練習したとしても劇的に速くなることはありません。速筋が多ければ速い、少なければ遅い、ただそれだけです。生まれてきたときに決まっているのです。

しかし、近年の研究において、ある条件下では遅筋を速筋に変えることができると報告されています。その一つは宇宙空間です。

トラップらは6ヵ月間の宇宙滞在によって、人の腓腹筋でⅠ型（遅筋）が減少し、Ⅱa、Ⅱx型（速筋）が増加したと報告（２００９年）しています。無重力空間により筋肉への力学的負荷を極限まで減らした結果です。

もう一つは、ラットの研究ですが、ブリコウトらは、交感神経を活性化させるβ_2受容体作動薬（主に気管支拡張に関わる）を投与するとヒラメ筋のⅠ型（遅筋）が減少し、Ⅱa（速筋）が増加したと報告（２００４年）しています。

これらの報告があるため、未来はわかりませんが、当分の間は地球上で生活する私たちにとっては、不可能ではないにしろ、速筋を増やすことは現実的にはむずかしいのが現状です。

次に、速筋を遅筋に変えることはできるのでしょうか？

これは、これまでの研究からⅡ型（速筋）の筋肉間では可能であることがわかっています。**有酸素運動に限らずどのような筋トレや運動でも、トレーニングを積んでいくとⅡx型（白筋）がⅡa型（ピンク筋）に変化していきます。**

どのようなトレーニングでも続けることでだんだんとⅡx型（白筋）が減って、Ⅱa型（ピンク筋）が増えていきます。つまり、瞬発性や力強さに持久性がついてくるようになります。

余談にはなりますが、このことはサッカーやテニスのように長い時間走り続けながら俊敏な動きが求められるスポーツには必要なことですが、ウェイトリフティングのような瞬間だけ強い力が必要な競技には逆効果になる可能性を秘めています。

今後研究が進むことで、スポーツの種類に応じた適切なトレーニング方法がわかるかもしれません。これまでの常識が非常識になるかもしれません。宇宙空間でのトレーニングや医学的治療も常識になる日がもしかしたら……。

●落ちやすい筋肉を鍛えたほうが効率的

病理学的に見ると、**加齢による萎縮はⅡ型（速筋線維）が中心**で、筋線維の数が減少することがいちばんの原因です。

廃用による萎縮はⅠ型（遅筋線維）が中心で、筋線維の数は変わらずやせ細ることがいちばんの原因です。最終的にはⅠ型、Ⅱ型とも減少します。

つまり、**寝たきりではなく、日常生活は普通に過ごせている方は、Ⅱ型（速筋線維）を筋トレすることが効率的で効果的**となります。

病気やケガなどで、寝ている時間が増えてしまった方は、Ⅰ型（遅筋線維）を筋トレすることが効率的で効果的となります。

ただし、背骨を守るために最も重要な筋肉**「脊柱起立筋《せきちゅうきりつきん》」に関しては、Ⅰ型（遅筋線維）に分類されますが、加齢により低下しやすい筋肉**となります。ちょっとややこしいですが、これには理由があります。

速筋や遅筋という分類ですが、どちらか一方の割合が55％を超えていた場合に、そのタイプ優位の筋すなわち速筋や遅筋と表現します。

遅筋の例をあげると、母指内転筋（親指を人差し指に近づけたときに膨《ふく》らむ母指球の一部）は遅筋割合80・4％、ふくらはぎのヒラメ筋（立位や歩行で働く）は86・4％です。いずれも日常でたくさん使用する筋肉で、持久性に富んでいることが経験的にもわかるかと思います。そのため、加齢に伴い「最近、手の母指球が細くなったなぁ」などと病気やケガ以外で筋肉が減少したと感じたことはないと思います。

脊柱起立筋の遅筋割合はどうかというと、58・4％です。つまり、ギリギリ55％を超えているため遅筋に分類されているだけです。そのため、遅筋ではありますが、速筋の割合も多いため加齢により低下しやすい筋肉となります。

一般的に筋力は、20〜30歳でピークとしてそれ以降は減少していき、50歳代から低下の割合は高くなっていきます。80歳代までには30〜50％低下するとされています。筋肉量は50歳代以降で1年に2

％ずつ減少し、筋力はおおむね1年に1〜2％ずつ低下します。すごいスピードです。この加齢による筋力低下に抗《あらが》うためには、当然筋トレが必要です。しかし、大変なことは続きません。よって、楽にするためには、いかに効率よく鍛えるかが大切です。

それでは脊柱起立筋やⅡ型（速筋線維）の筋肉を効率よく鍛えるための方法を、先に述べたポイントから順にご紹介していきます。

●静的トレーニングと動的トレーニング

筋の収縮形態には、等尺性（動かない）収縮、等張性（動きを伴う）収縮、等速性（一定の速度で動く）収縮があります。この収縮形態を2種類に分けるとすると、「動かない」か「動く」かです。筋トレでいうと、動かない筋トレを「静的トレーニング」、動きを伴う筋トレを「動的トレーニング」といいます。

たとえば「静的トレーニング」は手を前に伸ばした状態で止めておくことです。ずっとそのままだと肩の筋肉が疲れてきます。関節を動かさずに筋肉だけを鍛えることができるため、ケガをするリスクが低い安全な筋トレ方法となります。

逆に「動的トレーニング」は、たとえばダンベルを持ち上げて、下ろして、を繰り返すような筋トレ方法です。これは関節の動きを伴う筋トレのため、ケガしてしまうリスクが高い方法となります。しかし、スポーツや運動は、関節の動きを伴う動作がほとんどであるため、実際の動きに近いトレーニング方法は「動的トレーニング」となります。

そのため、同じ負荷量のトレーニングをおこなった場合には、両者とも筋力増加は同等となりますが、動きを伴ったパフォーマンスにおいては「静的」よりも「動的トレーニング」をおこなったほうが向上することがわかっています。

よって、私がおすすめする方法は、**安全第一の「高齢者と運動初心者」は「静的トレーニング」、効果優先の「運動継続者」は「動的トレーニング」**です。

●単関節トレーニングと多関節トレーニング

筋肉には単関節筋と二関節筋というものがあります。単関節筋は関節を1つだけ跨《また》いで付着する筋肉になります。二関節筋は多関節筋といわれることもあって、2つ以上の関節を跨いで付着する筋肉になります。

単関節筋は骨に近い深部にある深層筋に多く、遅筋線維が多いのが特徴です。二関節筋は体表から見える浅層筋に多く、速筋線維が多いのが特徴です。

ということで、**速筋である二関節筋を鍛えることが効率的**となりますが、単関節筋と二関節筋では鍛え方が異なります。これもちょっとややこしいですが、二関節筋を肥大させやすいのは、マシンやダンベルを使うような1つの関節だけ動かして鍛える単関節トレーニングです。

逆に単関節筋を肥大させやすいのは、地面に手や足が着いた腕立てやスクワットのような多くの関節を同時に動かして鍛える多関節トレーニングです。

単関節トレーニングで鍛えられるのは、基本的に1つの筋肉ですから、何個も鍛えようとしたら時間がかかります。逆に多関節トレーニングは、一度にたくさんの筋肉を鍛えられますので時間は短くてすみます。

よって、筋トレは継続できてこそ意味がありますので、私がおすすめする方法は、**「高齢者と運動初心者」は多関節トレーニング、「運動継続者」は多関節トレーニング＋単関節トレーニング**です。

「高齢者と運動初心者」はとにかく時短で一度にたくさん鍛える。「運動継続者」は筋トレ大好きですから両方ともおこなって単関節筋も二関節筋も両方鍛えます。

ただし、「高齢者と運動初心者」に関しては、「多関節トレーニングだけだと速筋が鍛えられないのでは？」と疑問に思われた方もいると思いますが、大丈夫です。あることに注意すると速筋も鍛えられるのです。それは次項でご紹介します。

●「高負荷・低回数」か「低負荷・高回数」か

このポイントをご紹介する前に、「運動単位」と「サイズの原理」というものをお話ししておかなければなりません。

⬇「運動単位」（モーターユニット）

筋線維は神経とつながっていて、神経からの指令が届くことで動きます。1本の神経が1個の筋線維とだけつながっているわけではなく、複数の筋肉とつながっています。この1つの運動神経と、それが支配する筋線維の集団をまとめて「運動単位」（モーターユニット）といいます。

なぜ運動単位と呼ぶかというと、おおもとにある1つの神経細胞が活動し、神経線維に沿って指令を送ると、そこにつながっている筋線維がすべて同じように収縮するからです。ある筋線維は動いているのに、ある筋線維は動かないということはありません。1つの運動単位に所属している筋線維は、すべて等しく活動します。どんなときも1つの単位として動くので、運動単位といわれています。

運動単位にはさまざまなサイズがあることがわかっています。小さなものは数十本、大きなものになると2000本以上の筋線維を支配しているとされています。

1個の神経細胞がたとえば20個の筋線維しか支配していないようなものを「小さな運動単位」、2000本ものたくさんの筋線維を支配しているようなものを「大きな運動単位」と呼びます。

小さな運動単位が活動した場合、小さな力しか発揮できません。それが遅筋です。

それと比較して、大きな運動単位が活動した場合は、大きな力を発揮することができます。それが速筋です。

➡「サイズの原理」

サイズの原理とは、弱い力を発揮するときには小さな運動単位の遅筋線維しか使われず、大きな力を発揮するときにはじめて大きな運動単位の速筋線維が使われるというものです。

筋肉を太くするには、太くなる速筋線維を使わなければなりません。そのため、サイズの原理から、ある程度以上の大きな筋力を発揮しないと、速筋線維を鍛えることはできません。だから、重い負荷を使って大きな力を出さないと筋肉は太くならない、という説明が昔からなされてきました。

その筋トレ方法の代表的なものがRM法というものです。RMとはRepetition Maximum（最大反復回数）の略です。

たとえば、私が60キロのバーベルを挙げて、2回目にトライしたらもう挙がらなかったとします。それは1RM（最大筋力に対する割合：強度100％）となります。10RMといったら、10回までは挙げられるけれど、11回目はもう挙げられないことをいいます。そして、目的に応じたRMの目安が示されています。

最大筋力アップには1～4RM（強度90％以上）、筋肥大には5～14RM（強度70～87％）、筋持久力アップには15RM～（強度67％以下）です。つまり、自分の最大筋力に対して70％以上の負荷をかけて筋トレをしなければ、筋肥大・筋力アップはしないということです。

たとえば「腕立て伏せが最初は3回しかできなかったのに、いまは30回もできるようになった」という人がいたとします。この場合、最初は3RMですから腕や胸の筋肉は肥大していきます。ところがいまは30RMですから、負荷が小さすぎて筋肥大しないので意味がありません。

そのため、背中に重りなどを乗せて14回以下（強度70％以上）で限界を迎えるように負荷を増やして腕立て伏せをしなければなりません。そして、また筋肥大すると14回以上できるようになりますので、また負荷を上げて、反復回数を下げるといった具合です。これが、筋トレは「高負荷・低回数」と謳《うた》われてきた理由です。「高負荷・低回数」というのがこれまでの常識でした。

●筋トレは「何回ではなく、疲れるまで」が正しい

ところが、最近の研究でこれまでの常識が引っくり返りました。かつて運動部やプロスポーツの世界では、足腰を鍛えるためにうさぎ跳びをしました。また運動中は水を飲んではいけないともいわれていましたが、いまでは完全に否定され、むしろ悪いこととされています。

うさぎ跳びは膝関節を壊しますし、運動中の適度な水分補給は脱水症状を防ぐために欠かせないことがわかったためです。筋トレの世界でも、新たなエビデンスが登場したことで、**「高負荷・低回数」でなくてもいい**ことがわかったのです。

実は軽い負荷であっても、筋肉がしっかりと疲労するまで繰り返せば、筋肥大するというものです。

軽い負荷の場合、最初は遅筋線維が働いてくれますが、その運動をずっと続けていれば、遅筋にもいずれは限界がきます。そうすると見かねた速筋線維が手を差し伸べてくれます。遅筋線維は速筋線維にバトンタッチをして、速筋線維が働いてくれるため筋肥大するという仕組みです。

また、**筋肥大はどれだけ負荷を与えたかの総負荷量に比例する**ということもわかりました。たとえば100キロのものを1回持ち上げたのと、1キロのものを100回持ち上げたのでは、持ち上げた総量は100キロで同じになります。

その場合、筋肥大の割合は同じということです。ただし、ちゃんと筋肉が疲弊するまで繰り返すということが条件となります。前述の「総負荷量の法則」と同じで、損傷リスクも筋肥大効果もポイントとなるのは「総負荷量」です。

以上のことから、新たな常識が生まれました。

筋トレは「低負荷・高回数」でもよい。

大事なのは筋肉がしっかりと「疲労するまで繰り返す」ことで、「筋肥大効果は総負荷量に比例する」ということです。

私は臨床現場、運動教室、ジム、メディアなどさまざまな場面において、「筋トレは何回したらよいですか?」という質問をよく受けます。この問いに対して、ここまでお読みいただいたみなさんは何て答えますか?

「10回3セット」、「20回3セット」というような答えは間違っています。もし、その人にとって10回が楽だった場合、負荷が不十分ですから速筋は働きません。逆に5回で限界を迎えた人が無理に10回までやれば、オーバーワークでケガをしてしまいます。

したがって、この問いに対して私がいつもお伝えしている答えは、**「筋トレは何回ではなく、疲れるまでやってください」**です。そして**「筋トレはやった量に比例しますよ」**をつけ加えます。

「低負荷・高回数」は、関節を痛めてしまうリスクが低いにもかかわらず、筋肥大効果は同じといいことづくめですが、難点は時間がかかることです。

「高負荷・低回数」は、関節を痛めてしまうリスクは高いのですが、時間は短くてすみます。筋肥大効果は両者とも同じとお伝えしていますが、この「高負荷・低回数」には「低負荷・高回数」にはないメリットがあります。それは、トップアスリートやプロレベルのスポーツ選手の最大パフォーマンスレベルがすこし高くなるということです。

筋肥大は同じですが、思いっきり力を入れたときの最大筋力はすこし高くなるということです。なぜなら、限界ギリギリでの筋肉の使い方を事前に経験しているためです。たとえば同じ筋肉量の重量挙げの選手がいたとして、いつも50キロのバーベルでしか練習していない選手は、本番で100キロを持ち上げるのはむずかしいですよね。練習から100キロを持ち上げていれば、本番で成功する確率は高くなることは容易に想像できます。

筋トレで1～4RMのような非常に重いものを持ち上げる経験をしていることで、本番でどのように筋肉を働かせたら最高のパフォーマンスを発揮することができるか脳が経験的にわかっているからです。

よって、私がおすすめする方法は、**安全第一の「高齢者と運動初心者」は「低負荷・高回数」、効果優先の「運動継続者」は「高負荷・低回数」**です。

●筋トレ：予備知識

＊「筋トレをするとなぜ筋力が増強するか？」

筋トレによって筋力がアップするのは、筋肥大（主に速筋）するからだけではありません。神経生理学的な改善もするからです。それは、トレーニングによって①大きな運動単位が活動しやすくなること、②各々の筋肉が収縮するタイミングが上手に合うようになること、③神経から筋肉への指令が増えるようになることです。

綱引きでいえば、トレーニングを積むことで、①力持ちの人が多く集まり、②綱を引くタイミングが一致していて、③綱を引く回数も増えるため、強くなるようなイメージです。先ほどの、「高負荷・低回数」のほうが、最大パフォーマンスがすこし向上するという話は、この神経生理学的な効果とされています。

また、筋トレによって筋肥大してくるのは、1週間後からという報告もありますが、基本的には約2カ月後とされています。しかし、その前に筋力はもちろん増強します。それもこの神経生理学的な改善によるものです。

ちなみに、2カ月経過しなくても見た目で筋肉が太くなったように感じられるかもしれませんが、それは残念ながら筋肉が太くなったのではありません。ただ筋肉に水が溜まってむくんでいるだけです。

ですが、めげずに筋トレを続けましょう。2カ月以上筋トレを継続した先に、真の筋肥大が待っていますから。

＊「パフォーマンスを高める最適な方法は〝狙った可動域〟」

「ある条件におけるパフォーマンスを高めたい！」という質問を受けることがあります。たとえば、「ゴルフの飛距離を伸ばしたい」、テニスなどで「とっさに反応できるようになりたい」「社交ダンスでよい姿勢をずっと保持したい」などです。

これに対するエビデンスに基づいた私の答えは、「その動きそのものを繰り返し練習すること（特異的な練習）が最も上達します」です（一部前述していますが、追加で解説します）。

「なんだ、そんな普通のこと？」と思われたかもしれませんが、それが科学的に正しいのです。たとえば、ゴルフでねじる筋トレをしたり、腕の筋トレをしたり、とスウィングに関連する部分的な練習をすれば確かに飛距離は伸びます。しかし、実際に打ちっぱなしなどのスウィング練習をするほうが、もっと飛距離が伸びるのです。

もし、ジャンプやダッシュが必要な競技をしている人の場合は、深いスクワットをしたほうが負荷は大きくなるため、下肢筋力の肥大効果は高くなりますが、浅い角度のクウォータースクワットでの練習もやったほうがいいことになります。なぜなら、ジャンプやダッシュのときには、そこまで深い角度のスクワット姿勢をとらないからです。ジャンプするときにとる浅いスクワット姿勢でも筋トレをすること（特異的な練習）が、ジャンプの能力を最も高くする方法になります。

背骨を守ることでいえば、**「狙った可動域で筋トレ」**をしましょう。よい姿勢を保持する能力を高めるには、背骨がS字の状態で体幹筋を鍛えることです。仕事や家事や介護などで中腰姿勢をとらざるをえないときは、中腰姿勢の状態で体幹筋を鍛えることです。

中腰姿勢での筋トレは損傷リスクが高くなりますので、おすすめできませんが理屈としてはそういうことです。

このように、**目的とする関節角度でおこなった運動が、最もその関節角度での筋力発揮に有効性**を示すことがわかっていますので、**特異的な練習がパフォーマンスを高めるのに最適な方法**となります。

＊「乳酸は悪者ではない」

血液中の乳酸濃度は運動強度が高まるにつれて増加します。そのため、これまでは乳酸は筋肉に溜まる老廃物や疲労物質だと考えられてきました。乳酸が溜まって筋肉が酸性に傾くことで筋力が低下するといわれてきました。

しかし、現在では酸性に傾くことによる影響は非常に小さいことから否定されています。むしろ、疲労を抑制する物質であり、とてもよいエネルギー源であるという扱いに変わっています。こちらも常識が引っくり返っています。

乳酸は、生命のエネルギー源である糖（グリコーゲン）を分解することで出てくる物質です。安静時や低強度の運動時には、筋肉内のミトコンドリア（エネルギー産生工場）において有酸素下で糖を分解してエネルギーを産生します。

しかし、筋トレやダッシュなどの高強度の運動でエネルギー供給がミトコンドリアだけでは間に合わなくなると、解糖系といって無酸素下でもエネルギーを産生できる方法も利用します。なぜなら、解糖系はミトコンドリアに比べてエネルギー産生速度が3倍以上であるためです。

このように、糖をたくさん使うような運動をすればするほど、乳酸が多く出るということです。そして、その出てきた乳酸は再び、ミトコンドリアに取りこまれエネルギーの産生に利用されます。よって、**乳酸は老廃物ではなく、立派なエネルギー源**なのです。

乳酸のよい仕事っぷりは、それだけではありません。乳酸はミトコンドリアの数を増やしたり、血管の新生を引き起こしたりすることも報告されています。

また、乳酸は白色脂肪細胞を褐色脂肪細胞に変化させることも明らかとなっています。白色脂肪細胞はいわゆる「脂肪」です。褐色脂肪細胞は、いわゆる「やせる脂肪」で、脂肪を分解して熱を生み出す性質を持ちます。新生児や冬眠動物が温かいのは、この褐色脂肪細胞が多いからです。

運動をして乳酸をたくさん出すことが、筋肉を育て、健康的な身体をつくることになります。

＊「よい筋肉はやわらかいってホント？」

筋肉に力を入れたときは硬くなって、力を抜いたときはプニョプニョとやわらかくなる筋肉のことを、よく「よい筋肉」といわれることがありますが、ホントでしょうか。

短距離と長距離の陸上選手の下肢筋の硬さを超音波エコー検査により調査した宮本らの報告（2019年）によって、新しい知見が得られました。短距離選手は硬い筋肉の人のほうが100メートル走が速く、長距離選手はやわらかい筋肉の人のほうが5000メートル走が速いという結果でした。

短距離選手は速筋、長距離選手は遅筋が多いことはすでにわかっており、それが影響している可能性が示唆されています。よって、**「よい筋肉はやわらかいはウソ」**となり、**「よい筋肉は目的によって硬い・やわらかいのどちらがいいかは変わる」**が正しいとなります。

有酸素運動をめぐって

●筋トレと有酸素運動は同じ運動

一般的に、ストレッチと筋トレと有酸素運動の3種類を別の運動として取り扱うことが多いと思いますが、筋トレと有酸素運動の2つは枠組みとしては同じ運動です。

運動を次のように大きく2種類に分けると、筋肉を伸ばす運動の「ストレッチ」か、筋肉を縮める運動の「筋トレと有酸素運動」かです。と述べながらも本書でも3種類に分けてしまっていますが、ここでなぜ筋トレと有酸素運動を同じ運動と考えてよいかを説明するためです。

有酸素運動は、強い力は必要なく持久性が求められますので遅筋中心であるのに対し、筋トレは、瞬間的に強い力が必要ですので基本的には速筋中心の運動となります。運動の負荷量で考えたら負荷が少ないものは有酸素運動となり、負荷が大きいものは筋トレ（無酸素運動）となります。つまり、同じ運動だったとしても負荷の大きさで有酸素運動か筋トレに分かれます。

その負荷に応じて遅筋と速筋のどちらを使ったほうが効率的かを、身体が自然に判断しているだけです。もちろん前述のとおり負荷が軽かったとしても、ずっと続ければ遅筋だけでなく速筋も働くことになります。イメージとして筋肉を太くするには筋トレ、脂肪燃焼するには有酸素運動と思われがちですが、両者とも筋肥大の効果も脂肪燃焼の効果もあります。

ただ、負荷量が違うので、運動をおこなえる時間が違うだけです。有酸素運動は負荷が軽い運動だから、長い時間続けることができ、脂肪燃焼の速度が上昇する「20分以上の運動」に適しているだけです。そして、長い時間ずっと心臓や肺を働かせることができるので心肺機能が向上したり、持久力が向上したりしやすいだけです。

基本的には筋トレも有酸素運動も違う名前がつけられただけで、筋肉を縮める運動としては同じです。

●マイオカインの抗炎症作用

背骨を曲げないためには、老化に抗うこと。老化に抗うためには、炎症に抗うこと。炎症に抗うためには「運動が大事」と前述しましたが、近年、筋肉を縮める運動によって筋肉から分泌されるサイトカインである「マイオカイン」による抗炎症作用などが報告されてきています。

マイオカインについては、まだまだ未解明なことが多いのですが、本書では最も古くから知られているＩＬ‐６（インターロイキン―６）についてご紹介します。

さまざまなサイトカインがある中で、運動により筋肉から最も早く、最も多量に血中に分泌されるのがＩＬ‐６です。このＩＬ‐６の量は運動量に比例するといわれています。時間が長いほど、強度が強いほど、働かせる筋肉が多いほど、血中ＩＬ‐６は多くなります。なお、働かせていない筋肉からは分泌しません。

ＩＬ‐６の作用は、筋肉では糖の取りこみを促進、肝臓では糖の産生が増加、脂肪組織では脂質代謝の亢進、脂肪細胞由来のＴＮＦ‐α（腫瘍壊死《しゅようえし》因子）産生を抑制することによりインスリン抵抗性の改善から血管内皮細胞の動脈硬化を予防、筋形成を促進、抗炎症性効果が報告されています。

つまり、筋肉を縮める運動であれば、筋トレや有酸素運動に関係なく、ただ運動量に応じてマイオカインは分泌され、上記効果が期待できるということです。そのため、前述したような筋トレの効果も有酸素運動の効果も実はほぼ同じなのです。

抗炎症作用には、「筋トレのみ」や「有酸素運動のみ」よりも「筋トレ＋有酸素運動」が効果的です。「筋トレ＋有酸素運動」で加齢による筋肉量減少や生活習慣病の予防・改善を図ることが、炎症を鎮静化させ、結果的に背骨を守ることにつながります。

●筋トレと有酸素運動は同時にやってはいけない？

筋トレと有酸素運動は同じ運動であって、両方やったほうがよいと述べましたが、実は落とし穴があります。それは、**筋トレと有酸素運動を同時にやると筋肥大や、筋力増強効果に悪影響**がある。これを**「干渉効果」**といいます。

この干渉効果についてウィルソンらは21の研究のメタアナリシスを報告（２０１２年）しています。「筋トレのみ」「有酸素運動のみ」「筋トレ＋有酸素運動」の３条件における筋肥大、筋力増強、パワー増強の効果を検証しました。

その結果は、すべて**「筋トレのみ」＞「筋トレ＋有酸素運動」＞「有酸素運動のみ」の順に高い効果**を認め、筋トレと有酸素運動を同時におこなうと干渉効果があるというエビデンスを示しました。

また、コフィー＆ホーリーらは、この干渉効果は運動初心者にはほとんど影響が生じないが、トレーニングを継続すればするほど、つまり運動継続者ほど影響が大きくなることを報告（２０１７年）しています。なんとも皮肉なことです。

●なぜ干渉効果は起きるのか？

ジョギングなどの有酸素運動をおこなうと遅筋は当然疲労します。その疲労が残った状態では筋トレは十分におこなえず総負荷量が減り、速筋への負荷量が減るため、肥大効果が低下します。逆に筋トレをしっかりやったあとに有酸素運動をした場合であっても、肥大効果は低下します。それには「AMPK」（AMP活性化プロテインキナーゼ）というある酵素が関係しています。

ジョギングなどの有酸素運動は酸素を取りこむことでエネルギーを生み出していますが、次第に「はぁはぁ」と息があがってきて低酸素の状態になると、AMPKという酵素が活性化します。AMPKは低酸素や摂食制限などで細胞内のエネルギーが減ると活性化され、脂質や糖質の代謝を促進してエネルギーをつくり出す役割を持っています。

「メタボリックセンサー」と称され、言い換えるなら「エネルギーの管理者」でしょうか。したがって、AMPKの活性化は、脂質代謝の促進、糖質代謝および脂肪蓄積の抑制などエネルギー代謝の活性化を促し、肥満や糖尿病などの生活習慣病の予防・改善に寄与するといわれています。

しかし、AMPKはエネルギー供給系を増強すると同時に、エネルギー消費に関わる筋タンパク質合成酵素のmTOR（エムトア）の活性化も抑制してしまいます。なぜならmTORは筋トレとタンパク質摂取によって筋肉を合成する酵素ですから、**筋肉が増えてしまうと基礎代謝が上がりエネルギーの消費量が増えるため**です。

このようにAMPKは、エネルギーが枯渇《こかつ》しないように細胞全体を省エネ化して生命を守ろうとします。そのため、筋トレと有酸素運動を同時におこなうと干渉効果が起こってしまうのです。

●筋トレによる筋肥大を邪魔しない方法

健康や老化にとって「筋トレ＋有酸素運動」がよいことは明らかですが、せっかくがんばっても干渉効果で損をするのは嫌です。どうにか干渉効果を起こさない方法はないのでしょうか？

あります。

それは、**ＡＭＰＫの影響を最小限にすること**です。

ＡＭＰＫは細胞内のエネルギーが減少するほど活性化するわけですから、有酸素運動の時間や負荷量が増加するほど活性化します。よって、時間と負荷量をコントロールすることが干渉効果を起こさないために必要となります。

時間については長時間しないことですが、具体的にはのちほど。

負荷量については、筋の収縮形態から紐解《ひもと》いていきましょう。前述した筋の収縮形態の一つである「等張性収縮」のような、動きを伴う筋収縮には、筋が短縮しながら力を発揮する求心性収縮（コンセントリック収縮）と、筋が引き伸ばされながらも力を発揮する遠心性収縮（エキセントリック収縮）があります。

たとえばバーベルを持ち上げるのは求心性収縮、ゆっくりとブレーキをかけながら下ろすのは遠心性収縮となります。同じ重さのバーベルだとしても、求心性収縮よりも遠心性収縮のほうが、筋肉への負担は大きいという特徴があります。

ほかには階段を上ったり、ジャンプしたりするのは求心性です。山を歩いて下ったり、スキーで滑り降りたりする場合は、全体として見ると、筋をブレーキとして使うので遠心性です。上りよりも下りのほうが疲れるとよくいわれるのは、この収縮形態の違いによるものです。

ランニングは主に遠心性収縮のため、筋肉にダメージや疲労が残りやすいです。つまりエネルギーをたくさん消費する有酸素運動だからです。

バイクや水泳は主に求心性収縮のため、筋肉のダメージや疲労が少ない、エネルギー消費の少ない有酸素運動です。

もちろん実施時間は同じで考えた場合です。ウォーキングは抜かしていますが、それはさらにエネルギー消費の少ない有酸素運動だからです。

この負荷量について、このあと具体的に述べますが、人によって体力の差はありますので、**どんな運動であっても「はぁはぁ」すれば自分にとっては負荷量が大きい、「楽」に感じれば負荷量は小さい**、と考えていただくのが最も正しい判断であることは覚えておいてください。

●干渉効果を起こさない具体的な方法

有酸素運動を週4日以上おこなうと「干渉効果」が強くなってしまうとの研究結果があります。

2019年の研究で、週2回、30分のバイク運動では、「干渉効果」は見られなかったとの報告や、長時間の有酸素運動は「干渉効果」を強めてしまうため、1回20〜30分にとどめるとよいとの研究報告もあります。

ウォーキングに関しては低強度の有酸素運動になりますので、AMPK活性化の影響はとても少ないため、30分以上でもよく「筋肥大優先」の人にはおすすめです。

よって、「干渉効果」を起こさないための有酸素運動の仕方は次のとおりとなります。

ウォーキングの人：何も気にしなくてよい

●有酸素運動は細胞老化を誘導する

なぜ本書でも「有酸素運動」の項目を立てたかというと、「筋トレ」と同じ運動であることを説明するためのほかに、有酸素運動によりもたらされるＡＭＰＫが正しい細胞老化を誘導することがわかったためです。

「老化？　有酸素運動で老化してしまうの？　それなら有酸素運動しないほうがいいよね？」と思われたかもしれませんが、これは一般的にいわれる老化とは違います。

私たちの細胞は何かダメージを受けると、細胞老化を起こし、細胞が死に、また新しい細胞に再生されるといったサイクルを繰り返しています。ただ、細胞老化にも悪い老化の仕方をする細胞がいます。それが、慢性炎症の原因であるとも考えられています。

悪い老化の仕方とは、細胞老化を起こした老化細胞が、死なずにそのまま長期的に存在し続けている状態です。その悪い老化細胞からは、炎症作用や発がん促進作用を有する炎症性サイトカインなどがずっと分泌され続けます。その結果、自分の身体をも蝕《むしば》んでしまうほどの炎症にまで発展してしまうと慢性炎症の状態となります。嫌なことに、この悪い老化細胞は加齢に伴いその割合が増えていきます。

そこで救世主として現れたのがＡＭＰＫです。２０２０年に札幌医科大学の齋藤《さいとう》らは、正常マウスにおいて、運動をおこなうと、骨格筋の間葉系前駆細胞（ＦＡＰ）という場所が細胞老化を起こし、筋の再生が促されることを発見しました。

さらに、悪い細胞老化の例として慢性筋炎のモデルマウスに対してFAPの細胞老化を誘導するために運動とAMPKを活性化する薬物治療の併用治療をおこなったところ、FAPの正しい細胞老化が誘導され、筋の再生が促されました。

つまり、運動という刺激を加えることで、細胞は正しく老化することができる。正しく老化した細胞は死ぬことができる。すっきり死ぬことでよけいな炎症がなくなる。死んではじめて新しい細胞に生まれ変わることができる、ということです。

運動によって細胞に死をもたらすことが健康によいという、何とも人体の神秘性を感じるメカニズムです。

●筋トレは苦手、有酸素運動ならできる人へ

ここまで、同じ枠組みである筋トレと有酸素運動について述べてきましたが、「どちらかというと筋トレよりは有酸素運動のほうが続けられそう」という方に、有酸素運動を中心とした目的別の運動指標をご提案したいと思います。

まずは簡単な復習から。

・筋トレ効果は総負荷量に比例する。
・有酸素運動は負荷量に応じてAMPKが活性化する。AMPKは筋肥大の邪魔はするが、抗炎症作用により筋力低下は予防できる。

◇有酸素運動：ジョギングや水泳など「はぁはぁ」レベル
⬇AMPK活性化＋＋＋、筋力低下予防効果＋＋＋、筋肥大抑制＋＋＋（＋は効果や影響の強弱）

◇有酸素運動：ウォーキングなど「楽」レベル

⬇ＡＭＰＫ活性化＋、筋力低下予防効果＋、筋肥大抑制＋

以上をふまえて、

▼「現状維持でいい、いまの若さを維持できればいい」という人は

⬇有酸素運動「はぁはぁ」レベルだけ（週2〜3回、1回20〜30分）、もしくは、有酸素運動「楽」レベル（毎日）＋筋トレ（週1回）

▼「現状よりよくしたい、若返りたい」という人は

⬇有酸素運動「はぁはぁ」レベル＋筋トレ（それぞれ週2〜3回ずつ交互に）

エビデンスに基づき可能な限り筋トレを少なくした場合のご提案です。「楽」レベルのウォーキングだけで現状維持できれば最高なのですが、老化に抗うためにはどうしても週1回は筋トレが必要です。人間ですから、そのときによって気持ちも変わりますので、そのときの自分の目的に応じて運動方法を変えていただいて構いません。とにかく継続することが大切です。

第4章

背骨がよみがえるエクササイズ

背骨を守るための基本方針

●2つの基本方針

これまでの内容から、ここで「背骨を守るための基本方針」について復習も兼ねて要約します。忘れてしまった内容に関しては、該当ページを読み返してみてください。

基本方針は大きく2つになります。

①背骨を守るための身体づくりをすること
②背骨を守るための生活習慣を身につけること

逆Uの字型のグラフ（125ページ参照）で言い換えると、**①安全ゾーンを広げて、②安全ゾーンの中で生活すること**です。

これにより、背骨を守ることができます。いわば**「背骨を守るための法則」**です。

ただ、その前提となるエクササイズに関して、あるポイントがあります。世の中には数多くのエクササイズが紹介されていますが、ポイントはその中でも効果的なエクササイズを選択することです。

そうです。当たり前のことです。ですが、それを正しく見極《みきわ》めることがむずかしいことも実感されているかと思います。

まずは、前提となる「効果的なエクササイズとはどういうものか？」から進めていき、2つの基本方針について述べていきます。

●背骨に特化したエクササイズ

ボールらは、50歳代を対象に肩や体幹のストレッチや筋トレなど背骨に特化した運動を週3回、1年間継続した群と、何もしていない群で比較検証（2009年）しました。その結果、背骨に特化した運動をおこなった群では背骨の後弯《こうわん》を予防することができました。

ベネデッティらの報告（2008年）では、65歳以上を対象に、2群に分けて週2回、1時間の運動を3カ月継続してもらい比較しました。一つは肩や体幹、骨盤のストレッチと背筋の筋トレなど背骨に特化した運動をした群、もう一つは一般的な高齢者向けのストレッチや筋トレをした群です。

結果は、背骨に特化した群で背骨の後弯が改善し、筋力も柔軟性も向上しました。

背骨に特化した運動効果に関するゴンサレス・ガルベスらのメタアナリシス（2019年）では、胸椎《きょうつい》後弯の改善にはストレッチよりも筋トレのほうが効果的であることがわかりました。

また、腰椎過前弯《ようついかぜんわん》（反《そ》り腰）の改善には効果を認めず、胸椎後弯の変化が腰椎前弯に影響することを報告しています。つまり、ストレッチや筋トレで腰椎のアライメントを改善することはむずかしく、胸椎後弯を改善することで腰椎も含めた背骨のアライメントを改善することができることを意味しています。

このように、背骨を守るためには、背骨に特化した運動がとくに効果的であるというエビデンスがあります。そのため、本書ではエビデンスと臨床《りんしょう》経験に基づき、背骨に特化したエクササイズをご提案しています。一見、背骨とは関係なさそうに思われるものもあるかもしれませんが、すべて背骨に関連していますのでご安心ください。

●安全ゾーンを広げる：背骨を守るための身体づくり

＊エクササイズにより逆Uの字型のグラフを大きくする

筋トレは関節の中間域でおこない筋力を強化し、有酸素運動で持久力を強化し、縦幅を広げる。
ストレッチや分節運動は最終可動域までおこない、関節可動域を広げて、横幅を広げる。
安全ゾーンが広がれば背骨を損傷するリスクを減らすことができる。
また、違う視点で背骨を守るための身体づくりの方法を見ていきましょう。

＊ストレスがかかりにくい背骨をつくる

日常生活や仕事、趣味やスポーツなどさまざまな場面において背骨を守るために必要なことは、ストレスがかかりにくい背骨をつくることです。では、さまざまな場面とは何でしょうか。それは大きく2つに分けることができます。

人は「止まっているか」「動いているか」のどちらかしかありません。「止まっている」つまり「姿勢保持している」ときか、「動いている」つまり「動作をしている」ときかです。よって、「姿勢」と「動作」の両方において、ストレスがかかりにくい背骨であれば背骨を守ることができます。

「姿勢」のときは背骨が動いていないわけですから、ストレスから身を守るためにはとにかく強固に頑丈にして衝撃を受けてもビクともしない背骨をつくることです。

一方「動作」のときは背骨を動かしているわけですから、固めてはいけません。暖簾《のれん》に腕押しや柳に風のように衝撃を受けずに流すことができるしなやかな背骨をつくることです。

よって、**「姿勢」のときは背骨を「固めて守る」が主体、「動作」のときは背骨を「しならせて守**

る」が主体となります。とはいえ、日常では同じ姿勢でいることもあれば、一瞬一瞬で動いたり止まったりと変化が激しいときもあります。ですから、その場面において**自分で自由自在に、固められたり、しならせられたりすることができる背骨をつくることが目標**です。

方法としては、**「姿勢」は「固める」ので縦幅を広げる「筋トレ＋有酸素運動」が主体、「動作」は「しならせる」ので横幅を広げる「ストレッチ＋分節運動」が主体**となります。

ストレスがかかりにくい背骨をつくって、安全ゾーンを広げていきましょう。

●安全ゾーンの中で生活する：背骨を守るための生活習慣

日常生活の中で、あらゆる姿勢や動作をおこなっていますが、そのすべてにおいて安全ゾーンを超えなければ背骨を損傷することはありません。もちろんトレーニングやスポーツも同じです。

では、どのようなことに注意すれば安全ゾーンを超えずに生活を送ることができるのでしょうか。

それは、前述の３つの損傷の法則から注意すべきポイントがわかります。具体的には後述しますが、「総負荷量」「関節可動域と筋力」「時間帯」「同一姿勢」「体温」というポイントに合わせた対応をすることです。

それを、習慣化することができれば安全ゾーンの中で生活することができ、背骨を守ることができます。

可能な限り安全ゾーンを広げること、そして、安全ゾーンの中で生活すること、それが背骨を守るための法則です。

背骨エクササイズを始める前に

●エクササイズの注意点

まずは、安全にエクササイズをおこなうための注意点です。間違えたやり方は、逆に背骨を壊してしまいますので遵守《じゅんしゅ》してください。

▼運動習慣のない方は、背骨や椎間板に負担の少ない臥位《がい》のエクササイズを中心に進めてください。その後、座位、立位のエクササイズへと段階的に進めましょう。

▼はじめて実施するエクササイズは、必ず1回施行後に症状を確認し、問題がなければ規定の秒数、回数へと移行してください。

▼痛みが生じない範囲で必ずおこなってください。

▼上肢《じょうし》や下肢《かし》に放散痛が出現する場合は、頸椎症性脊髄症《けいついしょうせいせきずいしょう》や腰部脊柱管狭窄症《ようぶせきちゅうかんきょうさくしょう》などの可能性もありますので、医師に確認のもとおこなってください。

▼手術の既往がある方は医師に確認のもとおこなってください。

▼栄養不足（体重減少傾向）の状態で運動したり、栄養摂取量以上の運動をしたりすることは逆に筋肉を壊してしまうので運動量を調整するか休止してください。

▼呼吸は止めずにおこなってください。

背骨ストレッチ

しなやかな背骨をつくるエクササイズ

背骨を守るために、背骨の可動性を高め、衝撃を受けずに流すことができるしなやかな背骨をつくる。そのために、背骨に特化したストレッチと分節運動で背骨の前後方向のS字と左右方向のS字を改善し、関節可動域の拡大、背骨と椎間板《ついかんばん》に栄養を補給しましょう。

●安全で、楽で、効果的な、正しいストレッチのポイント（復習）

「週3回以上」「臥位（無重力）」「反動はつけない」「深呼吸しながら」「すこし痛いまで」。

「運動前」は「30秒を2回まで」、「夜のお風呂上がり〜寝る前」は「30秒を5回まで」。

●前後方向・左右方向のS字カーブに特化した基本ストレッチ

＊ねたままストレッチ

「ね・た・ま・ま」は言葉のとおり寝たままでおこなうという意味と4種類のポーズ（ねじる・タオル・まげる・まんが）の頭文字をあらわしています。

これで**前後方向と左右方向のS字姿勢に必要な腰椎、胸椎、肩、股関節《こかんせつ》の可動域を改善するために必要なストレッチがすべて網羅《もうら》されています。**

このストレッチは、とくに腰痛の予防・改善に効果のある方法であり、安全性と有効性については著者らが進めている臨床研究において実証済みです。

「ね・た・ま・ま」の順序でおこないます（詳しくは拙著『姿勢の本』『「ねたままストレッチ」で腰痛は治る！』をご参照ください）。

本書では痛みや柔軟性だけでなく「背骨を守る・曲げない」を主要テーマとしているため、これまでの「ねたままストレッチ」にアレンジを加えています。

まげるストレッチ以外はカップリングモーションの要素を加えるなど、テーマに合わせた改良をしています。基本は「ねたままストレッチ」となりますので、時間がないときは「ねたままストレッチ」を優先して実施してください。ですが、なかなか目標が達成できない人は、この改良版も試してみてください。では、背骨に特化したストレッチを始めてみましょう（図14）。

＊ねじるストレッチ

目的▼肩から膝《ひざ》までの身体の側面の筋肉をやわらかくし、背骨のねじる可動域を広げる。

目標▼肩と膝が床から離れずにこのポーズができること。

方法▼

STEP1：仰向けになり両膝を立てます。

下半身をひねり、両膝をゆっくり左側に倒していきます。

左手を右膝の上に添え、右腕はバンザイします。

決して自分でねじろうとしてはいけません。このポーズをとったら脱力するだけです。

重力に身をまかせ、腕の重みや足の重みで自然にストレッチされる感じです。

深呼吸しながら、脇から脇腹、お尻、太ももが伸びるのを意識します。

終わったら仰向けの姿勢に戻り、反対側も同様に。左右交互におこないます。

目標を達成できたらＳＴＥＰ２へ。

ＳＴＥＰ２：仰向けになり右膝を立てます。
右膝を左に倒し、左手を右膝の上に添え、右腕はバンザイします。あとはＳＴＥＰ１と同様です。

＊ねじるストレッチ改良版

カップリングモーションを利用したねじるストレッチです。


方法▼仰向けで上半身だけすこし起こした状態でＳＴＥＰ１とＳＴＥＰ２をおこないます。

ねじるストレッチと違う点は、上半身がすこし傾斜されているだけです。

イメージとしては病院の電動ベッドで上半身だけすこし傾斜させて仰向けで寝ている状態です。

クッションや布団や座椅子など、家にある物で工夫して似たような状況をつくってください。

上半身を傾斜させることで、ねじったときに背骨を側屈《そっくつ》させることができます。膝を右側に倒したとき（背骨は左回旋《かいせん》）は、傾斜の影響で背骨は左側屈します。

ＳＴＥＰ１の場合、腰椎は屈曲位《くっきょくい》、胸椎は中間位となるため、腰椎も胸椎も同側がカップリングモーションとなります。

改良版は腰椎、胸椎ともに左回旋・左側屈ですからカップリングモーションとなります。「動的３次元チェック」の「仰向けで膝を倒す」（85ページ）で前述したとおり、平らな床では構造的に右側

まげるストレッチ

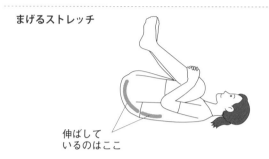

伸ばして
いるのはここ

まんがストレッチ

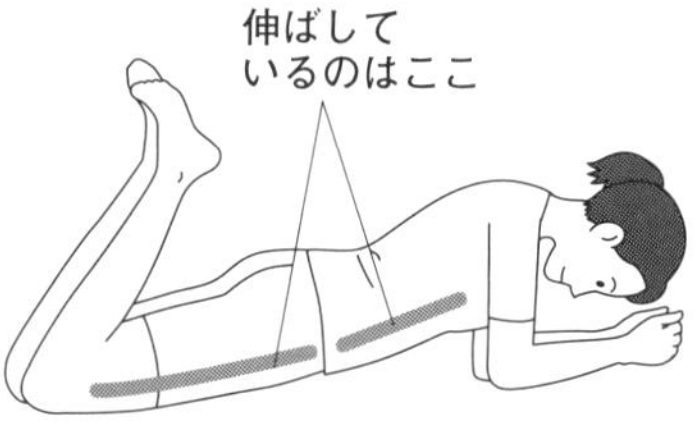

伸ばして
いるのはここ

まんがストレッチ改良版(カップリングモーションを利用)

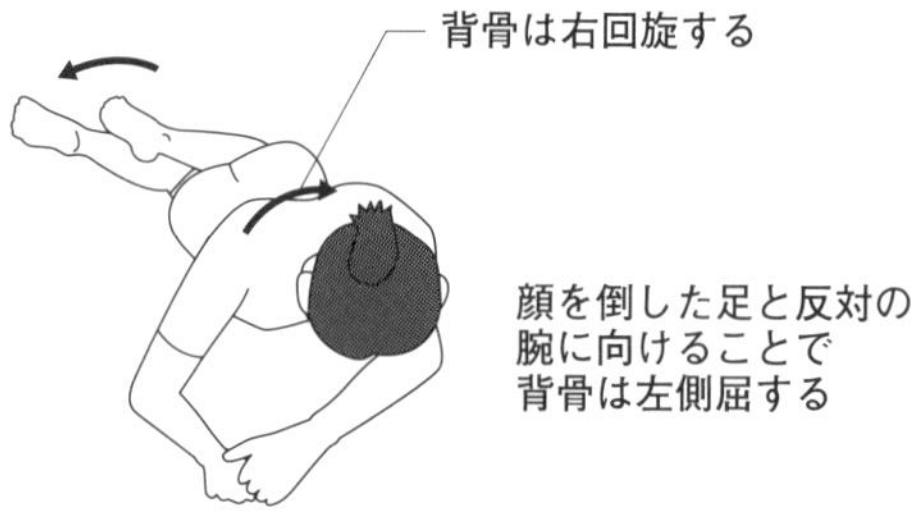

背骨は右回旋する
顔を倒した足と反対の
腕に向けることで
背骨は左側屈する

図14 ねたままストレッチ

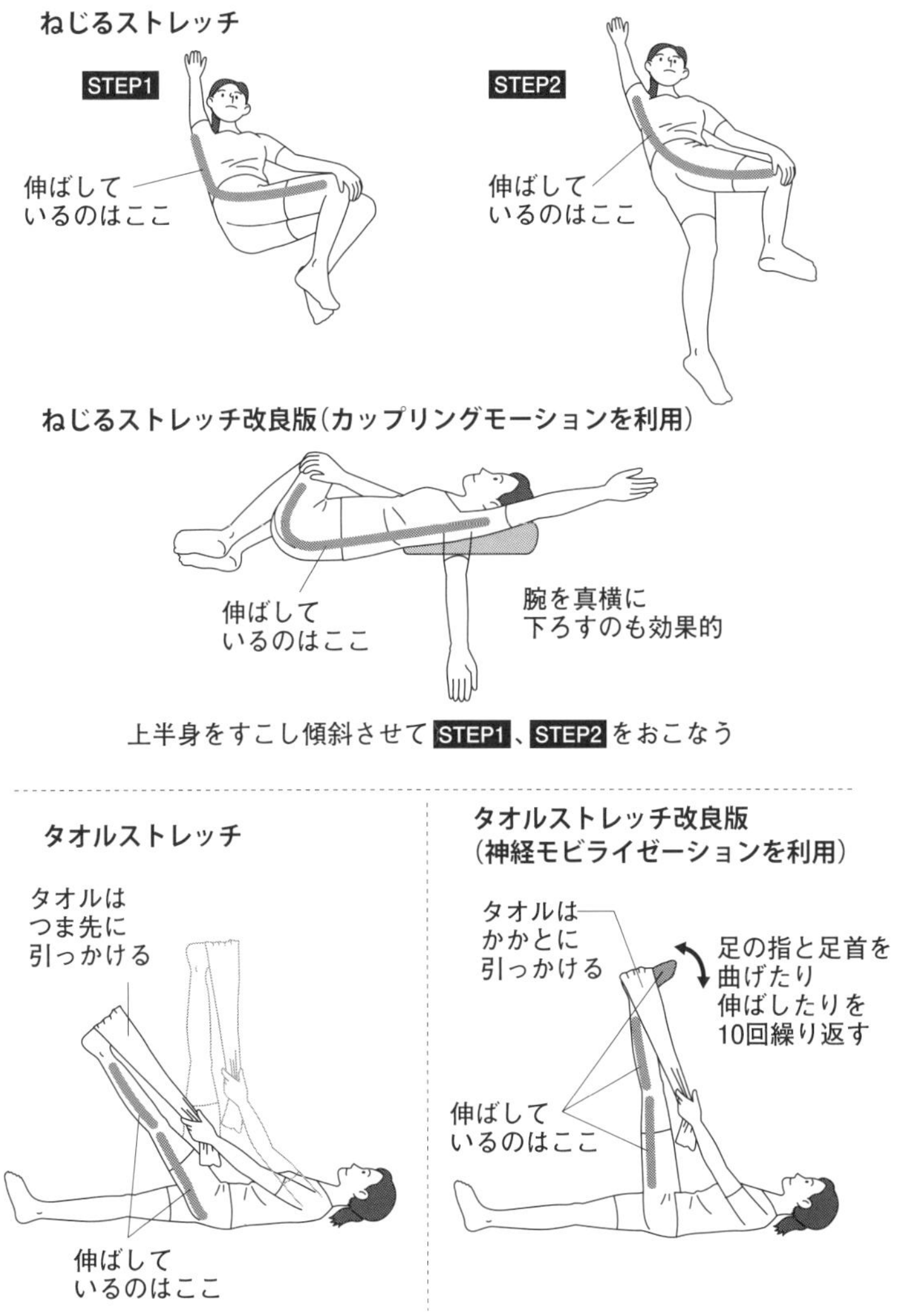

屈となるため（アンカップリングモーション）、この改良版のほうが、楽に関節可動域を広げることができます。

STEP2は腰椎、胸椎ともに中間位となるため、腰椎は逆側、胸椎は同側がカップリングモーションとなります。

改良版は腰椎、胸椎ともに左回旋・左側屈ですから、腰椎はアンカップリングモーション、胸椎はカップリングモーションとなります。そのため、この改良版はとくに胸椎の関節可動域を広げることができるストレッチです。また、バンザイしている手に関して、胸が開くように真横に下ろすバージョンもおこなうとより効果的です。

＊タオルストレッチ

目的▼太ももの裏やふくらはぎの筋肉をやわらかくし、股関節と膝、足首の可動域を広げる。

目標▼膝がピーンと伸びた状態で足の裏が天井を向くこと。

方法▼

STEP1：仰向けに寝た状態から両膝を立てます。

両手でタオルを細長く持ち、両膝の下に引っかけます。

左足を持ち上げ、タオルで左足の指の付け根からつま先を包むように引っかけます。

その後、膝をまっすぐに伸ばし、腕の力で足を引き上げます。

無理をしない範囲で、上がるところまで持ち上げてストップ。

決して自分で足を上げようとしてはいけません。腕以外は脱力します。

深呼吸しながら、太ももの裏やふくらはぎが伸びるのを意識します。

反対側も同様に。左右交互におこないます。

目標を達成できたらＳＴＥＰ２へ。

ＳＴＥＰ２：ストレッチしていない膝もピーンと伸ばした状態でＳＴＥＰ１をおこないます。

＊タオルストレッチ改良版

神経モビライゼーションを利用したタオルストレッチです。

神経モビライゼーションとは、リハビリテーションの世界で使われる手技で、神経を伸び縮みさせて痛みや癒着《ゆちゃく》などを改善しようとする手技です。ロペスらは、太ももの裏のハムストリングスの柔軟性を最も効率よく改善する方法について、メタアナリシス（２０１９年）をおこないました。その結果、ストレッチなどさまざまな方法の中で、坐骨神経の神経モビライゼーションが最も効果的であることがわかりました。

筋肉を静的にじっと伸ばすよりも、伸び縮みさせたほうが柔軟性が向上するということの事実は、筋肉自体が伸びるのではなく、ストレッチトレランスつまり伸張刺激に対する「慣れ」が影響していることを裏づけるような結果です。

坐骨神経は下腿《か》三頭筋《たいさんとうきん》や足先の筋肉も支配しているため、太もも裏とふくらはぎ、そして足首から下の柔軟性改善にも効果的です。

方法▼

ＳＴＥＰ１：仰向けに寝た状態から両膝を立てます。

両手でタオルを細長く持ち、両膝の下に引っかけます。
左足を持ち上げ、タオルで左足のかかとに引っかけます。
その後、膝をまっすぐに伸ばし、腕の力で足を引き上げます。
無理をしない範囲で、上がるところまで持ち上げてストップ。
決して自分で足を上げようとしてはいけません。腕以外は脱力します。
その状態で、足首を曲げたり伸ばしたりを10回繰り返します。
同時に足の指も足首に合わせて曲げたり伸ばしたりします。
深呼吸しながら、太ももの裏やふくらはぎ、足の裏や甲が伸びるのを意識します。
反対側も同様に。左右交互におこないます。
目標を達成できたらＳＴＥＰ２へ。

ＳＴＥＰ２：ストレッチしていない膝もピーンと伸ばした状態でＳＴＥＰ１をおこないます。

＊まげるストレッチ

目的▼腰とお尻の筋肉をやわらかくし、背骨と股関節の曲げる可動域を広げる。
目標▼足を軽く引き寄せて、左右の上後腸骨棘《じょうこうちょうこつきょく》が床から離れ、太ももが胸につくこと。
方法▼仰向けになり両膝を立てます。
頭は床につけたままで、片膝ずつ抱えて、両膝を抱えます。
もし可能なら抱えている左右の手を組みます。そして軽い力で両膝を引きこみます。
無理をしない範囲で引きこめるところまででストップ。

決して自分で丸まろうとしてはいけません。腕以外は脱力します。

深呼吸しながら、腰やお尻の筋肉が伸びるのを意識します。

終わったら片足ずつ下ろして両膝を立てた状態に戻ります。これを繰り返します。

＊まんがストレッチ

目的▼お腹と太ももの前の筋肉をやわらかくし、背骨を反らせる可動域を広げる。

目標▼痛みや硬さを感じずにこのポーズができる。

方法▼うつ伏せになり、肘《ひじ》を立てます。肘は肩の真下にくるようにします。

両膝を曲げて両かかとをつけます。

うつぶせで漫画や本を読むようなポーズとなりストップ。

決して自分で背中を反らせようとしてはいけません。このポーズをとったら脱力するだけです。

首、肩、腰、お尻の力を完全に抜きます。

深呼吸しながら、お腹と太ももの前が伸びるのを意識します。

終わったらうつ伏せに戻ります。これを繰り返します。

＊まんがストレッチ改良版

カップリングモーションを利用したまんがストレッチです。

方法▼まんがストレッチの漫画や本を読むようなポーズまでは同じです。

そのポーズから、両足は右に倒して（脊椎右回旋）、顔は左腕に近づけます（脊椎左側屈）。

まんがストレッチにすこしねじりを加えたポーズです。

背骨は反った伸展位《しんてんい》のため、胸椎も腰椎も逆側がカップリングモーションとなります。そのため、この改良版では、最も安全な姿勢である無重力下の臥位において、カップリングモーションの機能を十分に発揮させながら関節可動域を拡大することができます。普通のまんがストレッチで痛みが生じない人は、ぜひこの改良版も試してみてください。

これまでと同様に深呼吸しながら、このポーズをとったら脱力するだけです。

お腹と太ももの前が伸びるのに加え、腰や骨盤《こつばん》がねじれるのを意識します。

終わったら一度うつ伏せに戻ってから、反対側も同様に。

左右交互におこないます。

●前後方向のS字カーブに特化したストレッチ

＊バンザイ体操

この「バンザイ体操」は、**主に頸椎《けいつい》と胸椎の可動域を改善するためのストレッチ**です。ただし、他のストレッチと異なり、重力下の立位でおこなうストレッチとなりますので、同時に**頸椎と胸椎、肩の筋トレ効果もある**のが特徴です。しかし、重力下であるため、この運動に関しては回数やポイントがほかとは異なります。ここで述べる方法でおこなうようにしてください（**図15**）。

バンザイには多くの効能があります。丸まった背中を伸ばし、身体の中心にきれいな前後方向のS字がつくられ、首、肩、背中の筋肉を強化でき、そして肩コリ、首の痛み、頭痛、腰痛に効果的です。

ではまず基本姿勢についてです。それは「背骨の前後方向のS字カーブをチェック」（67ページ）

で述べた「本当に理想的な前後方向の姿勢」です。

あごを引いて壁に背を向けて立ち、かかと、お尻、肩甲骨《けんこうこつ》、後頭部が壁についた状態で、腰の隙間にちょうど手のひら1枚分が入る姿勢から、バンザイをしても腰の隙間が変わらない状態です。それが可能な方は、その前後方向のS字カーブを維持した姿勢のまま、このあとのバンザイ体操を実施してみましょう。

むずかしい方は、できる範囲で構いませんので、この姿勢を意識しながら実施してみましょう。続けていくことで頸椎・胸椎の柔軟性が向上していき「本当に理想的な前後方向の姿勢」に近づきますので。

では、始めてみましょう。「本当に理想的な前後方向の姿勢」のまま、壁からは離れて立ちます。バンザイをしてみましょう。腕は、できればまっすぐより後ろに。上からつり上げられているように、両腕をしっかりぐーっと上に伸ばし、肘もしっかり伸ばします。

その状態のまま、あごを引きます。あごを引くのは、ねこ背姿勢で硬くなりやすい下の頸椎の伸展可動域を拡大することができるからです。

しっかりとあごを引いたまま、ゆっくりと頭を後ろに倒していきます。口は開けてかまいません。

これが、バンザイをして上を向く流れです。

次に、上を向いた状態で、口をとがらせます。うーんと口をとがらせて1、2、3。口を戻します。

今度は口をとがらせたまま首を右に傾け1、2、3。それから左に傾けます。1、2、3。首すじの筋肉を伸ばすつもりで、とがらせたまま、首だけを動かします。滑《なめ》らかな動きで左右交互に。頸椎の可動域だけでなく、あごの下のたるみの予防にも効果的です。

図15 バンザイ体操

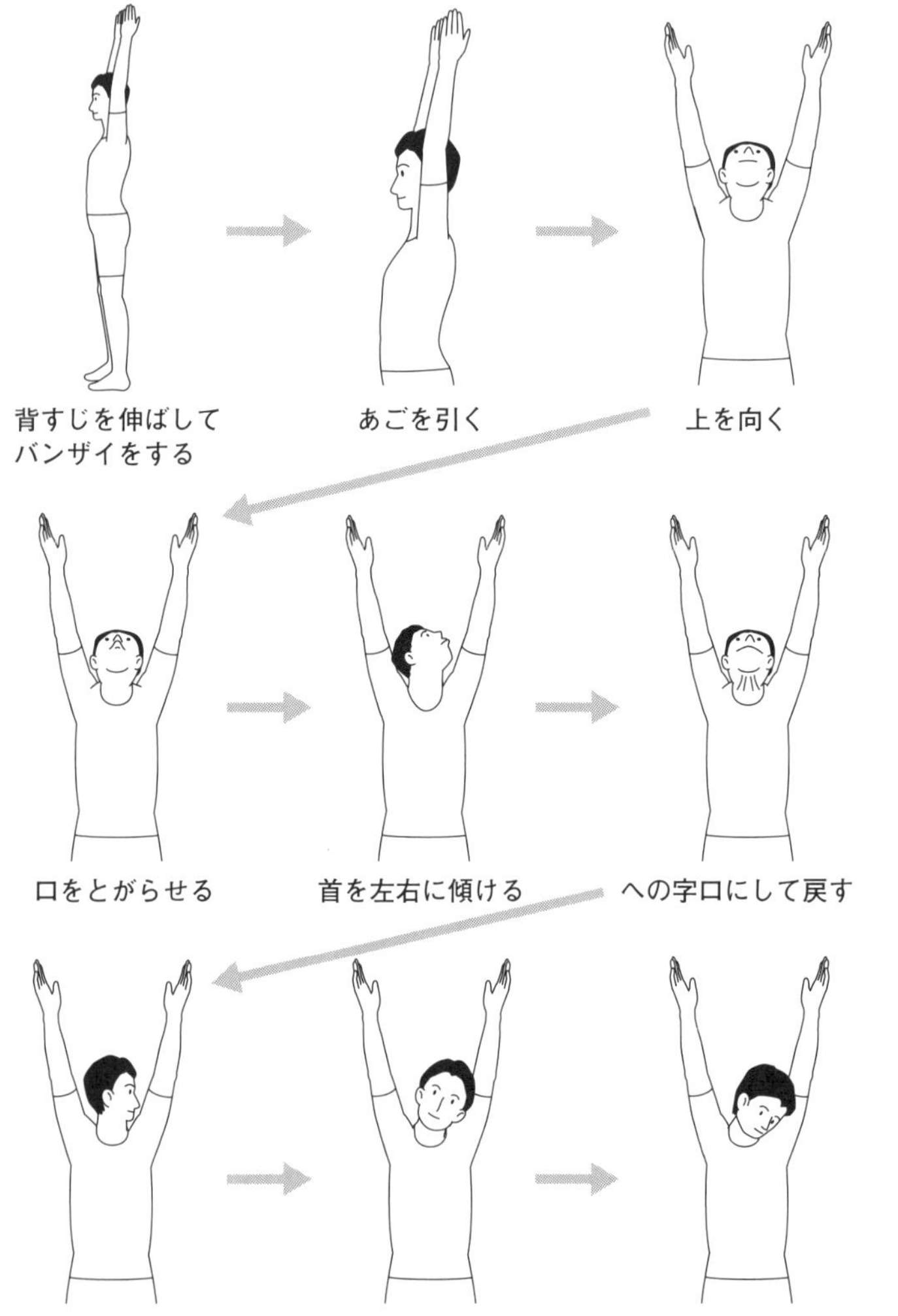
背すじを伸ばして
バンザイをする
あごを引く
上を向く
口をとがらせる
首を左右に傾ける
への字口にして戻す
左右を向く
左右に倒す
頭を左右斜め前に下げる

次は上を向いた状態のまま、とがらせていた口をへの字口にします。首筋の筋肉がピーンと張るように力を入れながら頭を戻して正面を向きます。首が痛い方や、ストレートネックの方は重たい頭を戻すときに滑らかに戻せず、痛みを伴うことがあるので、首の下の広頸筋《こうけいきん》という筋肉に手助けしてもらうためです。

あごはまだ引いたままです。今度は、右を向いて、1、2、3。左を向いて、1、2、3。戻します。この間、ずっとバンザイをしています。今度は、バンザイの腕がちょっと邪魔になりますが、横に倒します。

首の横の筋肉を伸ばすつもりでおこないましょう。右に倒して、1、2、3。戻して、左に倒して、1、2、3。戻します。

最後は、自分の脇を覗《のぞ》きこむように、頭を斜め前に下げます。右に1、2、3。戻して、左に1、2、3。戻します。

これでバンザイした腕を下ろしてください。

これがバンザイ体操の一連の流れです。終わった後に背すじが伸びた感じがしたのではないでしょうか。

筋力が落ちている人は首や肩や背中に疲れを感じていると思います。もし途中で腕が疲れたり、しびれてきたりしたら適宜《てきぎ》、休憩をはさんでください。

＊ウォールエンジェル

この「ウォールエンジェル」は、**頸椎や肩・肩甲骨、胸椎の可動性とくに胸椎（第4〜8胸椎）伸**

展の可動性を改善するためのストレッチです。基本的にはウォール（壁）エンジェル（天使）という名前のとおり、壁に立った状態で天使が羽ばたいているようなストレッチとなりますが、まずは安全な無重力下の臥位から始めていきます。

この運動に関しても、回数やポイントが規定のものとは異なりますので、ここで述べる方法でおこなうようにしてください。

方法▼

STEP1：仰向けになって両膝を立てます。

両腕を外に開いて肘を曲げ、前腕と手の甲を床につけます（逮捕のときの手を上げた姿勢）。もしこの時点で、手の甲が床につかない方は胸椎の伸展が硬いか五十肩など肩に問題のある方です。その場合は、この姿勢のまま30秒保持して、元に戻す。これを規定の時間帯に応じて2～5回繰り返してください。

手の甲を床につけようと力を入れてはいけません。そのポーズをとったら脱力するだけです。もちろん「すこし痛い」と感じる範囲までとし、「痛い」まではおこなわないことは遵守してください。継続していき手の甲が床につくようになった方、もしくは手の甲がはじめから床につけられる方は次です。

STEP2：手の甲と前腕が床から離れずに擦《こす》りつけたまま、天使が羽ばたいているように両手をゆっくりと可能な範囲で最大限に10回上下に動かします。

肩甲骨が大きく動き、胸椎が伸展方向に可動するのが実感できるはずです。手の甲と前腕が床から離れずに羽ばたくことができた方は、重力下の立位へ進みます。

図16 ウォールエンジェル

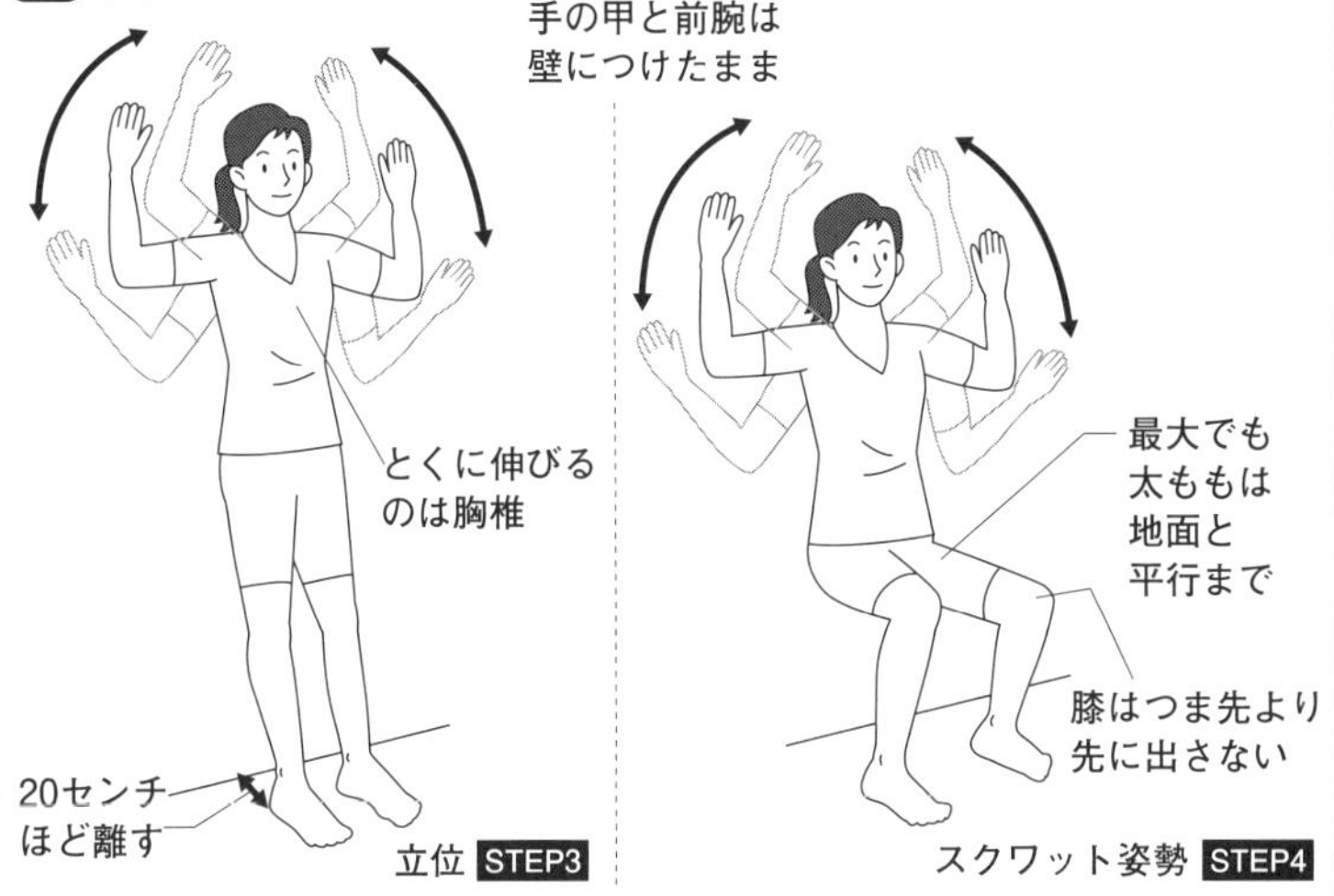
手の甲と前腕は
壁につけたまま
とくに伸びる
のは胸椎
20センチ
ほど離す
立位 STEP3
最大でも
太ももは
地面と
平行まで
膝はつま先より
先に出さない
スクワット姿勢 STEP4

STEP3：壁を背にして立ち、あごを引いて後頭部と肩甲骨、お尻を壁につけ、かかとは20センチほど離します。そしてSTEP1と同じ逮捕の姿勢になります。STEP2と同様に、手の甲と前腕が壁から離れずに擦りつけたまま、ゆっくりと可能な範囲で最大限に10回上下に動かします。臥位よりもさらに胸椎が伸展方向に可動するのが実感できるはずです（図16）。

注意点：肩をすくめたり、あごを突き出したり、壁から頭や肩甲骨、前腕、手の甲、お尻が離れてはいけません。硬いのに無理に動かそうとすると、このような代償動作が起こります。焦《あせ》らずに代償動作が出現しない範囲で、毎日ゆっくりと時間をかけて続けていき、柔軟性を改善していきましょう。

STEP4：STEP3ができた方は、膝を曲げて、腰を落としたスクワット姿勢の状態で下肢の筋トレもしながら同様におこないましょう。

スクワット姿勢のとき、膝を痛めないために膝がつま先よりも前に出ないように足の位置を調整してください。腰を落とすほど胸椎の伸展可動性が求められるため難易度は高くなります。股関節を曲げれば曲げるほど、腰椎の伸展可動性が制限されるためです。しかし、最大でも太ももが地面と平行となる深さまでにしてください。それ以上は骨格の構造上無理な力がかかってしまいます（図16）。

このSTEP4は下肢の筋トレをプラスしただけでなく、胸椎の伸展可動域が最も必要とされるストレッチです。「本当に理想的な前後方向の姿勢」を目指しましょう。

●左右方向のS字カーブに特化したストレッチ

臨床現場において多く認められる重心が右に片寄った方の場合で説明します。

まず簡単に復習です。重心が右偏位の場合、腰椎～下部胸椎左凸—→胸椎右凸—→頸椎左凸カーブとなりやすいです。ただ、頸椎は胸椎・腰椎の偏位の帳尻合わせであることがほとんどのため、アプローチは胸椎・腰椎に対しておこないます。もちろん静的・動的3次元チェックの総合的な結果が正しい背骨の偏位を表していますから、その結果を優先してストレッチの左右を選択してください。

＊胸椎右凸カーブに対するストレッチ（胸椎左凸ストレッチ）（図17）

方法▼

STEP1：左を下にして横向きに寝ます。両膝は軽く曲げて楽な姿勢をとります。

横向きのまま、左肘を肩の真下について上半身を起こします。

左肘に寄りかかった状態で脱力します。これで胸椎は左凸カーブを呈します。

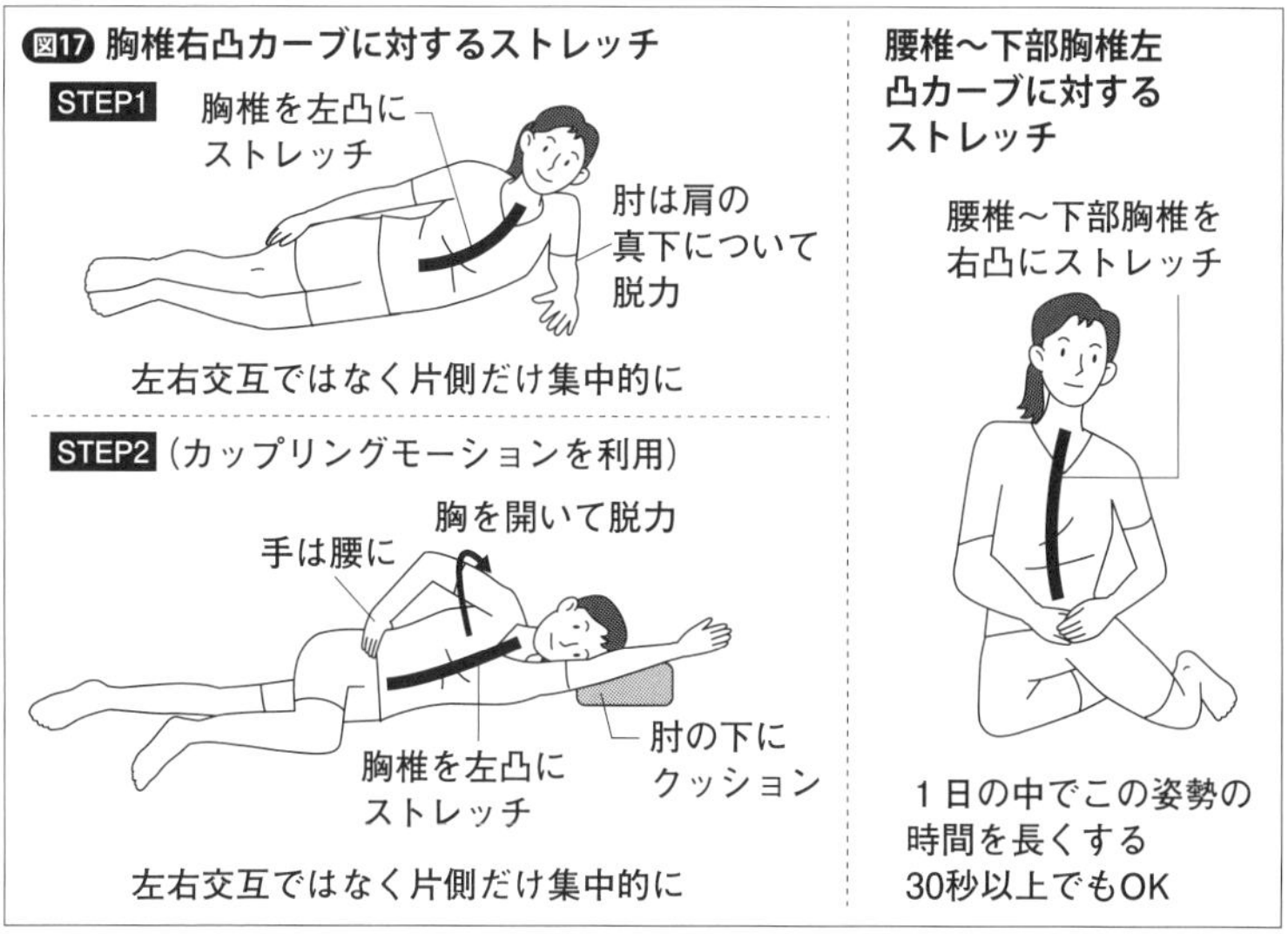
図17 胸椎右凸カーブに対するストレッチ
STEP1
胸椎を左凸にストレッチ
肘は肩の真下について脱力
左右交互ではなく片側だけ集中的に
STEP2 (カップリングモーションを利用)
胸を開いて脱力
手は腰に
肘の下にクッション
胸椎を左凸にストレッチ
左右交互ではなく片側だけ集中的に
腰椎〜下部胸椎左凸カーブに対するストレッチ
腰椎〜下部胸椎を右凸にストレッチ
1日の中でこの姿勢の時間を長くする
30秒以上でもOK

そのポーズで30秒保持したら、肘を外して普通の横向き寝に戻ります。

これを規定の時間帯に応じて2〜5回繰り返します。

これは左右方向を改善するためのストレッチのため、左右交互ではなく片側だけ集中しておこないます。もし片側だけで気持ちが悪い方は、最後に1回だけ反対側にストレッチをして終了としてください。

STEP2：胸椎右側屈・右回旋のカップリングモーションを利用した胸椎右凸カーブを改善するストレッチです。

左を下にして横向きに寝ます。左手はバンザイして自分の腕に頭を乗せます。腕枕です。

そして、左肘の下に枕やクッションを入れてすこし上半身を起こします。これで胸椎右凸で硬くなった左肩甲骨周囲の筋肉がストレッチされつつ、胸椎も左凸カーブ（右側屈）を呈します。

次に右足は前に出して、右手は腰に当て、胸を開くように上半身を右回旋させたらストップ。

そのポーズで脱力し、30秒保持したら、普通の横向き寝に戻ります。

これを規定の時間帯に応じて2〜5回繰り返します。

これもＳＴＥＰ１同様に片側だけ集中しておこないます。もし片側だけで気持ちが悪い方は、最後に１回だけ反対側にストレッチをして終了としてください。

＊腰椎〜下部胸椎左凸カーブに対するストレッチ（図17）

床に座っているときに、足を左に崩した横座りをするだけです。もしくは、椅子に座っているときには、モデルやキャスターの方がしているような足を左に流した座り方をするだけです。

これは無重力下ではなく、重力下ではありますが、家でも仕事でも遊びでも座っているときならいつでもできて、臥位でやるよりも簡単で継続しやすいためご紹介しています。

腰椎〜下部胸椎左凸カーブを呈している方は、右に崩した横座りのほうが楽で、普段も足を右に崩して座ることが多いと思われます。それを左に崩すだけです。ただ保持時間はこれに関しては30秒まで と制限はしません。なぜなら「すこし痛い」までのストレッチではないからです（もし「すこし痛い」と感じるぐらい硬くなっている人は30秒まで）。

負荷が軽いので、足を左に崩して座っている時間を多くするようにしてください。もちろん、連続で長時間の同一姿勢保持はいけません。定期的にまっすぐ座ったり、反対の右に崩したりはおこなってください。

●背骨に関与する下肢の二関節筋ストレッチ

足の筋肉の中には腰椎や骨盤から始まって、股関節や膝関節まで伸びている筋肉があります。それらの筋肉が硬くなると、当然腰椎や骨盤の動きが制限されますので背骨曲がりの原因となります。その中でも、とくに2つ以上の関節に跨《また》がっている二関節筋は加齢とともに硬くなりやすい筋肉です。

前述のストレッチでも下肢筋は伸ばしていますが、二関節筋はさらに個別でストレッチを追加したほうがより効果的です。安全性に配慮しつつ、背骨に特化したおすすめの二関節筋ストレッチをご紹介します。

それぞれ最初は10秒から開始して、終わったら元の姿勢に戻ります。それで、問題がなければ規定の手順でおこなってください。

＊内転筋群（とくに薄筋《はっきん》）を伸ばすストレッチ

内転筋群は太ももの内側についている筋肉で6つあります。骨盤の恥骨《ちこつ》や座骨から始まり、大腿骨の内側や膝下の内側に付着しています。足を内側に寄せる作用が主体ですが、股関節を曲げたり、後ろに伸ばしたりも補助的にするのが仕事です。

内転筋群の中で唯一の二関節筋が薄筋です。他の5つの筋肉は骨盤から大腿骨に付着する単関節筋です。薄筋は、骨盤の恥骨から膝下の内側まで伸びているため、足を内側に寄せる以外に、膝を曲げる作用もあります。

とても細長い筋肉でパワーはありませんが、膝の内側の安定性を補助する重要な役割をしています。

硬いと足が開かなかったり、前屈がしにくかったりするため、ぽっこりお腹やねこ背姿勢を誘発し

図18 内転筋群（とくに薄筋）を伸ばすストレッチ

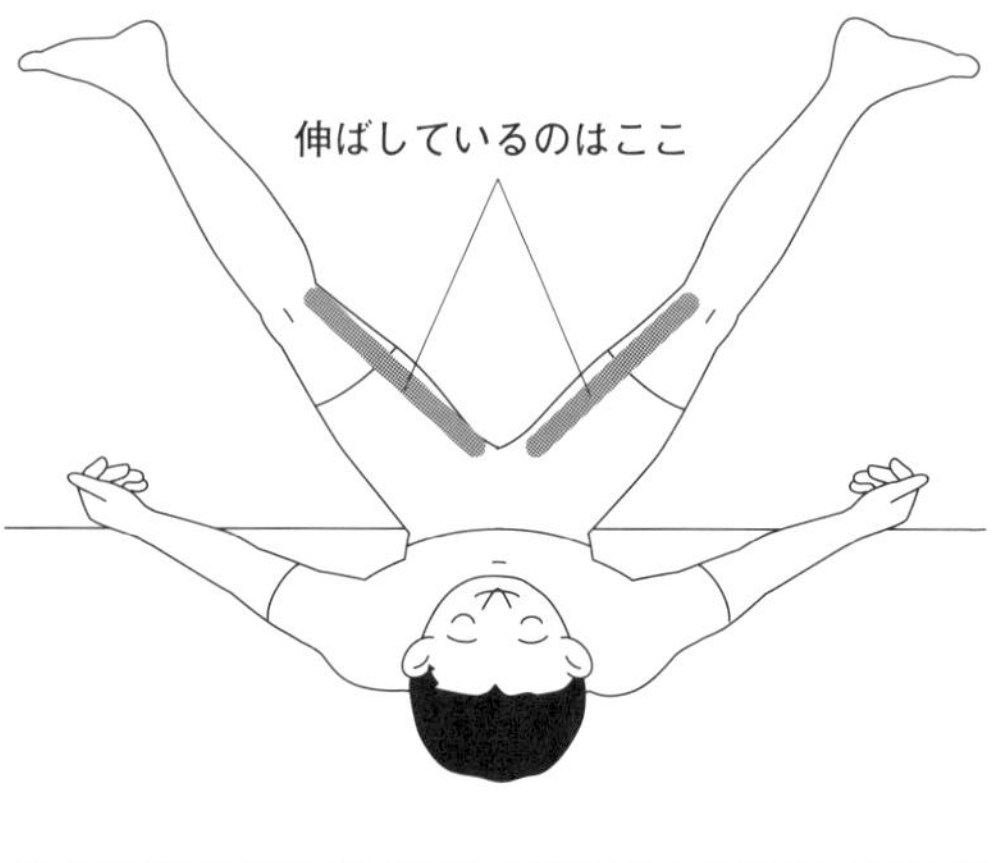

てしまいます。

薄筋以外の5筋は、あぐらのように膝を曲げた状態でも伸ばした状態でも足を開いて前屈すれば伸びますが、薄筋だけは開脚して前屈のように膝を伸ばした状態でなければ伸びません。重力下の座位や立位でのストレッチがイメージしやすいかと思いますが、もうおわかりのとおり損傷リスクの高い方法です。

安全性が高く、背骨に特化した臥位でおこなう内転筋群（とくに薄筋）のストレッチ方法をご紹介します（図18）。

方法▼仰向けに寝て、座骨が壁に当たるようにお尻を壁につけます。両足を壁に沿って持ち上げて、膝を伸ばします。

壁を床に見立てると足を伸ばして座っているような姿勢になります。硬い人は背骨が丸まりやすく損傷リスクが高くなりますが、床に寝ているため背骨はS字を保ったまま安全にストレッチできます。

そこから足の重さを利用してゆっくり開脚します。足の力は抜いて、「すこし痛い」まで伸びたところでストップ。これを繰り返します。

＊大腿四頭筋（とくに大腿直筋）を伸ばすストレッチ（図19）

大腿四頭筋《だいたいしとうきん》は太ももの前についている筋肉で、膝を伸ばすのが仕事です。名前のとおり4つの筋肉から成り立っていますが、その中でも大腿直筋という筋肉だけ骨盤から膝まで跨った二関節筋です。ほかの3筋よりも硬くなりやすく、硬いと骨盤が前に倒され、前かがみ・ねこ背の姿勢を誘発してしまう筋肉です。この大腿直筋以外の3筋は膝を曲げれば伸びますが、大腿直筋だけは膝曲げに加え股関節を伸ばさなければ伸びません。

方法▼

STEP1：うつ伏せになり、片膝を曲げて、その足のつま先を掴み、お尻のほうへ寄せていきます。それを左右交互に繰り返します。

目標はかかとがお尻につくことです。きつく感じる人は下腹部の下にクッションを入れておこないましょう。目標が達成したらSTEP2に。

STEP2：正座をします。片方の膝は前に伸ばします。

そのまま上体を後ろに倒していきます。両腕の肘で上体を支えます。

それを左右交互に繰り返します。

さらに上体を倒せる人は、背中を床につけて寝た状態でおこないます。

＊腸腰筋（とくに大腰筋）を伸ばすストレッチ（図19）

腸腰筋《ちょうようきん》は股関節の付け根の深部にある筋肉で、股関節を曲げるのが仕事です。腰椎から始まる大腰筋と骨盤から始まる腸骨筋の2つからなり、2つ合わさって股関節の付け根についています。このうち大腰筋は二関節筋となります。腸骨筋は腰椎が前弯でも後弯でも機能は変わりませんが、大腰筋は腰椎から始まるため腰椎の影響を受けます。

大腰筋は腰椎が前弯（よい姿勢）のときに機能を発揮します。歩くときに足を振り出すときや階段を上るときなど、日常生活で股関節を曲げるときは通常腰椎が前弯した状態でおこなっています。つまり二関節筋である大腰筋の働きがとくに大切ということです。

腸腰筋が硬くなると腰椎と骨盤が前に引っぱられてしまい、前かがみ・ねこ背の姿勢を誘発してしまいます。ねこ背を直そうと、最初は腰を過度に反ることで対応しますが、さらに進行すると対応し切れずに腰も曲がってしまいます。

また、大腿直筋と同じで、硬いと足を後ろに伸ばす可動域が減るので、歩くときの歩幅が狭くなります。腸腰筋の柔軟性を低下させないことが、腰椎前弯のよい姿勢を保持でき、背骨を守ることにつながります。

方法▼

STEP1：仰向けで寝ます。

片膝を両手で抱えてお腹につけるように引きこみます。これにより抱えた足のお尻の筋肉（大殿筋《だいでんきん》）が伸びますが、狙いは反対です。片膝を引きこむと骨盤が後傾する（座骨が浮く）ため、反対側の股関節は伸展位となり、付け根にある腸腰筋を伸ばすことができます。

これを左右交互に繰り返します。

STEP2：ベッドを使用した方法です。仰向けに寝て、ベッドの端に寄ります。

目標は膝を抱えこんでも、反対の膝が浮かないことです。目標達成後、STEP2に行きます。

図19 大腿四頭筋(とくに大腿直筋)を伸ばすストレッチ

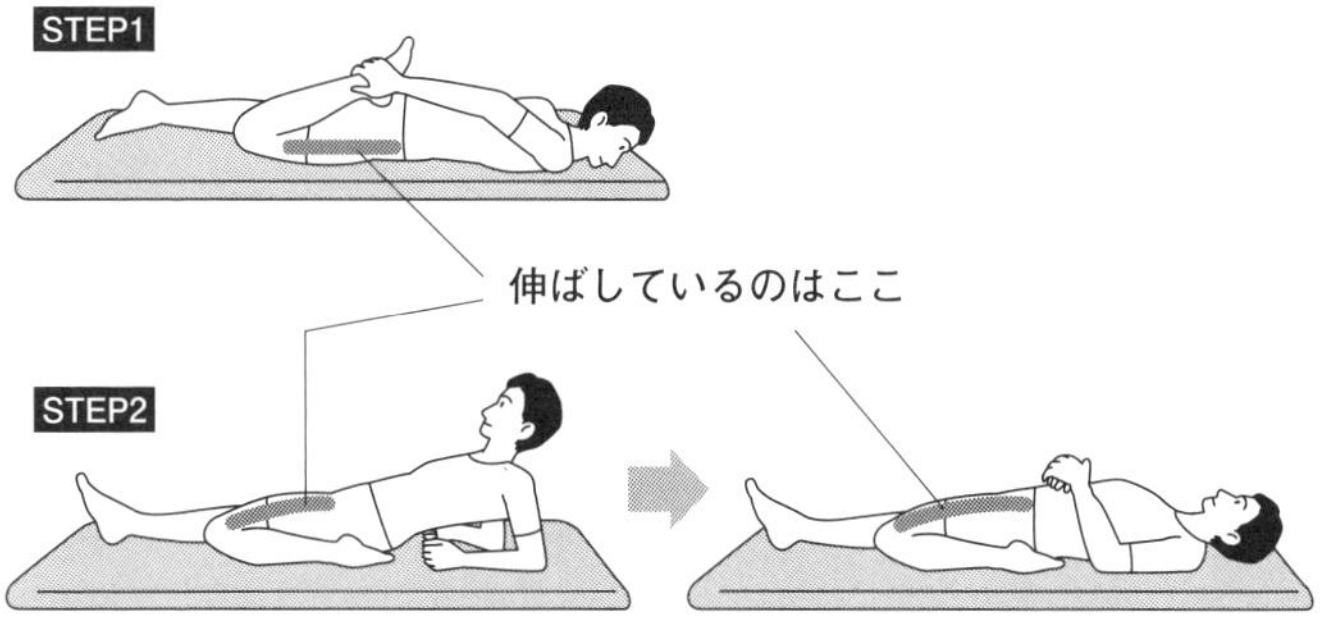

腸腰筋(とくに大腰筋)を伸ばすストレッチ

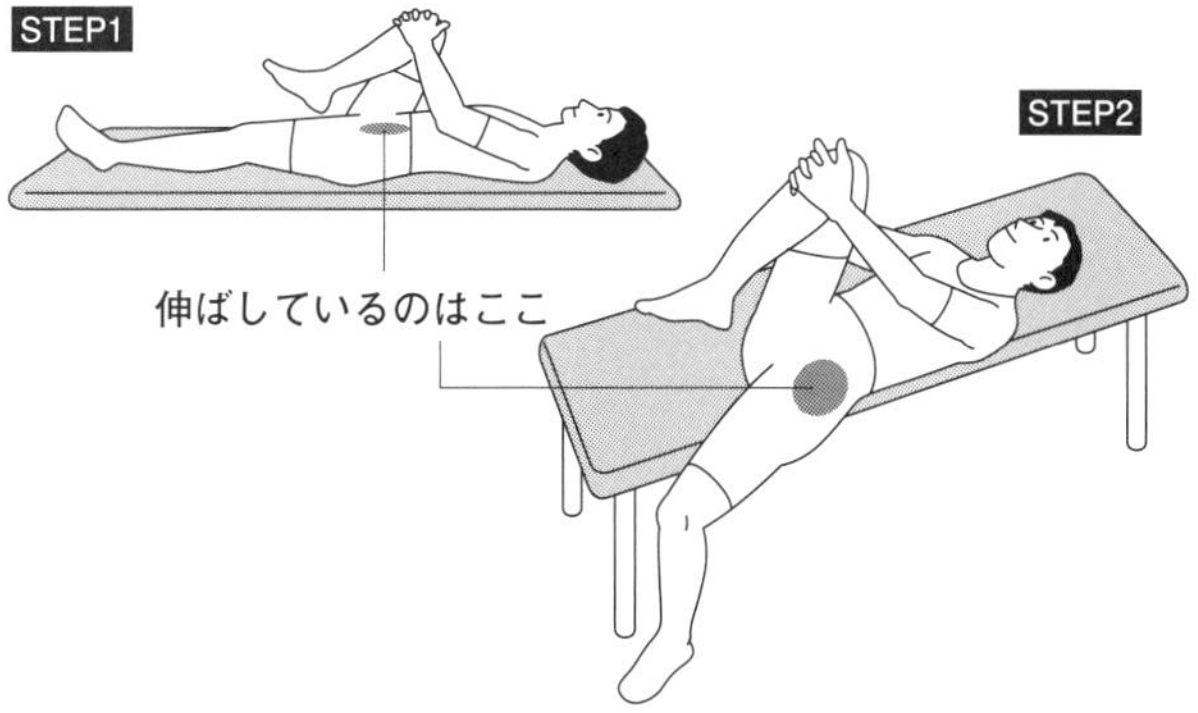

大腿筋膜張筋を伸ばすストレッチ

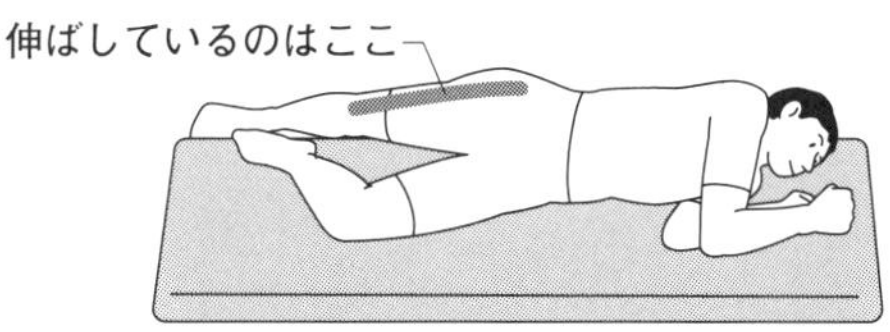

中央側にある足の膝を両手で抱えます。端にある足は、太ももの付け根からベッドの下に垂《た》らします。足の重さを利用して腸腰筋を伸ばします。垂らした足はリラックスして、力を抜くようにしましょう。これを左右交互に繰り返します。

＊大腿筋膜張筋を伸ばすストレッチ（図19）

大腿筋膜張筋はお尻の横から太ももの外側についている筋肉で、主に股関節を曲げたり、外に開いたり、膝を伸ばしたりなどの作用があり、足をついた際には膝がグラグラしないように、外側の安定性を補助するのが仕事です。骨盤の上前腸骨棘《じょうぜんちょうこつきょく》から始まり、太ももの外側にある長い腸脛靭帯《ちょうけいじんたい》に連結して、膝下の外側に付着する二関節筋です。

加齢によって硬くなりやすい以外に、膝や股関節が痛いと大腿筋膜張筋がその機能の代わりをすることが多く、働きすぎによっても硬くなりやすい筋肉です。硬いと骨盤が前に倒され、前かがみ・ねこ背の姿勢を誘発してしまいます。また、足を後ろに伸ばしたり、内側に寄せたりする可動域が減るので、歩くときの歩幅が狭く、ガニ股になりやすくなります。

方法：ベッドに横向きに寝て、背中が端にくるように寄ります。下側の足は膝を曲げて、上側の足は膝を伸ばします。そして、上側の足を後ろに伸ばしてベッドから下に垂らします。

足の重さを利用して大腿筋膜張筋を伸ばします。垂らした足はリラックスして、力を抜くようにしましょう。

これを左右交互に繰り返します。

＊縫工筋を伸ばすストレッチ（図20）

縫工筋《ほうこうきん》は、骨盤の上前腸骨棘から膝下の内側まで斜めに伸びる二関節筋で、膝を曲げながら股関節を斜め上に曲げるのが仕事です。身体の中で最も長い筋肉が縫工筋です。

縫工筋が硬くなると骨盤が前に倒されるため、前かがみ・ねこ背の姿勢や腰椎の過度な前弯を誘発してしまいます。また、縫工筋がうまく機能しないと足の上がりが悪くなり、つまずいたり転んだりしてしまいます。

図20 縫工筋を伸ばすストレッチ

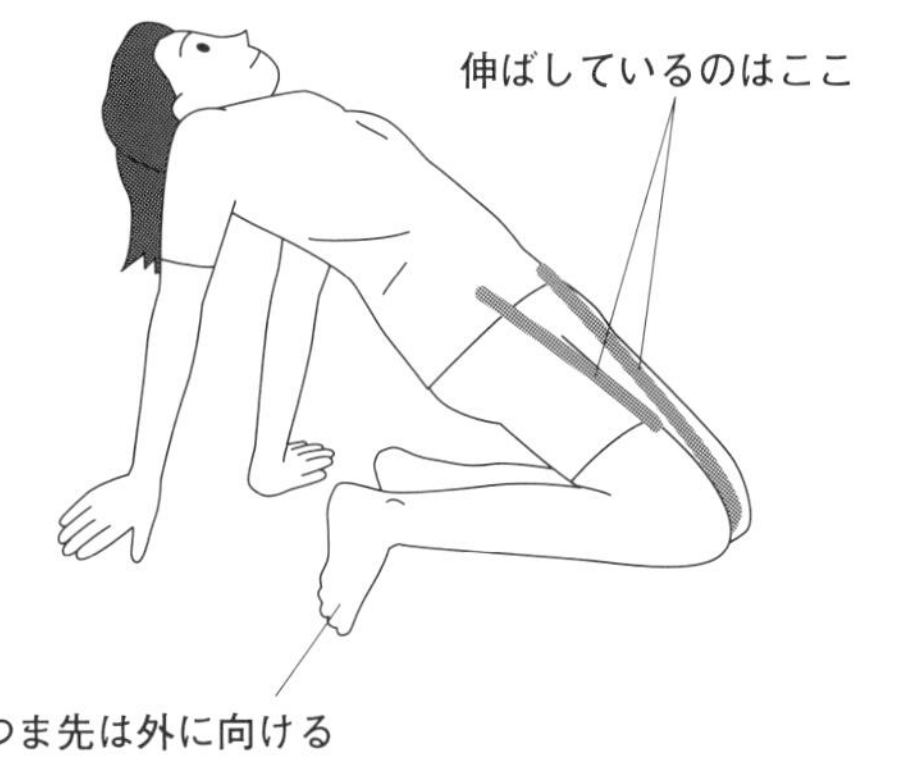

それにしても不思議な名前の筋肉ですが、その由来について2020年正月テレビ特番に大変恐縮ですが出演させていただいた番組「ネーミングバラエティー日本人のおなまえっ！」（NHK総合）で紹介されています。筋肉のおなまえがテーマだったためお声がけをいただきました。

縫工筋は「（縫）ぬう（工）たくみ」と書きます。昔のヨーロッパの洋服をつくる仕立て屋さんがあぐらをかいて作業していたことが由来だそうです。縫工筋が収縮したときのポーズが、ちょうどあぐらの格好と同じになりますので、納得です。ただ、この縫工筋をストレッチするにはすこし工夫が必要です。股関節と膝関節を跨ぐ二関節筋であることに加え、斜めに伸びている筋肉であるため、細かな手順があります。

番組でもご紹介させていただきましたが、縫工筋だけでなくほかの二関節筋にもストレッチ効果があったり、背筋や肩甲骨の筋トレ効果、背骨のアライメントを整えることによる腰痛予防効果があったりと、背骨に特化した縫工筋のストレッチ方法となっています。

方法▼膝立ち姿勢になります。その状態から、膝から下をハの字に開きます。このとき、つま先は外側に向けます。

ゆっくりと腰を下ろしていきながら、後ろに両手をつきます。この体勢がスタートポジションです。そこから縫工筋とその周辺の筋肉（大腿直筋や腸腰筋、大腿筋膜張筋）が伸びていることを意識しながら、腰をできるだけ高く持ち上げます。肩から膝まで一直線が目標です。もし、痛みなく弓なりになるまで伸ばすことができたらより効果的です。このポーズでストップ。

終わったら腰を下ろします。これを繰り返します。

太ももの前がストレッチされて、背筋や肩甲骨周囲の筋肉が鍛えられているのを実感できると思います。

注意点：一見、重力下（座位）のストレッチのように思いますが、背骨は斜めで、後ろに手もついているため、背骨へのストレスは実は高くありません。しかし、膝や股関節のストレッチ効果は高いポーズとなるため、膝や股関節が硬い人は無理せず「すこし痛い」の範囲ですこしずつおこなうようにしてください。

分節運動

釣り竿と物干し竿

筋肉には深層筋と浅層筋があります。深層筋は背骨一つ一つに付着しているため、釣り竿のような分節的で滑らかな動きに関与しています。浅層筋は、基本的に背骨をいくつか飛び越えて部分的に付着しているため、繊細な動きは苦手で、物干し竿のように、ただ大きな力を発揮するのが得意です。

深層筋と浅層筋は互いに協調し合って、求められる動きに応じて背骨を絶妙にコントロールしています。

ところが、**高齢者や腰痛などの痛みがある人では、浅層筋が過剰に働いてしまい協調的に背骨を動かせていない**ことが報告されています。つまり、背骨を一つずつ動かすような分節的な運動がおこなえずに物干し竿になっているということです。

その状態が長く続けば、物干し竿の状態で筋肉は硬くなり、あまり使わなくなった深層筋は筋力が低下していきます。もちろん、痛みなどのきっかけがなくても、運動不足や同一姿勢の時間が長い生活を送っていれば同じことが起こります。しなやかな背骨を得るために、この分節運動をおこなって、深層筋と浅層筋の協調性を維持しなければなりません。

しかし、やっかいなことに自分の背骨が分節的に動いていなくても、それに気づいている人はほとんどいないのです。また、単純にストレッチや筋トレをしただけでは直らないことが多いのです。

分節運動というのは意識して直さなければ、直りません。まずは、背骨を一つずつ動かせているか意識しながら次項のエクササイズを実施していきましょう。そして最終的には無意識でも分節的に動かせていることが目標です。

ほかのエクササイズと比べると繊細で、改善していくのはむずかしいのですが、ときどき正しくできているかチェックしながら根気よく続けていき、釣り竿のような背骨を目指しましょう。

●**分節運動のポイント**

⬇背骨が物干し竿のように分節的に動いていないときは、スピードが一定ではなく、速くなったり遅くなったりします。それを参考に、どのあたりが硬くなっているのか自分で覚えておいて、今後改善しているかの指標にしましょう。

⬇分節運動はゆっくりおこなうため、柔軟性だけでなく後述する筋トレ効果も同時に得られます。

⬇筋トレやストレッチと同様に呼吸は止めずにおこないます。

＊臥位の分節運動（頸椎～胸椎）（図21）

仰向けになって両膝を立てます。あごを引きます。

図21 臥位の分節運動

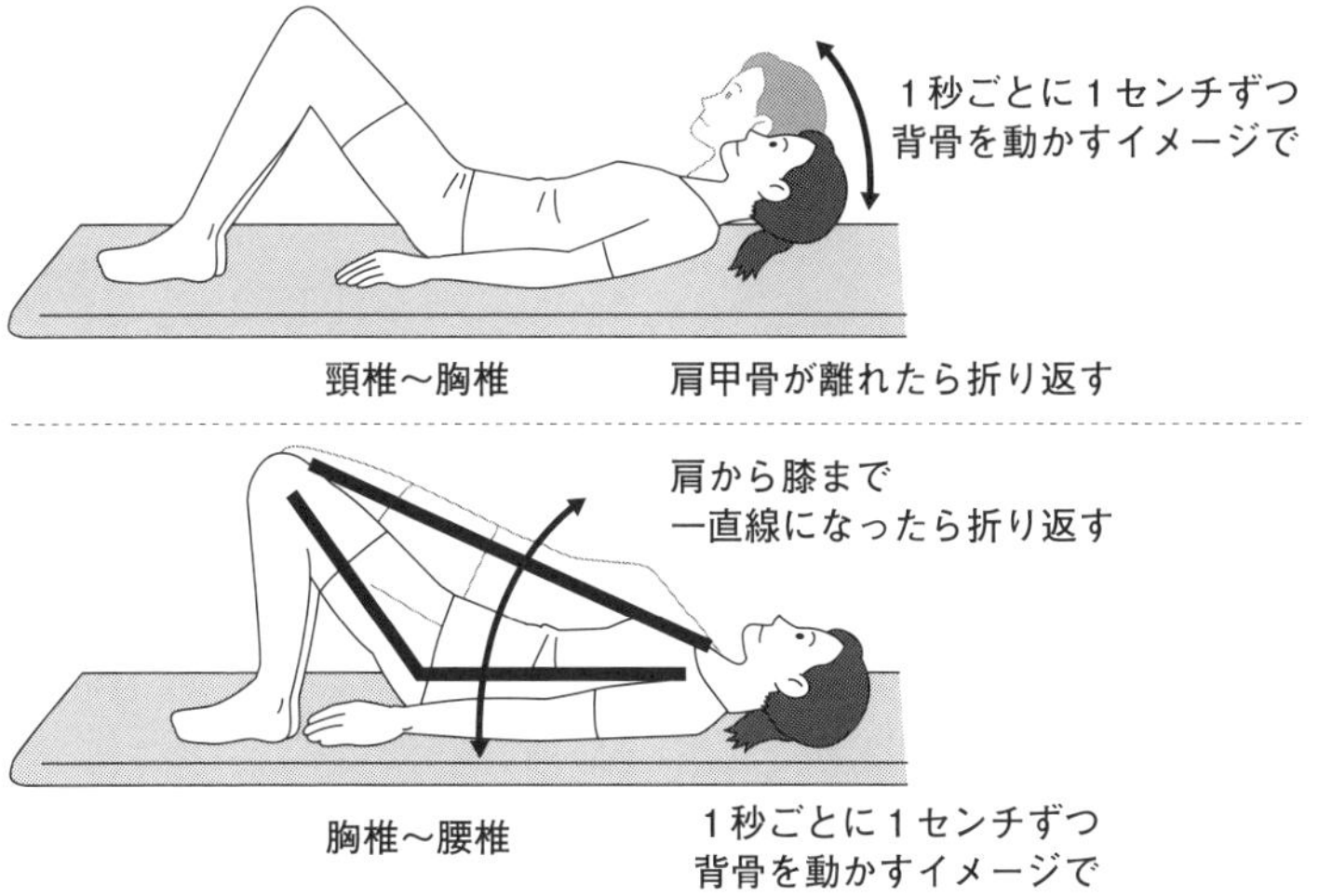
1秒ごとに1センチずつ
背骨を動かすイメージで
頸椎〜胸椎
肩甲骨が離れたら折り返す
肩から膝まで
一直線になったら折り返す
胸椎〜腰椎
1秒ごとに1センチずつ
背骨を動かすイメージで

頭のてっぺんから下に向かって、背骨一椎ずつ床から離していくようなイメージで、ゆっくりと一定のスピードで頭を起こしていきます。1秒ごとに1センチずつ背骨を離していくように。

おへそを覗きこむように、巻物を巻くように、背骨を丸めながら起こしていきます。

肩甲骨が床から離れるところまできたら折り返します。

今度は胸椎のいちばん下あたりから一椎ずつ床につけていきます。

巻物を広げるように、丸まった背骨を順に戻していくようなイメージで、ゆっくりと一定のスピードで仰向けに戻ります。

1秒ごとに1センチずつ背骨を戻していくように。

※頸椎は前弯しているので、実際には床につけることはできません。頸椎についてはイメージしてください。

＊臥位の分節運動（胸椎〜腰椎）（図21）

仰向けになって両膝を立てます。あごを引きます。

お尻とかかとの距離は足のサイズ一足分に、足と膝の幅はこぶし1個分にします。

お尻のいちばん下の尾骨《びこつ》から上に向かって一椎ずつ床から離していくようなイメージで、ゆっくりと一定のスピードでお尻を持ち上げていきます。

最初、下腹部に力が入り、尾骨から巻物を巻いていくように骨盤を後傾させるところから始まります。

尾骨、仙骨《せんこつ》、腰椎、胸椎の順に、1秒ごとに1センチメートルずつ背骨を離していくように。

肩から膝まで一直線となったら折り返します。
※もし痛みなく弓なりになるまで伸ばせるならより効果的です。
今度は胸椎のいちばん上あたりから一椎ずつ床につけていきます。

テープやフィルムや湿布を貼るときに、空気が入らないようにきれいに端から順々に貼っていくようなイメージで、ゆっくりと一定のスピードで仰向けに戻ります。

1秒ごとに1センチずつ背骨を戻していくように。

＊座位の分節運動

壁際に置いた背もたれのない椅子に座ります。

深く座って、お尻、肩甲骨、後頭部を壁につけ、あごを引いたS字のよい姿勢をします。

頭のてっぺんから下に向かって、背骨一椎ずつ壁から離していくようなイメージで、ゆっくりと一定のスピードで曲げていきます。

1秒ごとに1センチずつ背骨を離していくように。

おへそを覗きこむように、巻物を巻くように、背骨を丸めていきます。

仙骨が壁から離れるところまでお辞儀したら折り返します。

今度は仙骨のいちばん下から一椎ずつ壁につけて起こしていきます。

巻物を広げるように、丸まった背骨を順に戻していくようなイメージで、ゆっくりと一定のスピードでS字のよい姿勢まで戻ります。

1秒ごとに1センチずつ背骨を戻していくように。
※椅子の高さは股関節と膝が直角のものがいいです。低いと腰椎が曲がり、S字姿勢になれないためです。
※頸椎は前弯しているので、実際には壁につけることはできません。頸椎についてはイメージしてください。

＊立位の分節運動（図22）
壁を背にして立ち、あごを引いて後頭部と肩甲骨、お尻を壁につけ、かかとは20センチほど離します。

頭のてっぺんから下に向かって、背骨一椎ずつ壁から離していくようなイメージで、ゆっくりと一定のスピードで曲げていきます。

1秒ごとに1センチずつ背骨を離していくように。

おへそを覗きこむように、巻物を巻くように、背骨を丸めていきます。

図22 立位の分節運動

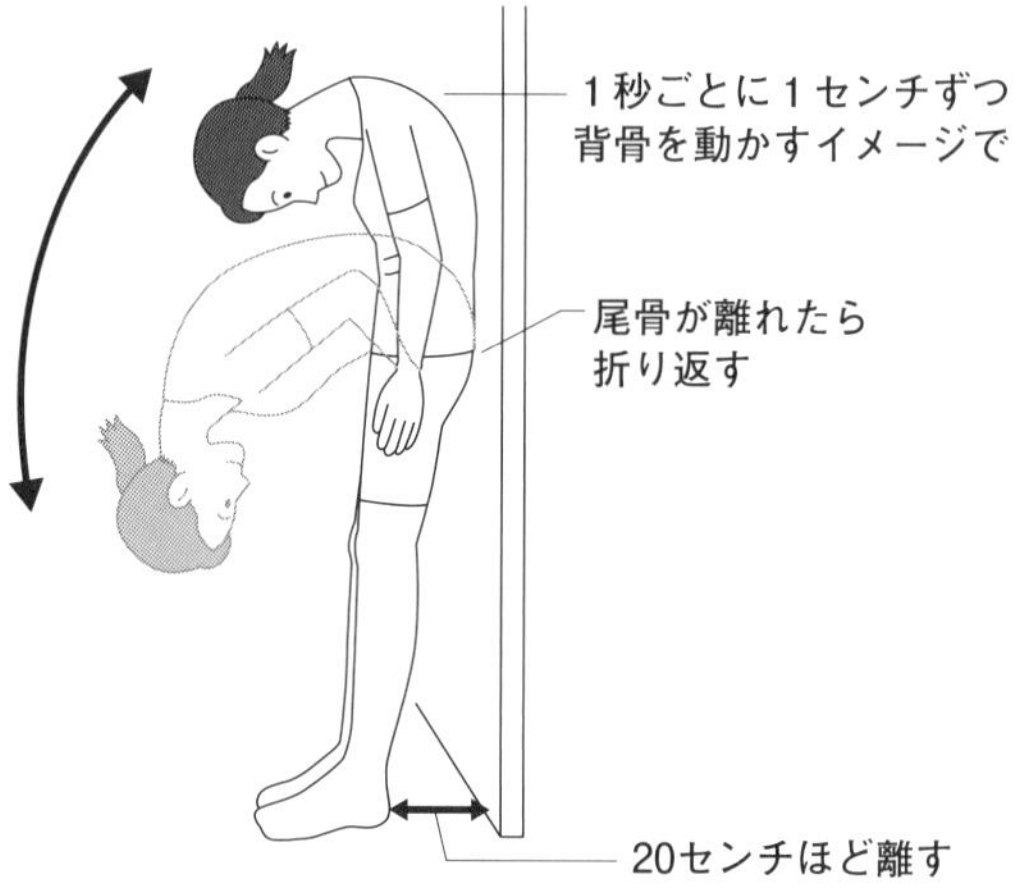
1秒ごとに1センチずつ
背骨を動かすイメージで
尾骨が離れたら
折り返す
20センチほど離す

尾骨が壁から離れるところまでお辞儀したら折り返します。

今度は尾骨から一椎ずつ壁につけて起こしていきます。

巻物を広げるように、丸まった背骨を順に戻していくようなイメージで、ゆっくりと一定のスピードでS字のよい姿勢まで戻ります。

1秒ごとに1センチずつ背骨を戻していくように。

※頸椎は前弯しているので、実際には壁につけることはできません。頸椎についてはイメージしてください。

＊四つん這いの分節運動（図23）

四つん這いになり、あごを引き、肩の真下に手、股関節の真下に膝がくるようにします。

重心が偏《かたよ》らないように、手も足も左右均等に体重を乗せるように意識します。

背骨がS字姿勢になるように、骨盤から肩そ

図23 四つん這いの分節運動

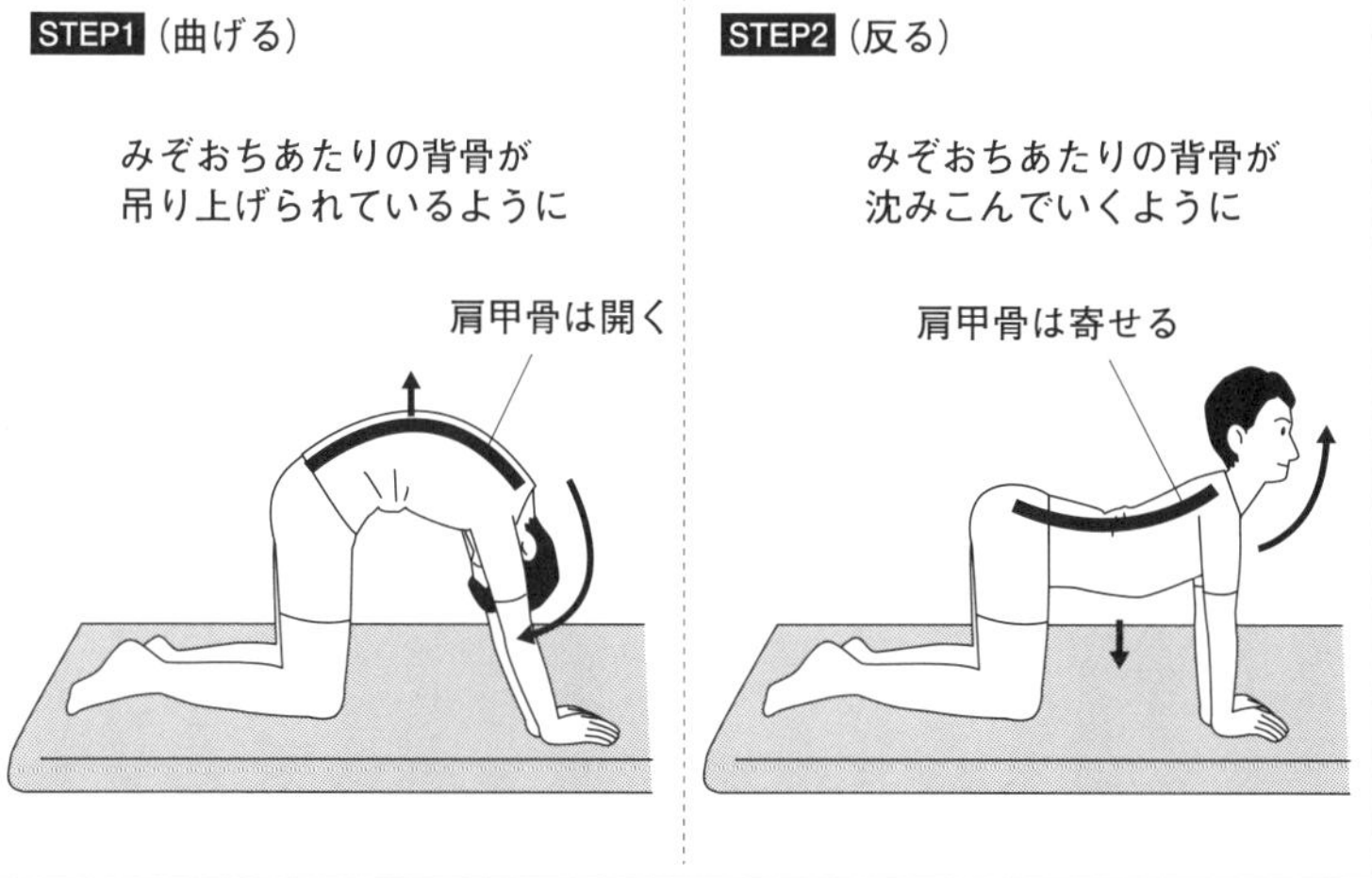
STEP1（曲げる）
みぞおちあたりの背骨が
吊り上げられているように
肩甲骨は開く
STEP2（反る）
みぞおちあたりの背骨が
沈みこんでいくように
肩甲骨は寄せる

して頭まで一直線にします。

背骨の一つ一つをしなやかに動かしていくイメージで、ゆっくりと一定のスピードでおこないます。

以下のSTEP1（曲げる）とSTEP2（反る）を交互におこないます。

STEP1（曲げる）：おへそを覗きこむように背中をゆっくり丸めていきます。

肩甲骨を外側に開いていき、骨盤は後傾し、背骨がきれいに丸まったカーブを描いたまま、みぞおちあたりの背骨が吊り上げられているようにできるだけ高く引き上げます。

STEP2（反る）：前方を見るように顔を上げて、背中をゆっくり反らせていきます。

肩甲骨を内側に寄せ、骨盤を前傾し、背骨がきれいに反ったカーブを描いたまま、みぞおちあたりの背骨が沈みこんでいくようにします。

背骨筋トレ

ビクともしない背骨をつくるエクササイズ

背骨を守るために、背骨の固定性を高めて、衝撃を受けてもビクともしない背骨をつくる。そのために、背骨に特化した筋トレと有酸素運動で筋力強化、背骨のS字を改善、背骨と椎間板に栄養を補給しましょう。

⬇筋トレと有酸素運動の効果的な負荷量のポイント（復習）

筋トレと有酸素運動ともに、効果的な負荷量は「何回、何秒、何セット」は間違いです。「疲れるまで」が正しいです。単純に量に比例します。負荷が軽かろうが重かろうが関係なく、一定の速度で繰り返しおこない、そのペースで継続できなくなったら1セット終了の合図です。

それを可能な範囲で繰り返します。ただし、筋トレと有酸素運動には干渉効果があるため、それぞれ週2～3回ずつ交互が効果的です。詳しくは172ページをご参照ください。

また、筋トレは左右交互にはやりません。同じ側だけ疲れるまで繰り返し、疲れたら反対側をおこないます。

●筋トレのポイント

それでは、まずは筋トレから、「頸椎」と「胸椎・腰椎」に分けてエクサイズをご紹介します。

⬇「高齢者と運動初心者」にとって最適な筋トレのポイント――

「安全第一」「静的(等尺性《とうしゃくせい》)トレーニング」「多関節トレーニング」「低負荷・高回数」。

⬇「運動継続者」にとって最適な筋トレのポイント――

「効果優先」「動的(等張性、等速性)トレーニング」「多関節トレーニング＋単関節トレーニング」「高負荷・低回数」。

※「安全第一」を主体として展開していますが、ご自身の状況に合わせて「動的トレーニング」にしたり、秒数を増やして「高負荷・低回数」にしたりと選択してください。

●頸椎に特化した筋トレ

＊頸椎の同時収縮の話

頸椎は第1頸椎から第7頸椎まで7つありますが、これは解剖学的に考えたときの定義です。しかし、頭を屈曲、伸展、側屈、回旋とあらゆる方向に動かすときには、必ず上位胸椎の動きも関与しています。それは、頸椎を動かす重要な筋肉(深層筋)の多くが中位胸椎に付着しているからです。

頸椎の背面にあり、主に伸展させるはたらきをするのが頭半棘筋《とうはんきょくきん》、頸半棘筋、胸半棘筋、頭板状筋《とうばんじょうきん》、頸板状筋という筋肉で、これらの筋はおおむね第4胸椎から第6胸椎に付着しています。

頸椎の前面にあり、主に屈曲させる働きをするのが、頭長筋《とうちょうきん》、頸長筋《けいちょうきん》という筋肉で、これらの筋肉もやはり上位胸椎に付着しています。

そのため、**機能的に見たときには第４胸椎までを頸椎と考えたほうが妥当**です。

背骨のＳ字姿勢つまり背筋がピーンと伸びた姿勢は、頸椎では前弯した状態です。この前弯を形成するには、頸椎が後ろに反っているわけですから、背面にある伸筋の活動が重要になります。

しかし、それだけでは不十分です。もし伸筋だけが働いたとしたら、頸椎は後ろにだけ引っぱられて過度に前弯し、頭は後屈（あごが上がった状態）となります。

前面にある屈筋もしっかり活動してはじめて重たい頭を正面に向けて保持することができます。**頸椎の背面と前面の筋肉が対等に活動、つまり同時収縮をおこなうことで、はじめて正しくてきれいな頸椎の前弯が確立されます。**

これらの筋肉の同時収縮がおこなえていない状態が、頸部痛のある方の特徴であるあごが前に出た、いわゆるねこ背の悪い姿勢です。

その姿勢を続ければ筋力は低下していきます。その結果、頭痛や首の痛み、肩コリの原因となる上位頸椎にある深層筋の後頭下筋群や浅層筋の僧帽筋《そうぼうきん》や胸鎖乳突筋《きょうさにゅうとつきん》や斜角筋などの過剰収縮を引き起こします。

よって、解決策は頸椎伸筋の「頭半棘筋、頸半棘筋、胸半棘筋、頭板状筋、頸板状筋」と頸椎屈筋の「頭長筋、頸長筋」を鍛えることです。**とくに筋力低下しやすい頸椎屈筋の「頭長筋、頸長筋」を鍛えること**です。それにより、頸椎の同時収縮が可能となり、頸椎の正しくてきれいな前弯、Ｓ字の背骨をつくることができます。

慢性頸部痛の方に対する有効なエクササイズについて、メタアナリシスをおこなったアイルランド

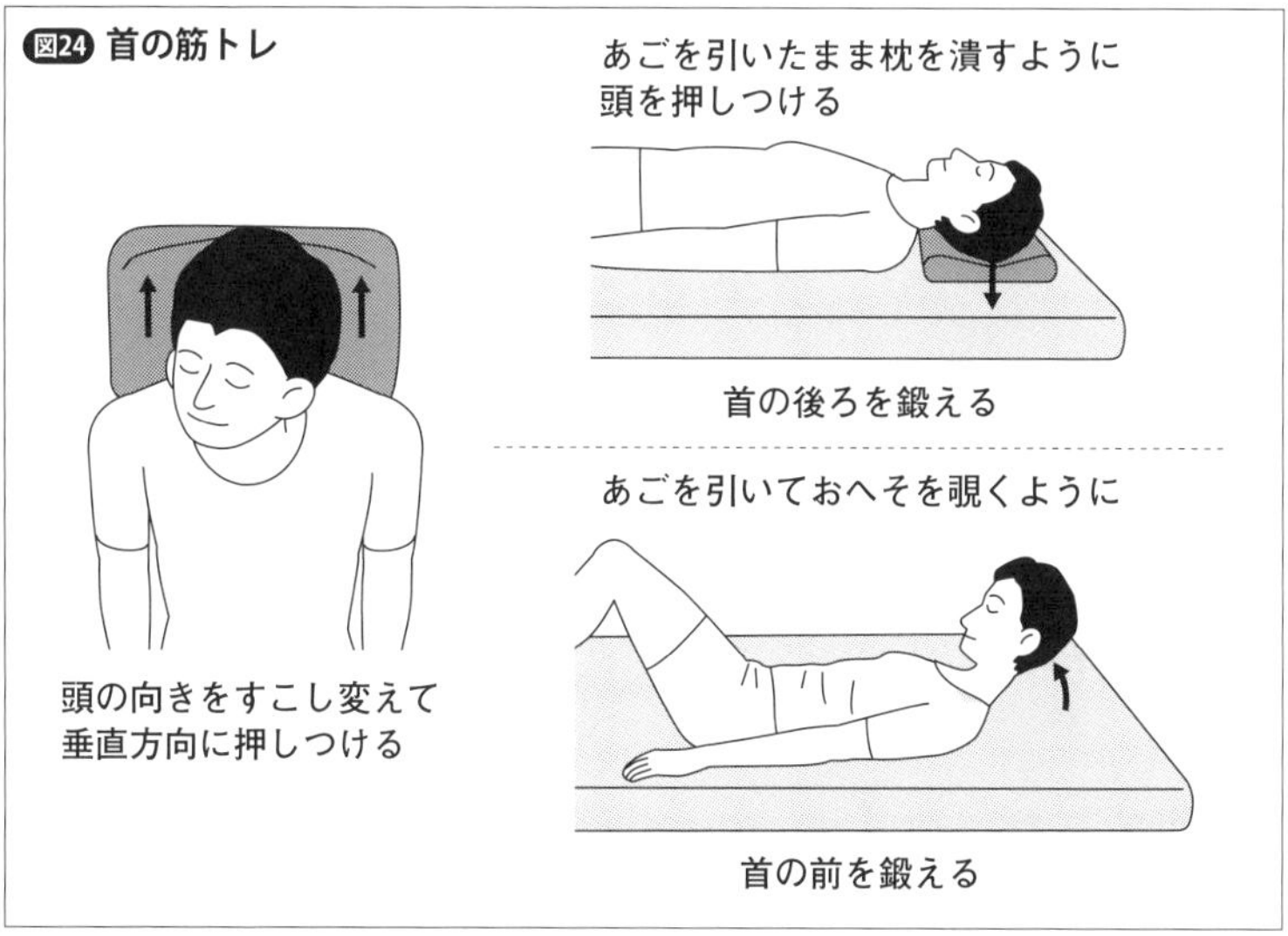
図24 首の筋トレ
あごを引いたまま枕を潰すように
頭を押しつける
首の後ろを鍛える
あごを引いておへそを覗くように
首の前を鍛える
頭の向きをすこし変えて
垂直方向に押しつける

のオリオーダンらの報告（２０１４年）があります。その結果は、筋トレやストレッチ、有酸素運動など、いろいろなエクササイズを同時におこなうことが効果的であるというものでした。

つまり、本書でご紹介しているエクササイズ全般をおこなうのでいいのですが、ここではその中でもとくに効果が高いとされる2つの筋トレをご紹介します。

２つとも安全に等尺性でおこないます。

＊首の後ろを鍛える筋トレ（図24）

仰向けに寝てあごを引いたまま後頭部を枕に押しつけます。顔は天井を向いたまま真下に。枕を潰《つぶ》すように5秒押しつけたら、ゆるめます。これを繰り返します。

あご引きは首の前の「頭長筋」、後頭部押しつけは首の後ろの「頭半棘筋、頸半棘筋、胸半棘筋、頭板状筋、頸板状筋」を同時に鍛えられます。主体は首の後ろの筋肉です。

あごを引いた状態でできるように枕の高さを調整してください。背骨の柔軟性に合わせて枕の高さをすこしずつ低くしていき、最終的に枕なしでできる人は、なしでやります。

また、頭の向きをほんのすこしだけ左や右に変えた状態で、同じように枕を潰すと違った個所の首の筋肉が鍛えられます。

＊首の前を鍛える筋トレ（図24）

仰向けに寝てあごを引きます。頸椎の滑らかなカーブをイメージしながら、おへそを覗くように頭を軽く持ち上げます。5秒保持したら、下ろします。これを繰り返します。

あご引きは首の前の「頭長筋」、おへそ覗きは首の前の「頸長筋」を鍛えられます。

＊背骨は連鎖している

ここまでは頸椎そのものの話ですが、頸椎に問題が生じる原因は頸椎だけではありません。下の背骨の安定性が上の背骨に影響します。頸椎は胸椎の、胸椎は腰椎の影響を受けます。

頸椎の深層筋の付着部である胸椎の固定性が不良だと、土台が不安定な状態となりますので、頸椎の深層筋は機能を十分に発揮できません。

たとえば、胸椎に付着している菱形筋《りょうけいきん》や僧帽筋の中部・下部筋は前鋸筋《ぜんきょきん》と協力しあって背骨（主に胸椎）の伸展において支点の役割をしています。

これらの筋肉がしっかり活動することで胸椎が固定され、頸椎の伸展がさらに促進されるのです。

続いて胸椎を固定するためには、その土台となる腰椎（骨盤）に付着している背筋や腹筋がしっかり活動して同時収縮していなければなりません。

胸椎部分の前面は肋骨で頑丈に固定されているので、背面の背筋強化でいいのですが、腰椎部分の前面は筋肉のみですので、前面の腹筋と背面の背筋の両方とも強化が必要です。

つまり、腰椎部分の背筋と腹筋の同時収縮が不十分だと腰は不安定となり、それが上の背骨へと連鎖していき、胸椎はねこ背、頸椎は過前弯となって、あごが前に出た悪い姿勢にもつながるのです。

●胸椎・腰椎に特化した筋トレ

ここからは胸椎と腰椎を安定させる方法についてです。腹筋や背筋に加え、背骨の安定化に関与する下肢の筋トレもご紹介します。すべて背骨はS字の状態でおこなう安全性の高いものです。

それではまず、基本となる「ブレイシング」からお話しします。先ほどの腰椎の前面の固定性を向上させる方法です。

＊背骨の固定性を高める筋トレ――「ドローイン」と「ブレイシング」

聞いたことがない方が多いかと思いますが、簡単にいうと体幹を安定させるための腹筋群（深層筋）の筋トレ方法です。この2つが有名です。

ドローイン：背骨はまっすぐのS字姿勢をとり、息を吐きながらお腹と背中がくっつくようなイメージでお腹を凹ませる運動です。

腹直筋《ふくちょくきん》や外腹斜筋《がいふくしゃきん》のような浅層筋は収縮させないで、**主に深層筋の腹横筋《ふくおうきん》だけを鍛える方法**です。

息を吸うときは横隔膜が収縮していますが、息をふーっと吐くときに働くのが腹横筋です。

腹横筋は手や足を動かすなど、あらゆる動きをするほんの一瞬手前で、先行して収縮します。それは背骨を安定させることで、はじめて手や足は動かすことができるからです。そのコルセットのような働きもしているのが腹横筋です。

腰痛持ちの方は、この腹横筋の収縮が遅れてしまう現象があります。しかし、鍛えることでタイミングの遅れを回復させることはできますのでご安心を。

ブレイシング：背骨はまっすぐのS字姿勢をとり、呼吸はしたまま、お腹まわり全体の筋肉を緊張させて硬くさせる運動です。このとき、お腹は凹んだり、膨《ふく》らんだりはさせずに、そのままの形態を維持するのがポイントです。**腹横筋のみならず、内腹斜筋《ないふくしゃきん》、外腹斜筋、腹直筋などお腹まわり全体の筋肉を鍛える方法**です。

日常生活においては、このブレイシングが背骨の安定に効果的です。ドローインはあくまで選択的に腹横筋を鍛えるための方法です。

たとえば、買物袋でも洗濯物でも重荷を持つときには、お腹を固めて背骨を安定させているのが経験的にわかると思います。ブレイシングですね。ですが、このときにドローインでお腹を凹ませて持とうとすると力が入りません。実際やってみるとすぐわかると思います。

これまでの研究から、ブレイシングはドローインよりも腹筋群の筋収縮や腹腔内圧をとても高くすることができ、背骨の安定性と圧迫力を高められることがわかっています。そのため、日常生活でもスポーツでも、あらゆる姿勢やあらゆる場面において、このブレイシングを効果的に使えることが背骨を守れるかにつながります。

加齢に伴う筋萎縮に関しても、背骨の深層筋である腹横筋や多裂筋《たれつきん》は減少しにくく、浅層筋（腹直

筋、外腹斜筋、内腹斜筋、脊柱起立筋《せきちゅうきりつきん》）のほうが減少しやすいことが報告されています。それに、日常生活を普通に過ごしていて、腹横筋だけがとくに弱化しているという人はまずいません。そのため、このブレイシングが加齢性変化にも適した方法といえます。

背骨を曲げないためには胸椎を曲げないことが重要で、それには背筋が重要であることをお伝えしましたが、このブレイシングは主に腹横筋、内腹斜筋、外腹斜筋などの腹筋群を鍛える方法です。

「それなら背骨曲がりの改善にはつながらない？」と思われたかもしれませんが、大丈夫です、背すじと関係しています。これらの腹筋群は背中にある胸腰筋膜《きょうようきんまく》というものに連結していて、それを介して背筋（脊柱起立筋、多裂筋など）につながっています。つまり、お腹の前や横の腹筋群を強化することで、お腹まわりの筋肉がピーンッ！と張るため、背筋が働きやすい環境となり、背筋の筋力が向上するからです。

洗濯物を干すときでたとえると、しなやかな釣り竿で干すよりも、ピーンッ！と張った物干し竿で干すほうが耐荷重能力は高くなり、たくさん干すことができます。それと同じで、筋力という視点で考えると、腹筋群を強化して背骨を物干し竿にしたほうが背筋の能力を最大限に発揮させることができ、体幹を支える荷重量が増えるということです。

それでは、仰向け、うつ伏せ、横向き、四つん這い、座位、立位、などいろいろな姿勢でブレイシングを練習しましょう。

ブレイシングは持続できることが大切です。簡単そうに思えますが、案外ずっと固め続けるのはむずかしいものです。呼吸はしたままいろいろな姿勢で30秒間続けられるかやってみてください。

お腹まわりのどこかがゆるんだり、また固くなったりと一定していないのはダメです。同じ硬さを維持することは意外とむずかしいのです。

ただし、とにかく力強く体幹を固めればいいというものではありません。固めすぎると背骨はS字のまま一つの塊《かたまり》になってしまい、背骨の柔軟性が損なわれてしまいます。程度としては、まず自分の横腹に手のひら全体が触れるように両手を置き、親指は腰、手のひらは横腹、他の指はお腹に触れてください。それらすべてで硬くなるのを感じられたくらいの軽めの力で十分です。

息を止めずに普段の呼吸を続けていれば、そこまで強く固めることはできないはずです。ただ、血圧が上昇しやすいため、心臓血管系に持病のある方や高齢者の方は、とくに強くやりすぎないようにしてください。

それでは、ブレイシングをしながら次のエクササイズをおこなっていきましょう。

＊背筋を鍛える筋トレ（図25）

この背筋の筋トレは、背骨の骨密度の低下を予防・改善し、胸椎の過度な後弯を改善でき背骨全体のアライメント改善につながる、とくに重要な筋トレです。主に多裂筋、脊柱起立筋、広背筋《こうはいきん》、僧帽筋、菱形筋、三角筋が鍛えられます。また、頸椎の背面の筋肉も同時に鍛えることができます。

STEP1：

①うつ伏せに寝て、クッションなどをお腹の下に入れます。クッションの真ん中がおへその下くらいがよいです。

②両腕は肘を伸ばして身体の横に置きます。

③肩甲骨を寄せながら、胸がすこし浮くくらい上半身を持ち上げます。あごは引き、頭から骨盤まで

図25 背筋を鍛える筋トレ

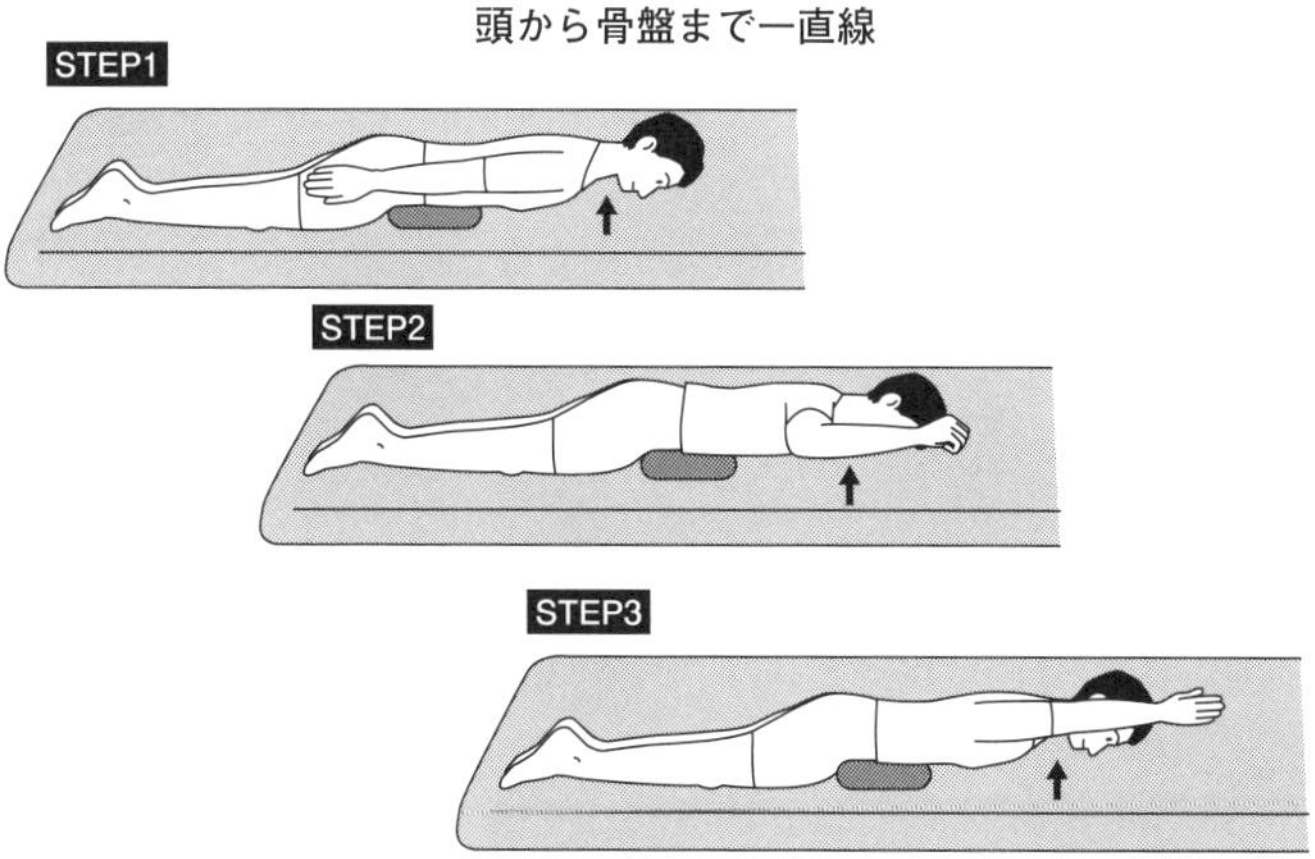

テーブルを使った背筋の筋トレ

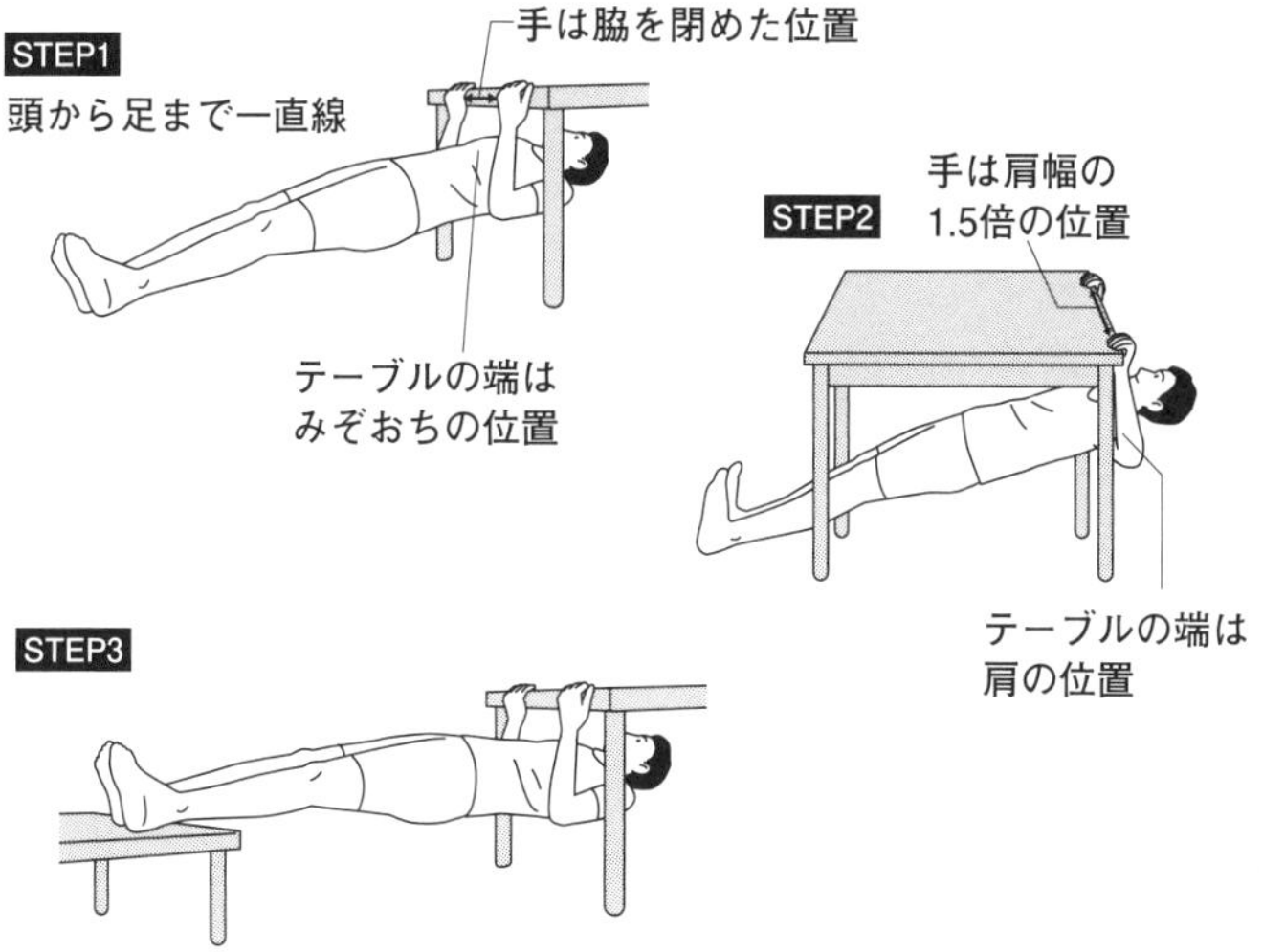

一直線のS字姿勢のところで10秒間保持します。これを繰り返します。
④ゆっくり元に戻って1回深呼吸します。
※安全に鍛えるため、静的（等尺性）で、背骨は反らさないことが大切です。
※負荷を上げたい方は動的で、上げ下げを繰り返す方法に切り替えてもいいです。
STEP2：負荷を上げたい方は、逮捕の姿勢でSTEP1をおこないます。
STEP3：さらに負荷を上げたい方は、バンザイの姿勢でSTEP1をおこないます。

＊テーブルを使った背筋の筋トレ（図25）

背骨の柔軟性の改善途中などで、まだうつ伏せが苦手な人でも可能な背筋の筋トレ方法をご紹介しておきます。

自宅にあるテーブルを使って、手軽に背筋（とくに広背筋、菱形筋）を鍛えることができます。もちろん、苦手ではない人も前項に加えておこなうと効果が高まります。

STEP1：
①安定感のあるテーブルの下に仰向けになって、上半身だけ隠れるように寝ます。
②テーブルの端がみぞおちあたりにくるように位置を調整して、脇を閉めた状態でテーブルの端を手でつかみ（逆手）ます。
③あごは引いて、頭から足まで一直線のS字姿勢のまま、かかとを支点にして、顔をテーブルに近づけるように身体を持ち上げます。
④手で引きこむ形にはなりますが、肩甲骨を寄せながら、背筋を使って持ち上げていきます。

⑤上げ切ったところで10秒間保持します。
⑥ゆっくり元に戻って1回深呼吸します。これを繰り返します。
※身体が「くの字」になったり、反対に背骨を反ったりしないようにしてください。

STEP2：負荷を上げたい方は、順手でSTEP1をおこないます。順手にすることでいわゆる力こぶにあたる上腕二頭筋がはたらきにくくなるため、背筋（とくに広背筋）の負荷が上がります。
①安定感のあるテーブルの下に仰向けになって、今度は顔だけが出るように寝ます。
②テーブルの端が肩にくるように位置を調整して、肩幅の1・5倍ほど広げた位置を手でつかみ（順手）ます。
　あとは、STEP1の③〜⑥と同様です。

STEP3：さらに負荷を上げたい方は、椅子や台の上に足を乗せた状態で、STEP1、STEP2をおこないます。

＊腹筋と背筋の深層筋を鍛える筋トレ（図26）

　胸椎・腰椎の固定性を高められる深層筋（腹横筋、内腹斜筋、多裂筋）を主に鍛える筋トレです。頸椎の背面の筋肉も同時に鍛えることができます。

STEP1：
①四つん這いになり、肩の真下に手、股関節の真下に膝がくるようにします。
②あごは引いて真下を向き、頭から骨盤まで一直線のS字姿勢となります。
③重心が偏らないように、手も足も左右均等に体重を乗せるように意識します。

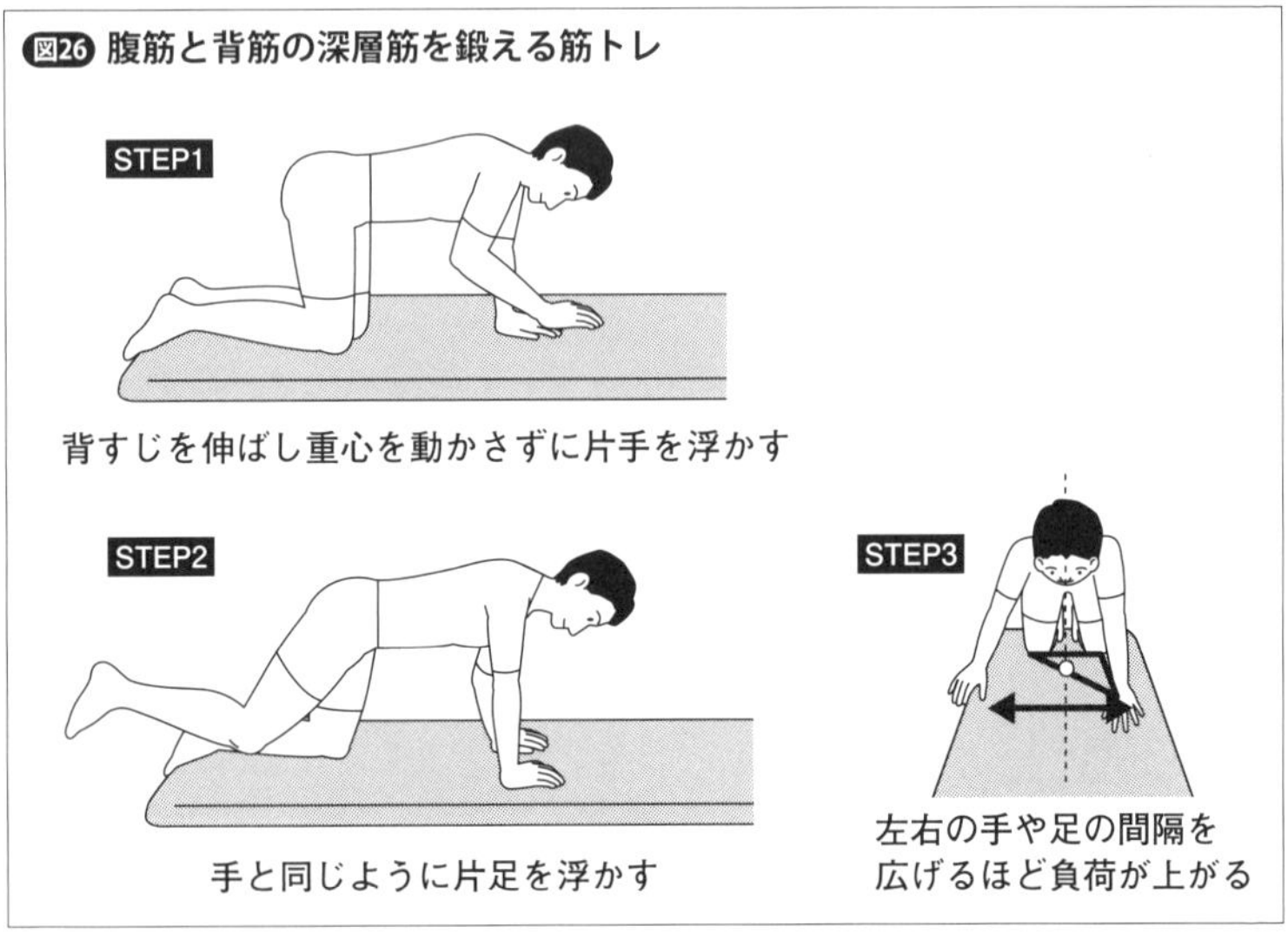
図26 腹筋と背筋の深層筋を鍛える筋トレ
STEP1
背すじを伸ばし重心を動かさずに片手を浮かす
STEP2
手と同じように片足を浮かす
STEP3
左右の手や足の間隔を
広げるほど負荷が上がる

④中心にある重心の位置を動かさないように、片手を10センチくらい床から浮かせて10秒間保持します。
⑤ゆっくり四つん這いに戻って1回深呼吸します。これを繰り返します。
※お腹に力が入っていれば、正しくできています。もしお腹に力が入っている感覚がわからない人は、重心が浮かせた手と反対の方向に動いてしまったか、背骨のS字が崩れているかです。
どうしてもわからない方は、浮かせた手のほうに重心を寄せてみてください。わざと倒れる方向に身体を寄せればお腹に力が入るのを感じられるはずです。
STEP2：負荷を上げたい方は、手の代わりに足を上げてSTEP1と同様におこないます。足は手よりも重いため負荷が上がります。
STEP3：さらに負荷を上げたい方は、四つん這いで支えている両手、両膝の間隔を広げてSTEP1やSTEP2をおこないます。広げ

図27 背骨の側面を鍛える筋トレ

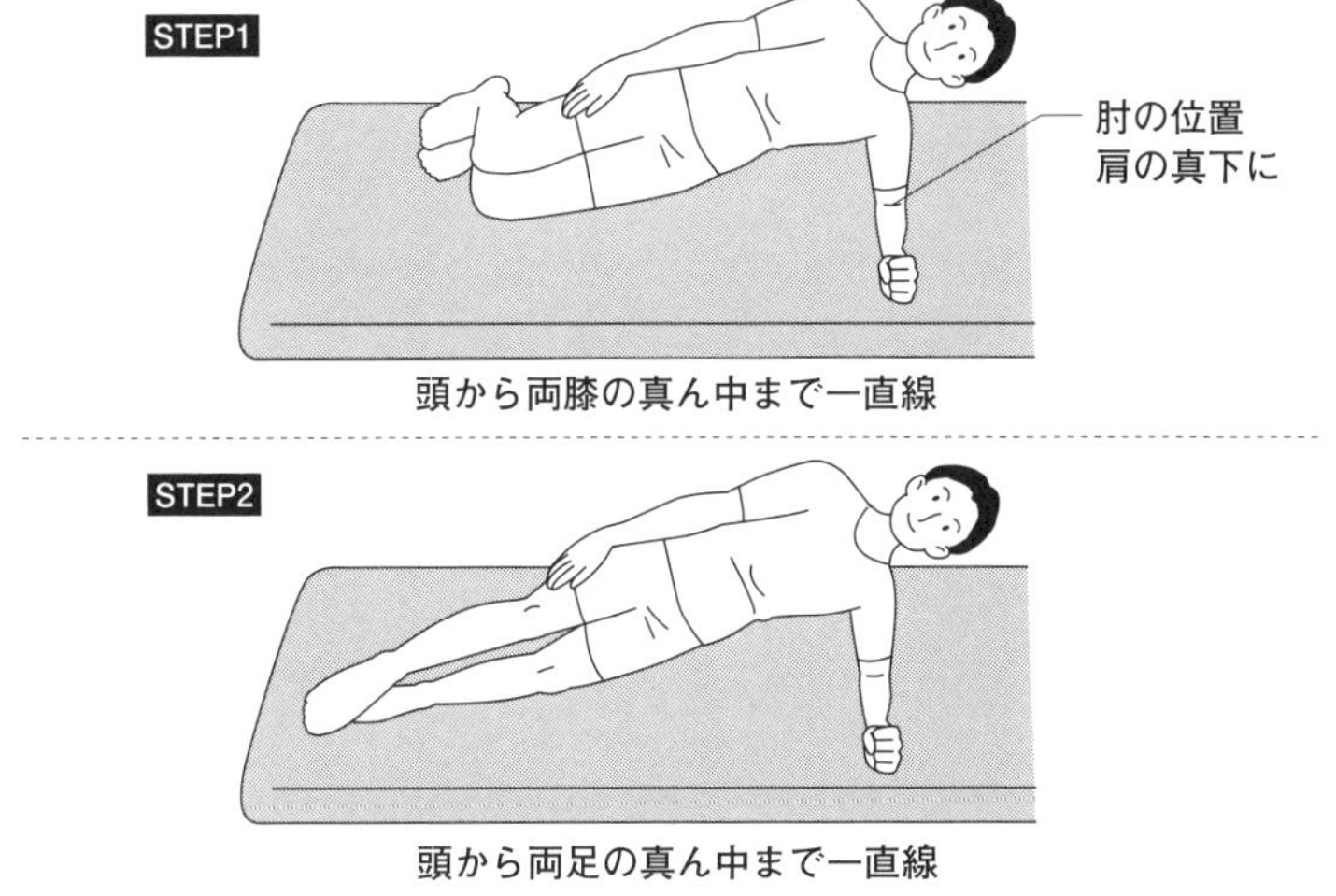

れば広げるほど負荷は増えていきます。もちろん、重心が動いてはいけません。むしろ倒れる方向に寄せてください。

＊背骨の側面を鍛える筋トレ（図27）

背骨の外側の固定性を高められる筋トレです。主に腹筋群（腹横筋、内腹斜筋、外腹斜筋）、背骨や骨盤の横方向の安定性に関与するお尻の横（中殿筋）や腰の横（腰方形筋《ようほうけいきん》）、背筋（多裂筋、広背筋）を鍛えることができます。

STEP1：

①横向きに寝ます。
②膝を揃えて90度に曲げ、下になっている肘は肩の真下につきます。
③腰を浮かせ、頭から両膝の真ん中まで一直線のS字姿勢となります。
④上になっている手は身体の横に置いたまま、10秒間保持します。
⑤ゆっくり元に戻って1回深呼吸します。こ

れを繰り返します。
※正面から見ても、上から見ても、身体が「くの字」になったり、反対に背骨を反ったりしないようにしてください。
STEP2：負荷を上げたい方は、両膝をまっすぐに伸ばした状態でSTEP1をおこないます。頭から両足の真ん中まで一直線のS字姿勢で保持します。
※バランスが取りづらいうちは、重ねている足を前後にずらしてもいいです。
※肘をついた側の肩がすくんではダメです。肘で床を押すように肩甲骨を身体から引き離します。

●背骨に関与する下肢筋を鍛える筋トレ

前述のとおり、背骨の不調は下肢の不調につながるのと同じで、下肢の不調も背骨の不調につながります。下肢の機能を高めて背骨を守りましょう。また、バランスや転倒予防にも効果的です。

しかし、ただ下肢を鍛えるだけではもったいないです。何気ない動作の中で、気づかないうちに重心が偏っていたり、背骨のアライメントが崩れていたりする人は意外と多いものです。

そのため、棒を使ってそれらを整えながら筋トレしましょう。適度な棒がなければ、傘や杖、突っぱり棒などで代替が可能です。それでは、基本となる4つの背骨に特化した下肢の筋トレをご紹介します。

＊棒スクワット（図28）

主にお尻（大殿筋）、太ももの前（大腿四頭筋）、太ももの後ろ（ハムストリングス）、太ももの内側

（内転筋）、ふくらはぎ（腓《ひ》腹筋《ふくきん》・ヒラメ筋）、背中（脊柱起立筋）が鍛えられるスクワットという筋トレです。

①両足を肩幅よりすこし広げて立ち、つま先は30度ほど外側に向けます。

②棒を横にして腰に当て、両肘を曲げて肘で棒を挟みこみます。棒が地面と平行な状態を保ちます。

③背骨は終始一直線のS字姿勢を保ち、丸まらないように気をつけます。

④腰を後ろに引くようにゆっくり膝を曲げていきます。つま先と膝の向きは合わせます。

⑤太ももが床と平行になるまで上体を下げたら、折り返します。

⑥膝が伸び切らないところまでゆっくり戻って1回深呼吸します。これを繰り返します。

※終始棒が地面と平行な状態を維持できていたか、鏡を見ながら確認してみましょう。もし傾きがある場合は、無意識に左右のバランスが崩れた動き方をしてしまっています。修正しながらバランスのとれた動き方を再学習していきましょう。

※バランスに不安のある方は、両手が使いにくいため、椅子に座った状態から同様におこない、

図28 棒スクワット

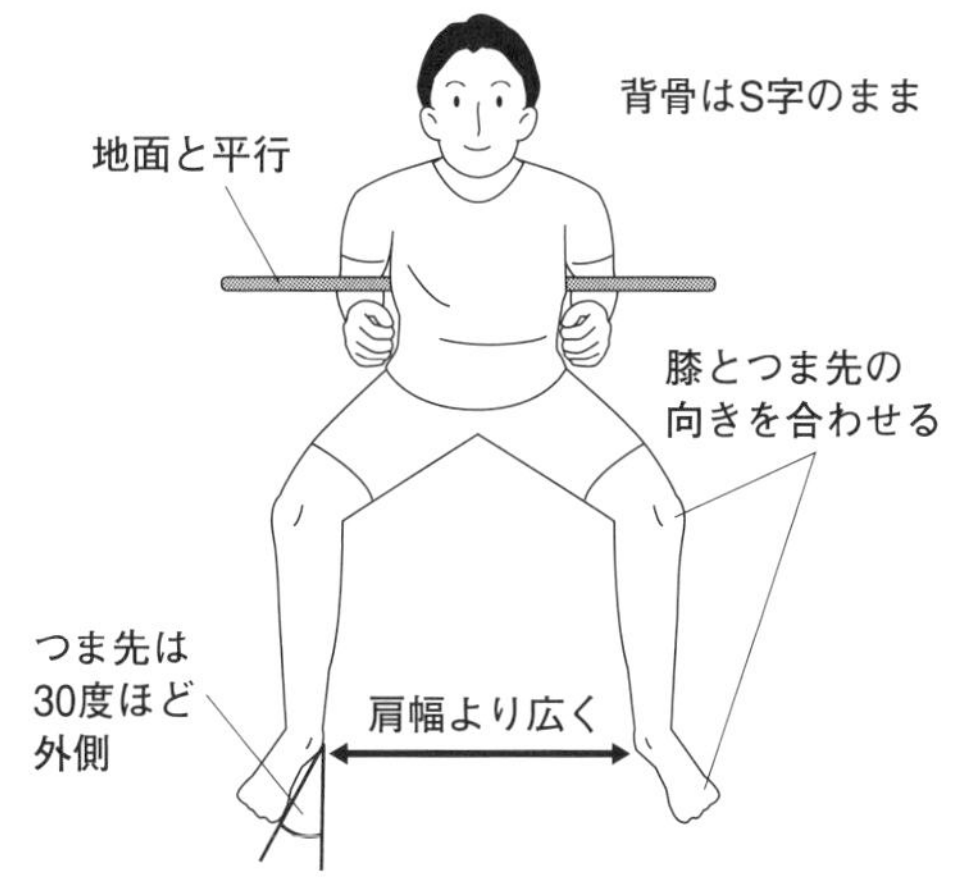

図29

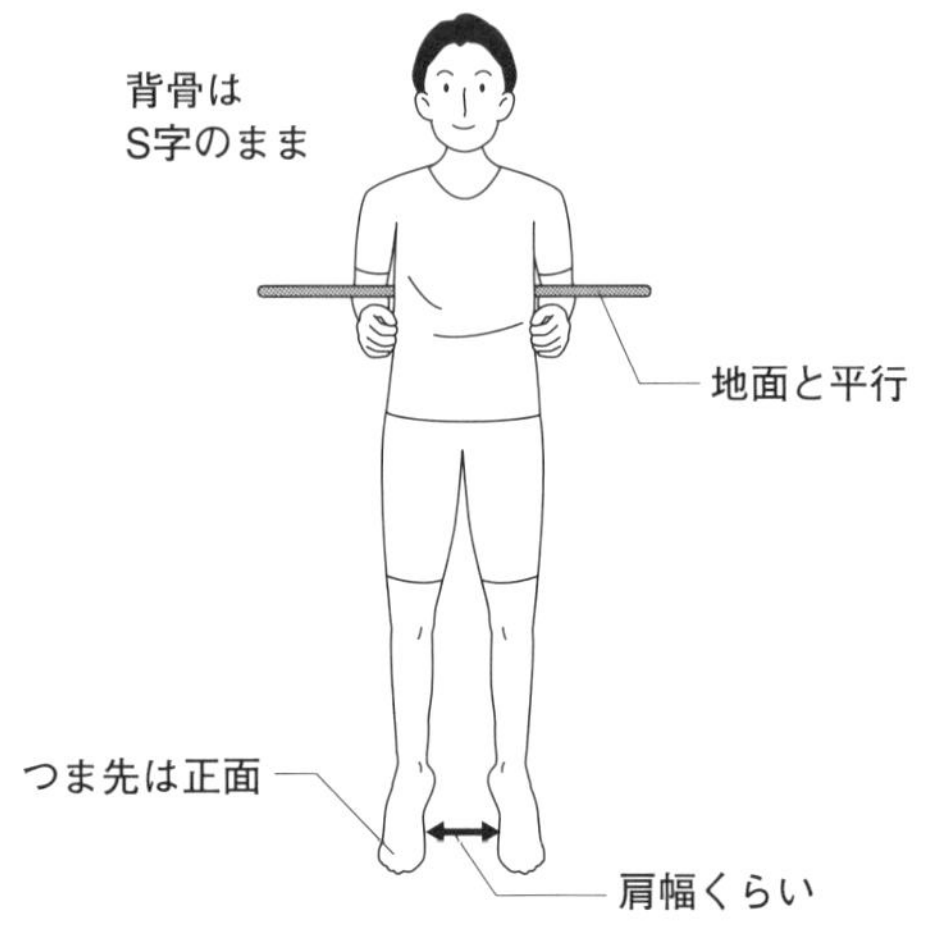

図29 棒カーフレイズ

ふらついたときは後ろに座りこむようにするなど転倒に注意してください。前にもふらつく恐れのある方は、ドアの前に椅子を置いて座り、ドアを開けた状態でおこなうと、前に倒れそうになってもドアの枠に棒が引っかかって転倒防止になります。また、無意識にごまかしやすい方法ではありますが、整列のときの前倣《まえなら》えのように、肘を伸ばした状態で棒を横に持っておこなう方法もありです。

＊棒カーフレイズ（図29）

主にふくらはぎ（腓腹筋・ヒラメ筋）、足の指（足底筋《そくていきん》）が鍛えられるカーフレイズ（かかと上げ）という筋トレです。

①両足を肩幅程度に広げて立ちます。つま先は正面に向けます。
②棒を横にして腰に当て、両肘を曲げて肘で棒を挟みこみます。棒が地面と平行な状態を保ちます。
③背骨は終始一直線のS字姿勢を保ち、丸まらないように気をつけます。
④かかとをゆっくり上げていきます。
⑤足の裏を垂直にするようなイメージで、かかとを上げ切ったら、折り返します。

⑥かかとが地面スレスレのところまでゆっくり戻って1回深呼吸します。これを繰り返します。
※終始棒が地面と平行な状態を維持できていたか、鏡を見ながら確認してみましょう。もし傾きがある場合は、無意識に左右のバランスが崩れた動き方をしてしまっています。修正しながらバランスのとれた動き方を再学習していきましょう。
※バランスに不安のある方は、両手が使いにくいため、棒スクワットと同様に、真後ろに椅子を置いたり、ドアの枠のところでおこなったり、前倣えでおこなうなど、転倒に注意しながらおこないましょう。

＊棒ランジ（図30）

主にお尻（大殿筋）、太ももの前（大腿四頭筋）、太ももの後ろ（ハムストリングス）、太ももの内側（内転筋）、ふくらはぎ（腓腹筋・ヒラメ筋）、背中（脊柱起立筋）が鍛えられるランジ（フェンシングの突きの動き）という筋トレです。

スクワットと似ていますが異なる点は、お尻（大殿筋）、太ももの後ろ（ハムストリングス）の筋肉にとくに効果的であることです。

また、歩行や階段、またぎ動作など日常生活動作に近い動きであるため、実用的で転倒予防にも効果的です。

フロント（前）、バック（後ろ）、サイド（横）の3種類あります。これをフロント・バック・サイドランジの順に続けておこなうトライアングルランジという筋トレをご紹介します。

まずは基本となる【フロントランジ】です。

図30

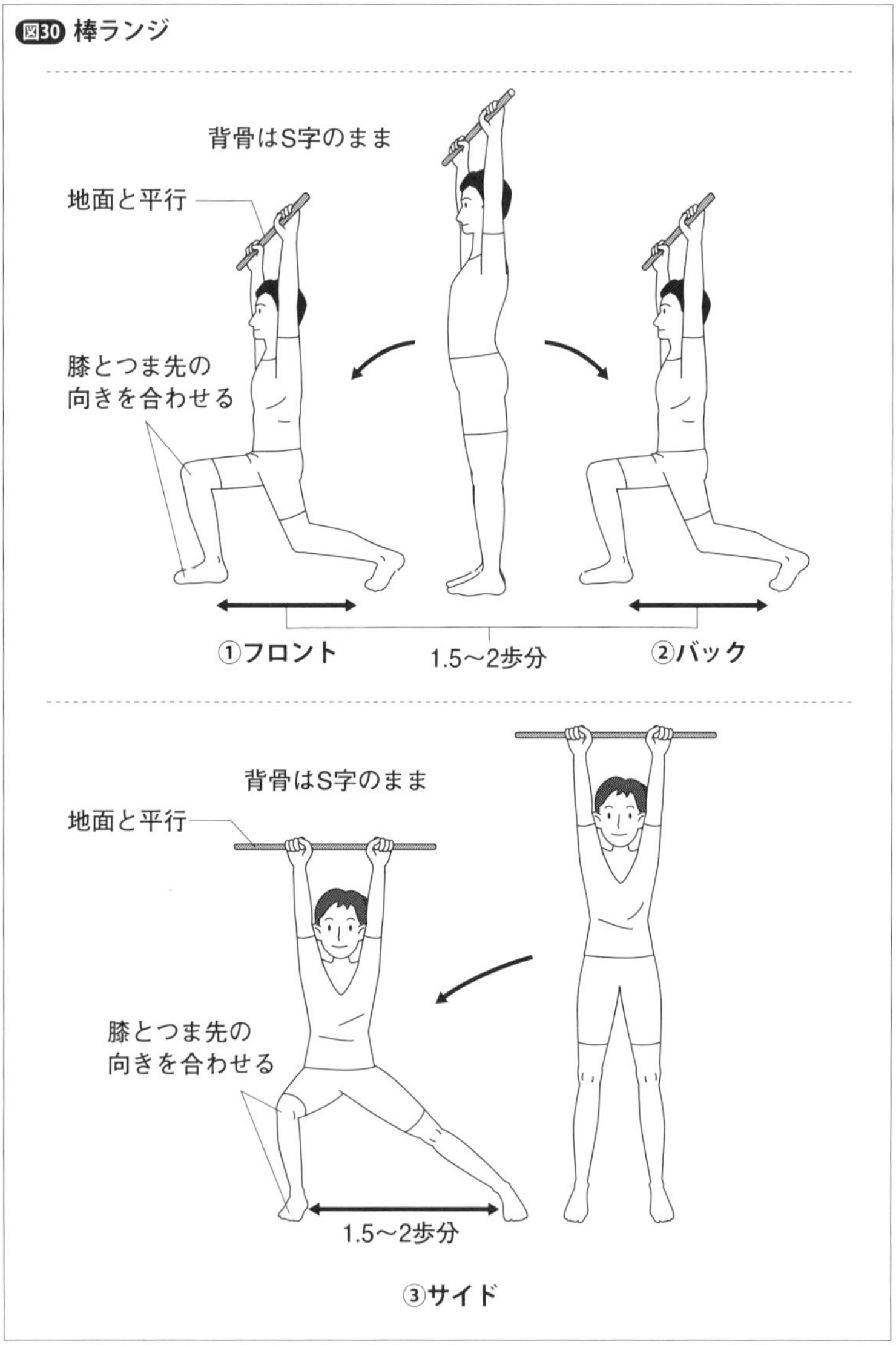
図30 棒ランジ
背骨はS字のまま
地面と平行
膝とつま先の
向きを合わせる
①フロント
1.5〜2歩分
②バック
背骨はS字のまま
地面と平行
膝とつま先の
向きを合わせる
1.5〜2歩分
③サイド

①背すじを伸ばして立ち、つま先の向きは正面かすこしだけ外に開きます。
②棒を横にして肩幅くらいのところを両手で持ち、バンザイをします。棒が地面と平行な状態を保ちます。
③背骨は終始一直線のS字姿勢を保ち、丸まらないように気をつけます。
④つま先と膝の向きは合わせて、片足を1・5〜2歩分ほど前に出します。
⑤膝が90度程度になるまで腰を下げたら、折り返します。
⑥出した足で地面を蹴るようにして、元の位置に戻ります。

【バック・サイドランジ】

バックランジは後ろに、サイドランジは横に、足を出すだけの違いです。そのほかの手順はフロントランジと同じです。

【トライアングルランジ】

①〜⑥をフロント・バック・サイドランジの順に繰り返します。

同じ足を鍛えるために、出す足は「フロント（右足）・バック（左足）・サイド（右足）」と交互にします。これですべて右足が鍛えられます。疲れるまでおこなったら、今度は逆に「左足・右足・左足」の順に繰り返しおこないます。

※終始棒が地面と平行な状態を維持できていたか、鏡を見ながら確認してみましょう。もし傾きがある場合は、無意識に左右のバランスが崩れた動き方をしてしまっています。修正しながらバランスのとれた動き方を再学習していきましょう。

※バランスに不安のある方は、棒を横にして胸の前で両肘を曲げて、肘で棒を挟みこみます。バンザ

イと同様に棒が地面と平行な状態を保つようにします。

＊棒レッグスウィング（図31）

片足立ちで足を前後（フロント・バック）や外側（サイド）に上げる動作を繰り返すレッグスウィングという筋トレです。この筋トレだけ多関節トレーニングに、単関節トレーニングも加えた運動となります。

スウィングしている足（単関節トレーニング）だけでなく、していない足（多関節トレーニング）も両方とも鍛えています。

主に股関節の前（腸腰筋）、お尻（大殿筋）、お尻の横（中殿筋）、太ももの前（大腿四頭筋とくに大腿直筋）、太ももの後ろ（ハムストリングス）、ふくらはぎ（腓腹筋・ヒラメ筋）、足の指（足底筋）、背中（脊柱起立筋）、腰の横（腰方形筋）が鍛えられる筋トレです。

片足立ちのバランス能力改善に寄与するため、股関節の骨粗鬆症《こつそしょうしょう》改善や転倒予防に効果的です。ちなみに、片足立ち保持時間が5秒以下だと、転倒リスクが高くなることが報告（ベラス、1997年）されていますので、一つの目安として励んでいきましょう。

【フロント・バック】

①背すじを伸ばして立ち、つま先は正面に向けます。

②棒を横にして肩幅くらいのところを両手で持ち、バンザイをします。棒が地面と平行な状態を保ちます。

③背骨は終始一直線のS字姿勢を保ち、丸まらないように気をつけます。

図31 棒レッグスウィング

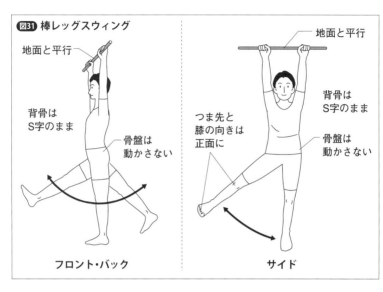

④片足立ちになり、浮かせた足の膝は伸ばしたまま地面スレスレで足を前後にスウィングします。

⑤骨盤はなるべく動かさないように注意して、股関節の可動域をできるだけ広げていきます。

⑥片足立ちのまま、これを繰り返します。

【サイド】

サイドは真横に足を出すだけの違いです。そのほかの手順はフロント・バックと同じです。ただ、つま先と膝の向きが正面を向いたままであることがポイントです。外側に向いてしまう人が多いのですが、それでは効果がありませんので注意してください。横から見たときに「くの字」のように股関節がすこし曲がった状態もダメです。真横です。

※終始棒が地面と平行な状態を維持できていたか、鏡を見ながら確認してみましょう。もし傾きがある場合は、無意識に左右のバランスが崩れた動き方をしてしまっています。修正しなが

らバランスのとれた動き方を再学習していきましょう。

※バランスに不安のある方は、棒もバンザイもなしでおこなってみてください。それでも片足立ちで連続したスウィングができない場合は、壁に軽く片手を触れた状態でおこなってみてください。

有酸素運動パワー

●健康寿命を延ばすのは歩行の「速さ」それとも「歩数」？

液体流動を促す衝撃刺激を加えたり、屋外で日光にあたることで骨を強化したり、抗炎症作用から老化を防止したりと、有酸素運動のメリットを最大限に活《い》かして背骨を守っていきましょう。

ジョギングやバイク、階段や坂道上りなど「はぁはぁ」レベルの運動ができる人はしていただいてもちろんいいですが、筋トレとの干渉効果をお忘れなく。週2～3回、1回20～30分にとどめておいてください。

ウォーキングであれば干渉効果は気にしなくていいです。前述の歩容を意識して歩いたり、無意識に歩いたり、速く歩いたり、楽に歩いたり、小股や大股など、いろんな刺激を交互に変えながら歩きましょう。

それでは、最も運動として取りかかりやすいウォーキングについて、何を意識することが効率的で効果的であるのかを次に述べます。

アメリカ国立衛生研究所はアメリカの40歳以上の一般的な成人4840人における1日の歩数および歩行速度と死亡率との関連を約10年間追跡した解析結果を2020年に報告しました。

1日4000歩の群と比較して、1日8000歩の群では51％死亡リスクが低下、1万2000歩の群では65％死亡リスクが低下し、年齢や性別、人種にかかわらず、歩数が多いほど死亡率が低下するという結果でした。

また、循環器疾患とがんによる死亡率も、歩数が多いほど低下していました。しかし、歩行速度と死亡リスクとの関連は認められませんでした。

つまり、**歩行の速さよりも歩数の多さが健康寿命を延ばすために重要**ということです。ウォーキングで意識するのは歩数です。万歩計でなくても携帯電話の無料アプリでも簡単に歩数が測れますので、まずは1日8000歩を目指していきましょう。

●健康寿命を左右する歩行速度は？

歩行の「速さ」と「歩数」で比べた場合には、歩数に軍配が上がりましたが、歩行速度が速いか遅いかで、健康に大きく影響するという報告もあるため、「速さ」も一概に無視はできません。歩数を優先目標としつつも、可能な人は速度も考慮してみてください。

その**健康寿命を左右する速度のポイントは「1m/sec」**です。1m/secより速い人は健康寿命が長くなりますが、遅い人は身体機能低下、認知機能低下、転倒、要介護、入院、死亡のリスクが高くなります。しかも遅ければ遅い人ほど高くなります（ストゥデンスキー、2011年）。つまり、歩行速度により余命が予測できてしまうということです。

また、国内の横断歩道のほとんどが、渡り切るためには1m/secの歩行速度が必要とされていますので、それも含めて、速歩きできる自分を目指していきましょう。

＊棒足踏み（図32）

雨天等により屋外で有酸素運動ができないときには棒足踏みがおすすめです。マシンでもない限り、家で「はぁはぁ」レベルの運動はなかなかむずかしいですから、背骨に特化した歩容修正するための時間としましょう。

下肢筋の筋トレと同様に、棒を横にして、①腰のところで両肘で挟みこむ、②両手で持ちバンザイ、の2種類それぞれの体勢で足踏みをしてみましょう。

鏡の前で、音楽やメトロノームに合わせておこないます。②より①のほうが動揺しやすいです。②バンザイのほうがむずかしいという人は、背骨が曲がってしまっているか、歩いているときだけ背骨が曲がっているかです。

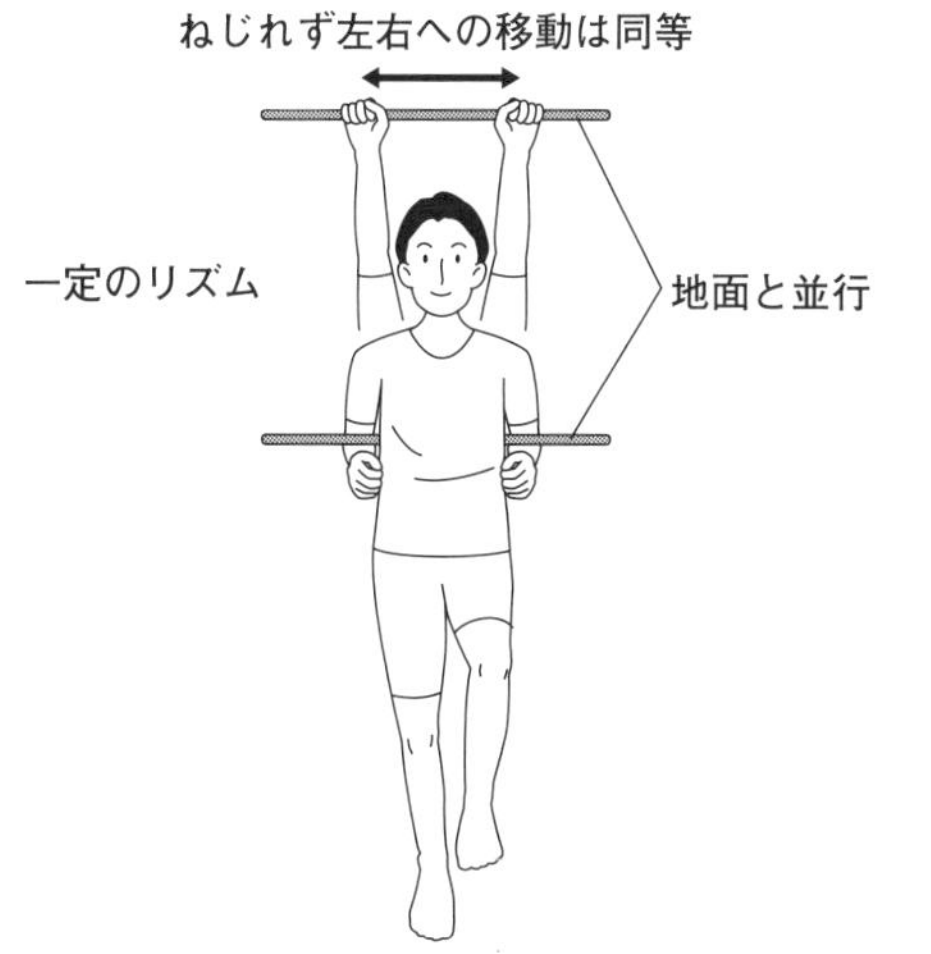

図32 棒足踏み

チェックポイント：終始棒が地面と平行な状態を維持できるか？　一定のリズムであるか？　棒の左右への移動が同等か？　棒を回旋せずにできるか？　鏡を見ながら確認してみましょう。
もし傾きや偏り、ねじれ、リズムの不整がある場合は、無意識に左右のバランスが崩れた動き方をしてしまっています。修正しながらバランスのとれた足踏みの方法を再学習していきましょう。

第5章

背すじピーンの生活術

背骨を守る生活習慣

●生活習慣にしたいポイント

日常生活に限らず、エクササイズを実施するうえでの注意点となります。ここでは、安全ゾーンを超えないために必要な生活習慣とすべきポイントを具体的に列記していきます。

ぜひ、覚えていただき、背骨を守っていきましょう。

▼総負荷量で考えて、自分の限界を超えないようにコントロールする。

▼負荷量が多い動作・作業のときは関節の中間域（S字姿勢）でおこなう。

▼最終可動域付近（屈曲《くっきょく》・伸展《しんてん》・回旋《かいせん》した状態）で動作・作業せざるをえないときは、小さい負荷のものだけにする。

▼繰り返しの作業はなるべく避けて、頻繁に休憩をはさむ。

▼朝や同一姿勢後、体温が低いときは、関節の中間域付近の狭い範囲で、軽い負荷、短時間反復の運動のみＯＫ。

※たとえば仕事で朝早くから重い物を持たなければいけないなら、余裕をもって早起きして事前に椎間板の水抜きをして準備しておく。具体的には、朝や同一姿勢後、体温が低いときには、「ねたままストレッチ」を関節の中間域付近の狭い範囲で、軽い負荷、短時間反復のみおこなうことです。つまり、「ねたままストレッチ」を小さい動きで、数秒ずつ、ちょこちょこ繰り返せばよいということです。

▼夜や動作時、体温が高いときは、最終可動域までの広い範囲で重い負荷、長時間反復の運動もＯＫ。
※ただし総負荷量は超えないこと。

▼同一姿勢は避ける。
※背骨には重力、無重力それぞれのメリット、デメリットがあります。よい姿勢、悪い姿勢も同じです。つまり、同じ姿勢を続けないことが、背骨にかかる偏《かたよ》ったストレスを溜めこまずに、流すことができる方法となります。**よい姿勢なら悪い姿勢に、曲げていたら反《そ》る、右を向いていたら左を向く、など「逆」の姿勢に変えること**です。定期的に姿勢を変えつづけることが、背骨に栄養を与えて、健康な背骨を育てるのです。

いま何か不調を抱えていたり、ねこ背になっていたりする人は、どちらかに偏った生活をしているはずです。まずはそれぞれの姿勢をこまめに入れ替えて、**1日のうちの就寝時は除いた時間帯でトータル半分半分になるところから目指していきましょう。**

▼重荷の移動など、強い力が必要なときは上半身と下半身が同側回旋のナンバ歩き（右手と右足、左手と左足をそれぞれ同時に出す歩き方）を利用する。

●立位でも安全で効果的に背骨を反る方法

日常生活では背骨を曲げた状態でおこなう作業が圧倒的に多く、それがきっかけで腰痛や背骨曲がりに至ってしまいます。そのため、安全性の高い無重力下の臥位でおこなう「ねたままストレッチ」を合間にできるときはよいのですが、横になれない環境にいるときも多々あると思います。

そこで、背骨曲がりの逆である背骨を反らす運動に関しては重力下の立位でおこなう方法も覚えておく必要があります。ただ、やり方を間違えると逆に痛めてしまう可能性がありますので、安全な方法をご紹介します（図33）。

重心線が後方は危険！

腰に手を当てて上半身が後ろに反るのは重心線が後方（かかと）に落ちるため、倒れそうになるのを倒れないようにと腹筋に力が入り、腹圧を高めてしまうため逆に腰を痛めてしまう可能性が高い方法です。

重心線は中心に落とした状態で反らす！

重心線が中心（土踏まず）に落ちていればいるほど倒れにくくなるため腹圧を高めずに安全に背骨を反らすことができます。

安全な方法：腰に手を当てて、頭と足の位置は一直線上のまま動かさずに、腰を前に出すようにして背骨を反らせます。

図33 立位で反らす運動

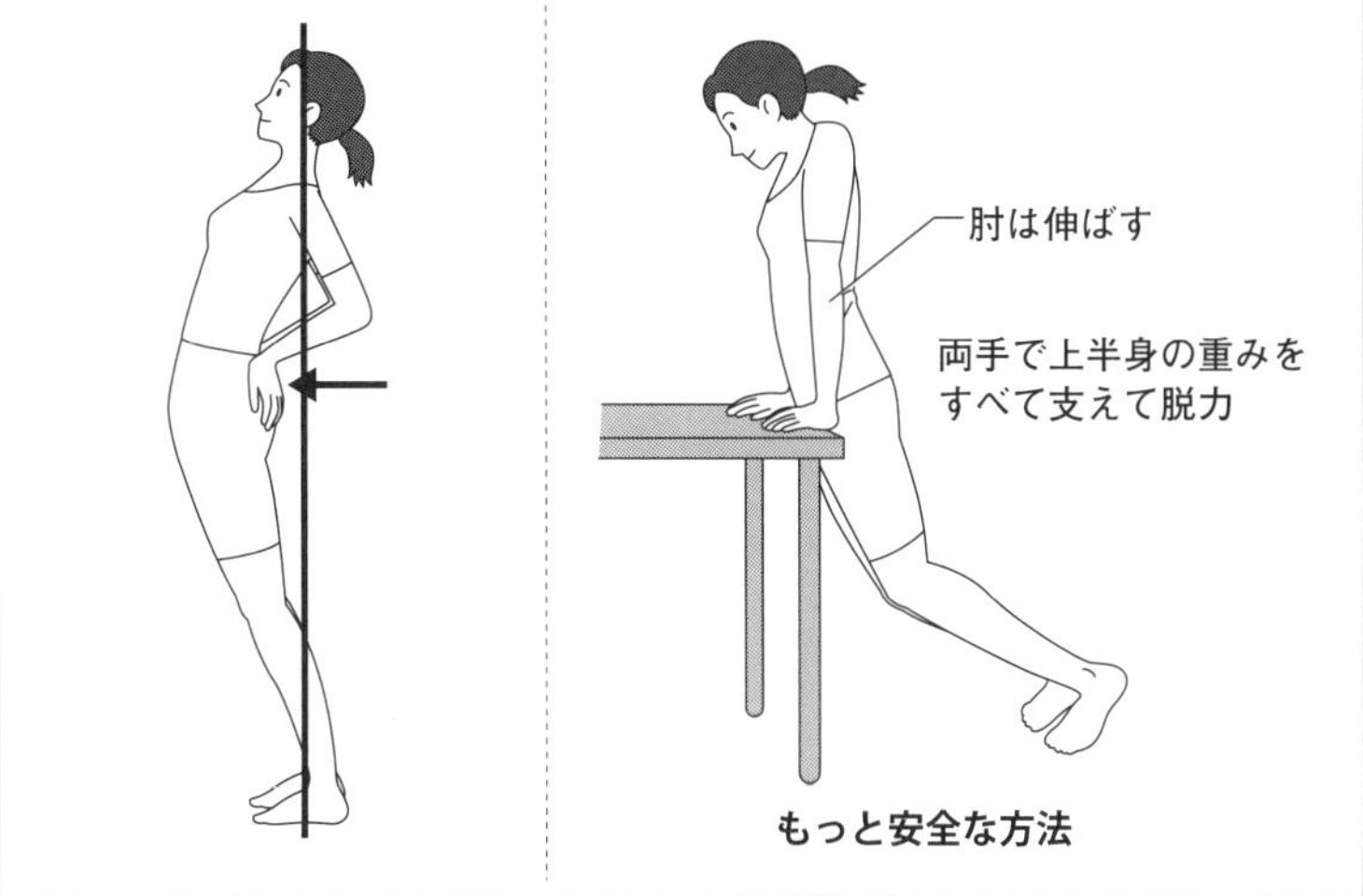

もっと安全な方法：テーブルから一歩離れて立ち、テーブルに両手をつきます。肘《ひじ》は伸ばした状態で、両手で上半身の重みをすべて支えるように脱力して背骨を反らせます。肩はすくんで肩甲骨《けんこうこつ》が寄った状態です。腹圧をかけずに完全に脱力して反らすことができるため安全で効果的です。

背骨を曲げないための食事

●老化しやすい食事と老化しにくい食事

背骨を守るためには、栄養学について知ることも必要です。なぜなら、食べ物の影響で炎症の発現を増長させてしまうことがこれまでの研究で示されているからです。前述のとおり加齢に伴う炎症が筋力低下を起こし背骨曲がりにつながるため、いかに慢性炎症を起こさせないかが重要となります。

そもそも炎症とは、組織が損傷した後に生じる治癒《ちゆ》過程の一部です。必要なことです。しかし、慢性的に炎症が起こっていると、治癒するどころか逆に損傷状態を長引かせて悪化させてしまいます。そして、バランスの悪い食事が、その慢性炎症を誘引してしまうのです。

私たち人間は、遺伝子的に見ると約200万年前の旧石器時代の植物（野菜、果物、木の実）や狩猟による草食動物を摂取することに適応しています。そのため、これらの食べ物が炎症を抑制してくれる抗炎症性の食べ物となります。

しかし、現代人の食生活では、穀物や穀物食の動物、精製でんぷん、加工食品が大半を占めており、これらは炎症を助長させてしまう食べ物となります。なぜなら、農耕が始まったのは、つい最近の約1万年前だからです。まだ身体は旧石器時代のままなのです。

抗炎症性の食べ物は、果物、野菜、ナッツ類、じゃがいも、鮮魚、鶏、草食の家畜肉、オメガ3卵、有機エキストラバージンオリーブオイル、有機バター、有機ココナッツオイル、ダークチョコレート、赤ワイン、バルサミコ酢、香辛料（生姜《しょうが》、ニンニク、ウコン、オレガノ、クミンなど）です。

炎症を助長させる食べ物は、精製された穀類、穀類および小麦粉製品、穀物食の家畜肉および卵、ほとんどのパッケージ食品や加工食品、揚げ物、トランス脂質（マーガリン、ほとんどのパッケージ食品や加工食品に含まれている）、コーンオイル、サンフラワーオイル、大豆油、ほとんどのサラダドレッシング製品です。いわゆる太りやすい食べ物です。

これらの食べ物は炎症性サイトカインを誘発します。炎症性サイトカインはたくさんありますが、そのうちの一つTNF（腫瘍壊死《しゅようえし》因子）でお話ししますと、TNFは白血球と脂肪細胞の両方から放出されます。前者由来のTNFはがん細胞を破壊したり、ウイルスを排除するときに放出されたりと、感染防御・抗腫瘍作用を持つ物質です。

短期的であれば問題ありません。一方、これらの食事摂取により脂肪の量が増えると後者の脂肪細胞由来のTNFの放出量が増え、インスリン受容体の活動を阻害するためインスリン抵抗性を引き起こします。いわゆる生活習慣病といわれるものです。短期的ではすまなくなります。

インスリン抵抗性は炎症の悪化を招くため、脂肪の増加はイコール慢性炎症状態に陥《おちい》ることを意味します。インスリン抵抗性は、糖尿病はもちろんのこと、動脈硬化、高血圧、脳卒中、心筋梗塞《しんきんこうそく》、がん等の発病リスクを高めることは既知のことです。

ではその改善方法は、というと食事量を減らしてバランスよくし（炭水化物4／タンパク質3／脂肪3の割合）、運動量を増やすということちらも歴史的にずっといわれてきている既知のことです。

具体的な食事方法については、近年「地中海式食事法」というものが研究報告もされており人気を博しています。前述したような抗炎症作用のある食事のことで、魚、脂身のない肉、全粒穀物、野菜、果物、ナッツ、乳製品、およびオリーブオイルをたくさん食べることです。

「地中海式食事法」はインスリン抵抗性の改善に効果的な不飽和脂肪酸、オメガ3脂肪酸、カリウム、マグネシウムを自然に摂取することができるため、生活習慣病の改善に効果があり、さまざまな病気による死亡リスクを低下させることがわかっています。また、パーキンソン病やアルツハイマー病にかかるリスクが13％低下することも報告されています。

背骨を守るためには、老化の原因となる炎症を改善する必要があります。医食同源という言葉があるように、その最も重要な因子が食事といっても過言ではありません。その意味で栄養学を知ることがいまの自分の食事を見つめなおし、改めようとする第一歩となります。

むずかしいことは何もありません。単純明快です。前述の**炎症を促す食べ物はなるべく避け、抗炎症作用のある食べ物を多く摂取するように意識していくこと**です。

●効果的なタンパク質のとり方

筋力が増加すれば骨と骨をつなぎ合わせる力が強くなるので、骨に加わる荷重刺激も増し、骨粗鬆《こつそしょう》症《しょう》予防につながります。また、バランス能力が向上し転倒予防にもつながります。筋トレが大事ということは第4章でお話ししましたが、せっかく疲れる筋トレをするのなら、効果的なほうがいいですよね。ここでは、筋トレ同様に大切なタンパク質についてのお話をします。

＊質のよいタンパク質をとろう

筋トレの効果を最大限に引き上げようとするのなら、タンパク質の効果的な摂取方法について知らなければなりません。タンパク質をとることは大事ですが、効果的に筋肉を合成しようとしたら質のよいタンパク質をとる必要があります。

タンパク質を構成するアミノ酸は、必須アミノ酸と非必須アミノ酸に区分されています。体内でつくることができない9つある必須アミノ酸がバランスよく含まれているタンパク質を質がよいといいます。

その質を食品ごとにわかりやすく数値化（100点満点）したものを「アミノ酸スコア」といいます。たとえば**牛肉、豚肉、鶏肉、鶏卵（全卵）、鯵《あじ》、鮭《さけ》、鰹《かつお》、牛乳、大豆、ヨーグルトは100**、ちなみに精白米65、小麦粉44です。つまり、スコア100の食品を摂取したほうが筋肉は合成されやすいということです。

＊タンパク質の最適な摂取量

しかし、ただ単にたくさんとればよいというものでもありません。一度に吸収できる量が決まっています。それ以上に摂取したものは勿体《もったい》ないことに排泄されてしまいます。若い人は吸収率がいいのですが、加齢とともに吸収率は落ちてきます。つまり、**年齢を重ねれば重ねるほど若者よりもタンパク質をたくさんとらなければならない**ということです。

タンパク質の最適な摂取量は、**20代の若い人は、体重1キロあたり0・24グラム**です。体重60キロの人では1回の食事で14グラムはとったほうがよいとなります。**70代になると体重1キロあたり0・4グラム**となるため、1回の食事で24グラムはとったほうがよいとなります。40代なら若者よりもすこし多めの18グラム、50代なら20グラム、というように概算でよいので自分の年齢で必要な1食あたりの摂取量を知っておきましょう。

そして、もし**筋トレなどの運動をした後は、タンパク質の摂取量を増やすと効果的**です。たとえば上半身だけなど一部分の運動なら5グラムほど増やし、上半身、下半身、ウォーキングなど複数の運動を組み合わせたような全身運動をおこなった場合は、10グラムほど増やすとよいです。

さらに、質の高い49本の研究論文のメタアナリシス（モートンら、2017年）によると、**運動後24時間以内に摂取すると最も筋肥大させられるタンパク質の量**がわかりました。それが、**体重1キロあたり1・6グラム**のタンパク質です。体重60キロの人では運動後24時間のうちにタンパク質を計96グラム摂取したほうがよいということです。ちなみに、これ以上タンパク質をとっても効果は変わりません。

＊タンパク質を摂取する最適なタイミング

今度は、タンパク質を摂取する効果的なタイミングです。**筋トレして1時間以内が、タンパク質摂取のゴールデンタイム**といわれています。1時間以内だと筋肉の合成率がとても高いためです。筋トレ後は時間の経過とともに筋肉がつくられる量が減っていきます。**運動したらすぐにタンパク質を摂取しないと損**してしまいますので気をつけましょう。

また、一度に吸収できる量が決まっていますので、小まめにタンパク質をとるのが効果的です。具体的には**3時間ごとに定期的にとるのがよい**ことがわかっています。

たとえば朝昼晩の食事のときに、まんべんなく同量ずつ必要量を摂取するのに加えて、おやつの時間にタンパク質を間食、寝ている間は食べられないので就寝前にもしっかりタンパク質を摂取、このほうが筋肉は合成されやすくなります。

＊筋肉がなかなか増えない人

運動してタンパク質をとれば、筋肉は増えて大きくなっていきますが、筋肉はタンパク質を構成するアミノ酸の量に依存しているので、筋トレをしてもタンパク質をとらなければ増えません。むしろ、筋トレだけしていたら、その分のエネルギーをつくり出すために、筋肉を分解してエネルギーを補充しようとするため、筋肉はやせ細って体重が減ってしまいます。

逆に、**筋トレをしなかったとしても、タンパク質さえとっていれば筋肉は合成に傾きます。**筋肉は、合成と分解の代謝を常にしていて、合成が上回れば増えていくし、分解が上回るとどんどんやせていきます。

筋トレはあくまで筋合成のきっかけにすぎません。最も重要なのは栄養です。タンパク質です。

「運動しているのに筋肉がつかない」と相談されることがありますが、それはタンパク質の摂取量よりも運動で消費している量が上回っているということです。

つまり運動のやりすぎです。筋肉を増やしたいなら、運動は十分していますので、タンパク質の摂取量を増やせばよいだけです。体重を増やさなければ筋肉も増えません。

＊主な食材のタンパク質含有量

続いては、タンパク質をとるために、どのくらいのお肉を食べたらよいかというお話です。お店で売られている加工品やお弁当などの商品はタンパク質の含有量が記載されていますので計算しやすいと思います。

お肉に関しては、動物や魚など種類によっても異なりますが、**おおむねお肉100グラムでタンパク質20グラム**をとることができますので、計算に役立ててください。

＊プロテイン

食事でとるならしっかりお肉のタンパク質を、サプリメントでとるならプロテインで摂取します。プロテインは、ドラッグストアでもスポーツ用品のお店でも売っています。それを水や牛乳で溶いて飲みます。

プロテインの種類は大きく分けると3種類あって、ホエイプロテイン、カゼインプロテイン、そしてソイプロテインです。

運動直後に飲むのは、ホエイが適しています。ホエイはすぐに吸収されるからです。**寝る前に飲むのなら、寝ている間にゆるやかに長めに吸収してくれるカゼイン**です。

ソイは、牛乳からつくった他のものとは違って、大豆が原料です。ソイはホエイとカゼインの中間的な性質を持っています。

本気で筋肉をつけたいという人は、体温が最も高くなってパフォーマンスも高くなる夕方・夕飯前にしっかり筋トレをして、1時間以内にホエイ（夕飯）を飲み、寝る前にカゼインを飲む。翌日の朝・昼にはお肉をしっかり食べて、15時頃にホエイを飲む。これが、タンパク質の効果的な摂取法です。

＊牛乳

ですが、プロテインまではなぁ……という方もいると思います。その場合は、牛乳がおすすめです。研究により、牛乳はなんとお肉よりも優《すぐ》れている部分があることがわかりました。

同じタンパク質の量を摂取した場合、**基本的には牛肉と同じ合成量**ではあるのですが、**摂取後2時間のときは牛乳のほうが合成量は高い**のです。飲める方はプロテインの代わりに牛乳を飲みましょう。

しかし、問題もあります。**牛乳のタンパク質含有量は、100ミリリットルあたり3・3グラム**ですから600ミリリットル摂取しないと20グラムになりません。これはさすがに飲めませんよね。そのため、朝昼晩はしっかりお肉をとり、間食に牛乳を飲む。もしくは、朝昼晩でお肉の摂取量が少ないときに牛乳を飲んで補う。基本的に飲水は牛乳にする。というスタイルがよいと思います。

ちなみに、牛乳の種類は**無脂肪乳よりは全乳のほうが筋合成率が高い**ことがわかっていますので、成分無調整の全乳がおすすめです。

＊卵の安全な摂取量

卵は安価にもかかわらず栄養素が豊富な食品です。必須ビタミンやミネラル、非常に良質のタンパク質などが豊富で、食物繊維とビタミンC以外すべての栄養素が含まれています。さらに着色料や香料、保存料、甘味料も入っていません。卵も筋肉をつくるにはとてもよい食材です。

ですが、卵を食べることに抵抗感がある方は、少なくないのではないでしょうか。それは、卵に含まれるコレステロール値が高いため心血管疾患リスクが増大するといわれたり、一部の栄養ガイドラインで心疾患リスクが増大するとして、卵を週3個未満に抑えるよう謳《うた》っているからではないでしょうか。炎症を助長させる食べ物としても前述しています。

しかし、2020年に報告された大規模調査により、ある見解が出されました。**卵は1日1個食べても心血管疾患リスクや死亡リスクが増大することはない。**マクマスター大学（カナダ）公衆衛生研究所のマハディ・デガンらが6大陸50カ国の総計17万7000人以上を対象に解析したところ、心血管疾患や糖尿病の既往歴があっても、1日1個程度の卵の摂取であれば問題にはならないことが示されました。

鶏卵100グラムあたりのタンパク質含有量は12・3グラム（全卵）とされています。**卵1個では、Sサイズ（46〜52グラム）は約6グラム、Mサイズ（58〜64グラム）は約7グラム、Lサイズ（64〜70グラム）は約8グラムです。**また、**卵は白身だけと全卵（白身と黄身）で比べると筋合成は全卵のほうが高い**ことがわかっています。

卵を上手に摂取して、安全に筋肉を増やしていきましょう。

特別編　# やっぱり運動は面倒くさい人、継続できない人へ

●時短メニュー

「ここまでで、背骨を守るためには運動が大切なことは十分わかった。わかったけど、やっぱり面倒くさい」気持ちはよくわかります。私も同じです。後述しますが、人間ですから当然です。ただ、それでは本書をせっかくお読みいただいたのに、背骨が曲がってしまわれては申しわけないですから、時短メニューをご紹介します。

「これならできる」と思っていただけた方は、これだけでも継続してください。

●赤ちゃんと大人の柔軟性の差は何が原因か？

赤ちゃんや子どもは身体がやわらかいです。では、大人との大きな差はどこにあるのでしょうか。関節全部でしょうか？

いいえ違います。赤ちゃんの関節は、完成していませんので全体的にゆるいのは確かです。ですが、手や足の柔軟性は、実は大人とそれほど変わりません。**最も大きな差があるのは「背骨の可動性」**です。背骨がやわらかいからこそ、大人より力が弱くても、大人が大変に感じるダイナミックな動きをいとも簡単にやってのけてしまうのです。

また、**成長発達の流れから四肢《しし》よりも体幹の筋肉をとくに使う動きが多い**のです。よって、赤ちゃんの動きを真似することが背骨の柔軟性や体幹の筋力強化に優れた時短エクササイズとなります。

●赤ちゃんエクササイズ

すべての効果を挙げるとキリがないので、主な効果を記載します。回数は筋トレと同じで疲れを感じるまでおこなうのが理想ですが、それぞれ1回だけでもいいです。継続できることに重点を置いて取り組んでみましょう（図34）。

＊高速寝返り（コア〈深層部〉と回旋）

方法▼右にゴロゴロゴロ、左にゴロゴロゴロと高速で寝返りを繰り返します。

効果▼主に背骨の回旋・側屈の柔軟性、腹筋と背筋の深層筋に効果的です。

＊頭側背這い《とうそくせばい》（下部バック筋）

方法▼仰向けに寝た状態から、肘と足を使って床を尾側に押したり蹴《け》ったりして頭側に移動します。背中で這《は》い這いする背這いです。

効果▼主に背骨と肩の伸展の柔軟性、下部背筋と肩甲骨と太ももの前の筋肉に効果的です。

＊尾側《びそく》背這い（上部バック筋）

方法▼仰向けに寝た状態から、肘と足を使って床を頭側に押したり蹴ったりして尾側に移動します。

効果▼主に背骨と肩の伸展の柔軟性、上部背筋と肩甲骨と太ももの後ろの筋肉に効果的です。

※背這いは後頭部が擦《す》れるので、必要に応じて後頭部にタオルを敷いたり、布団の上などでおこなっ

図34 赤ちゃんエクササイズ

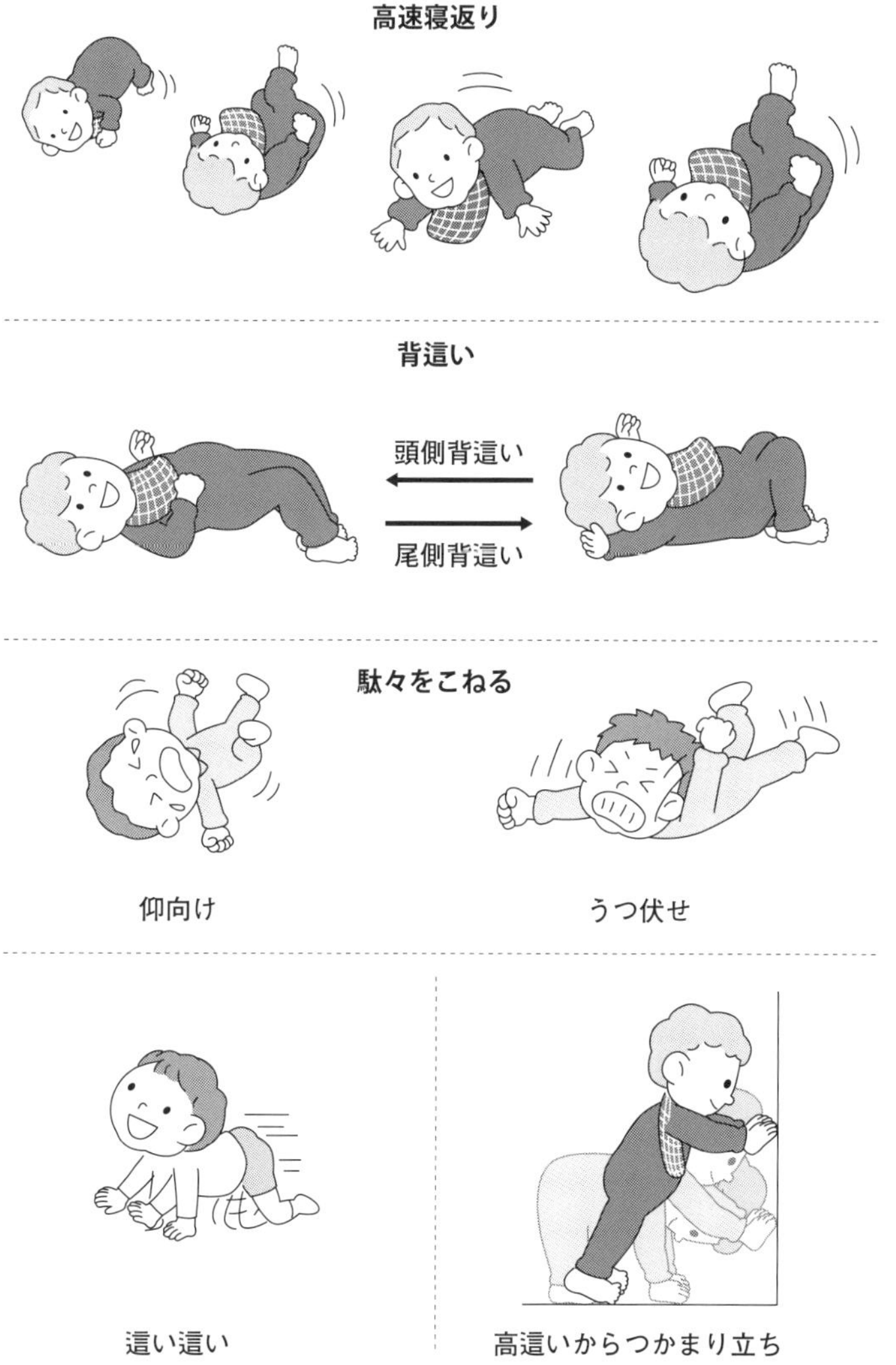
高速寝返り
背這い
頭側背這い
尾側背這い
駄々をこねる
仰向け
うつ伏せ
這い這い
高這いからつかまり立ち

たりしてもいいです。

＊啼泣《ていきゅう》（駄々をこねる）（フロント筋）

方法▼仰向けに寝た状態、またはうつ伏せに寝た状態から、赤ちゃんが泣いたり、子どもが駄々をこねたりしているように手足をバタバタさせてください。右手・左足と左手・右足を交互にバタつかせます。

効果▼主に背骨の回旋・側屈の柔軟性、頸部《けいぶ》・体幹・手足全体の前面の筋肉（とくに浅層筋）に効果的です。

＊這い這い（コアと四肢近位のインナー）

方法▼四つん這いの状態から這い這いします。

効果▼主に背骨の回旋・側屈・伸展の柔軟性、腹筋と背筋の深層筋と肩と股関節《こかんせつ》の筋肉に効果的です。

＊高這《たかば》いからつかまり立ち（脊柱起立筋、下肢バック筋）

方法▼壁に頭を向けて四つん這いになります。その状態から膝を伸ばして、手足で支えた高這いになります。そこから壁を伝っていき立位になります。そしてまた壁伝いで元の四つん這いまで戻ります。

効果▼主に背骨の屈曲・伸展と太ももの裏とふくらはぎの柔軟性、腹筋と背筋の深層筋・浅層筋と肩と足の指の筋肉に効果的です。

●人はダラダラするように仕組まれているから

なぜ、わざわざこの項目を設けたかというと、みなさんご存じのとおり**継続が大切だとわかっていても続かない**からです。継続できる方、頑張ることを続けられる方は読み飛ばしていただいて構いません。

人類が直立二足歩行を獲得したのは約400万年前と推測されていますが、約200万年前の旧石器時代からは狩猟がおこなわれるようになりました。狩猟をしなくても食料に困ることがなくなったのは農耕が始まった約1万年前からです。つまり、ずっと長い期間いつ獲物にありつけるかわからない状態でした。

狩りは走り続けるため相当なエネルギーが必要です。そのため、人は生き延びるために、狩猟や生殖活動以外の時間はエネルギーを使わないようにダラダラするように進化したとハーバード大学の進化生物学者であるリーバーマンは述べています。だから、運動すると「エネルギーがもったいない！ダラダラしなさい」と遺伝子が呼びかけてくるのです。継続できないのは仕方がないことなのです。

しかし、現代の私たちが運動をしないと、生活習慣病に陥り、背骨も曲がってきてしまいます。運動が大切なことはわかっていても、目を背《そむ》けてやらずに、大病を患《わずら》ってしまった患者さんを病院でたくさん見てきました。そして、背骨が曲がったり、手術にまで至った患者さんから耳にするのは、「こんなにつらい思いをするなら、運動しておけばよかった」という後悔の言葉です。

できるならば、本書をお読みいただいたご縁ですから、みなさまからは後悔の言葉が出ないようにお力になれたらと切に思っています。とはいいつつも、私も三日坊主で終わったことはたくさんあります。

ですが、旧石器時代の身体の自分に勝たなくてはなりません。そこで、私がこれはどうしても習慣にさせたい！と思ったときに、自分で取り組んでいる「継続させるためのコツ」をご紹介させていただきます。

みなさんのきっかけの一つになれば幸甚です。

●運動も頭もがんばると続かない

「物事が続かないのは……がんばれないのは……すぐに諦《あきら》めてしまうのは……精神力が弱いからだ」

日本ではこのような考えを抱く風潮があります。すると「精神力を鍛えろ！　気持ちで負けるな！　気合だ！　根性だ！」などと精神論を説かれます。

本当にそうでしょうか？

アスリートなど一流の世界では、メンタルがパフォーマンスに影響することはわかっていますが、その他大勢の人々の生活においては疑問です。それは、私が20代のときのある経験から考えるようになりました。

勉強や趣味の練習などをしているとき、年齢を重ねるごとに、前はもっとがんばれたことががんばれなくなってきました。それまでは、体力と精神力（自制心）は別のものと考えてきましたが、そのときに精神力と体力は関係していると考えるようになりました。

体力が落ちたから、精神力も落ちたのだと。その考えを裏づけるような報告が、２０１９年フランスのペシグリオーネらにより発表されました。

「運動のしすぎは脳の疲労を招き、物事の判断力が低下する」

その内容は、アスリートを対象に3週間の通常トレーニング群と負荷40％増群に分けて、機能的MRI（fMRI）による脳画像の検査をおこないました。結果は、疲弊するまで追いこんだ負荷40％増群では、脳領域の**「背外側前頭前野」という部分の活性が低下**していました。

この「背外側前頭前野」という部分は、**「思考力や判断力」「やる気」**に関する重要な役割を担っているため、それらの能力が低下することを意味します。さらに、金銭的な判断能力の検査もおこなっており、この結果を裏づけるような結果が出ました。

負荷増群では、「待てば得られる大きな報酬」よりも、「すぐに得られる目先の報酬」を得ようとする確率が高く、より衝動的な行動を示したのです。運動に慣れているアスリートにもかかわらず、運動による疲労でもこのような結果が得られました。

これまで、頭を過度に働かせたりしたときや、慢性疲労のある人では「背外側前頭前野」が影響を受けやすいことは明らかになっていましたが、この報告により、**運動だろうが頭を使うことだろうが両方とも疲れるまでおこなったら情報処理能力や自制心、やる気が低下する**ということです。

そして、もし、その疲弊した状態で、判断ミスから何か失敗するなどのマイナスなことを経験すると、そのおこなっていた運動や頭を使った作業にマイナスなイメージを関連づけてしまい、それが記憶され、「次もやってみよう」と思う「やる気」が、さらに低下してしまうという悪循環に陥ってしまいます。

病院のリハビリでもそうです。たとえば脳卒中を発症して間もない患者さんなどで、脳がまだボーッとしているときに、頭を使うこと、たとえばテレビを観てもらうと、それだけで疲労困憊《こんぱい》となります。テレビは視覚と聴覚の両方の情報処理が必要な作業となり、よく「頭が疲れた」とおっしゃいます。当然、そのとき認知能力は低下します。そして、運動のリハビリによって疲れた場合も同じです。身体が疲れるのは当然ですが、運動によって認知能力や意識レベルも低下することがあります。臨床《りんしょう》現場では運動負荷量の判断指標の一つとしています。

筋肉単体だけ見れば、量に比例するので筋トレはやれるだけやったほうがいいです。ですが、仕事や生活、運動や趣味のパフォーマンスなど、人間の営みとしてみれば、量に比例はしません。やれるだけやるというようにがんばるのはダメです。

そこで、私が提案する**「運動や頭の使い方のすすめ」**は——

⬇あとに何にもなければ、運動も頭を使うのも、やれるだけやってよい

⬇あとに何か控えているなら、運動も頭を使うのも、加減する

これにより、悪循環に陥らずに「やる気」を維持できます。

根本的に**精神力**（**自制心**）**を強くするためには、精神論ではなく、体力をつけましょう。**

●精神力（自制心）の上手な使い方

もう一つ、いま身についている精神力（自制心）を上手に使う方法です。それは、意志力をコントロールすることです。意志力とは自制心や精神力といわれるものとほぼ同じ意味です。クイーンズランド大学の心理学者ロイ・バウマイスターが意志力という考え方を提唱しました。ここでは、混乱しないように、日本人に馴染み深い「精神力」とします。

ロイは、精神力が筋力と同じような働きをすることを発見しました。それはトレーニングすることで強化でき、使い切れば枯渇《こかつ》するというものです。

精神力のトレーニング方法については何か我慢することで強化するというものですので、もともと継続できない人にとってはむずかしいことですから割愛します。生活に取り入れやすいのは、使い方のほうです。

階段を上れば上るほど足が重くなってくるのと同じで、**精神力も使えば使うほど消耗していき、誘惑に打ち勝てなくなります**。では、どのようなことで精神力が使われるかというと、**①ストレスを感じたとき、②何かを我慢したとき、③長期的な課題があるとき、④何かを選択したとき**、です。

①と②はわかります。③はたとえば、ローンがある、ダイエットしなければ、納期に間に合わせなければ、夏休みの宿題をしなければ、などの長期的な目標があるだけで精神力は使われています。④は何かを悩んで選択し決定したときです。たとえば、ご飯は何にしようかと悩んだとき、スーパーでどちらの牛肉がよさそうか悩んだとき、今日はどの洋服を着ていこうか悩んだとき、どの座席に座ろうか悩んだとき、向かいから来た人をどちらに避けて歩こうか悩んだとき、などなど日常には小さな選択があふれていて、その選択をするたびに精神力は消耗しています。そのため、朝よりも夕方のほうがダラダラしたくなります。忙しく仕事をしたあとなどは精神力が枯渇していますから、運動にせよ、ダイエットにせよ、面倒だと思う作業はできません。

これらのことから、継続できる人になるためのコツがわかります。

⬇精神力が残っている早めの時間帯におこなう
⬇ストレスに感じることや我慢をしない
⬇選択しないでルーティンにする

ルーティンについてすこし説明します。ルーティンとは決まった手順や作業のことです。選択をするから精神力を消費するわけですから、選択しなければよいのです。あらかじめ決めておけることは決めておくとよけいな消費をしなくてすみます。

たとえば、ご飯は献立表をつくっておく。洋服は晴れの日に着るのはこの組み合わせ、雨の日はこれ、仕事はこれ、休日はこれ、などと決めておく、というように考えなくてもいいように、自分の中でルールを決めて、そのとおりに動く。これが精神力の消耗を抑える方法です。

運動するまでに精神力をたくさん残しておけば継続につながります。運動する時間を決めてルーティンにしてしまうことも大切です。

また、精神力はブドウ糖（炭水化物）によって燃料を供給され、脳の貯蓄を補充することで強化できます。そのため、食べることと寝ることは大切です。どちらかが不足すると精神力は劇的に落ちこんでしまいます。

限りある精神力を上手に使いこなしましょう。

●精神力（自制心）は環境に影響される

マシュマロテストはご存じでしょうか。1960年代後半から1970年代前半にアメリカのスタンフォード大学の心理学者ミシェルがおこなった自制心に関する有名な研究です。対象は、スタンフォード大学附属の幼稚園で当時4歳の子どもたちです。

1人ずつ教室に呼ばれ、椅子に着席。机の上にはマシュマロが1つ置いてあります。子どもに「私は用事があるから外に出ちゃうけど、15分間マシュマロを食べずに我慢できたら、もう1つあげるね。でも、もし食べちゃったらもう1つは無しね」と伝えます。結果は、3分の2の子はマシュマロを食べて、3分の1の子は我慢しました。

その実験から18年後と41年後、つまり、その子たちが22歳と、45歳のときに追跡調査がおこなわれました。その結果、食べなかった子の自制心の高さは継続していました。そして、食べなかった子のほうが、学業成績がよかったり、ドラッグや喫煙などの不良行為をする確率が低かったり、社会的地位が高い傾向を示しました。つまり、この研究により「自制心が高いほうが成功する」ということが打ち出されました。

ところが、2018年にニューヨーク大学のワッツとカリフォルニア大学のダンカン、ハオナンの3人が、マシュマロテストより大規模の900人以上を対象に検証をおこなったところ、異なる結果が得られました。大学の附属幼稚園の子どもたちが対象でしたが、人種や民族、親の学歴や年収なども考慮して検証しました。

その結果は、マシュマロを我慢できた子たちは「親の学歴が高く、裕福な家庭」というものでした。つまり、親が高学歴で裕福な家庭の子たちは、親とのやりとりの中で、我慢して約束を守れば、あとで必ず利益を得ることができるという経験をしていたのです。そのため、比較的簡単にマシュマロを我慢することができたということです。

その一方で、裕福ではない家庭の子たちは、そのような経験が少ないため、不確かな未来の2個よりも、確かな目の前のマシュマロ1個を優先してしまうということです。これは、2013年ハーバード大学の経済学者ムライナサンらも同様に「貧困であるほど人びとは短期的報酬を求める」と報告しています。

「子どもの将来の成功にとって重要な要因は、自制心よりも社会的・経済的環境」

2000年代に研究に参加した子どもは、1960年代の子どもよりも平均して2分、1980年代の子どもよりも1分長く我慢していました。つまり、現代の子どものほうが我慢強いという結果でした。

この結果に関して、逆のイメージを持っている方も多いのではないでしょうか。この要因は、インターネットなどデジタル技術の進歩により膨大な情報に触れられることや教育制度の改善が寄与していると考えられています。

要するに、マシュマロテストから得られた知見は**「成功を得るためには環境が大事」**ということです。逆にいうと「環境がよければ成功しやすい」ということです。

ここで、ミラーニューロンのお話をします。

脳の中では、自分が動いていなくても、他人の動きを見ただけで、自分が動いたときと同じ電気信号が流れます。これがミラーニューロンのしわざです。詳しくは前書『姿勢の本』を参考にしていただければと思いますが、簡単にいうと「人は自分の置かれている環境に染まりやすい」ということです。

運動をしない人たちの中にいれば、それを見ていますから、自分もしなくなる。運動をする人たちの中にいれば自分もするようになる。つまり、運動が続かないのであれば、運動している仲間をつくったり、教室に参加したりして、ぜひ環境を変えてみてください。

自分の性格を変えることはむずかしくても、環境は自分で変えられます。ぜひ継続という名の成功を手にしましょう。

●「1回だけ」「10秒だけ」でいいので考える前に動く

「疲れちゃったなぁ」「眠いしなぁ」「他にやることあるしなぁ」「明日やればいいかなぁ」など頭の中には甘い誘惑がちょくちょく現れます。そんなとき、この誘惑に打ち勝つためにはどうしたらいいでしょう。

それは「考える前に動く」です。「健康への意識を変えましょう」「考え方を改めましょう」ではないです。考えてから行動ではなく、行動が先です。とにかく動いてしまうことです。

ある状況に陥ったとき、人はどのような行動を起こすかというと、過去に似たような場面で、自分がどのような行動をとってきたか、その過去の経験をとおして、自分自身に対するイメージを持っているのですが、その自分へのイメージをもとに行動を起こそうとします。

たとえば、目の前でもめごとが起こったときに、これまで仲裁に入ってことを収めてきた人は、自分自身に正義感の強い人間であるというイメージを持っています。そのため、同じ状況に遭遇したときは、仲裁に入ろうと行動に起こせるのです。

しかし、あえて深入りせずに遠目で見てきた人は、過去の経験から同じように、もめごとが収まるのを待とうとするのです。

つまり、**運動が長続きしない人は、過去にも運動を始めたが途中で止めてしまった経験がある人**といえます。無意識のうちに、「自分は運動が長続きしない人間だ」というイメージを持ってしまっているのです。そのため、**「自分は運動を継続できる人間だ」というイメージを自分自身に持たせる**必要があります。だから「面倒くさいなぁ」と思ったときに、たった1回でいいから運動をしてみることです。

「10回3セット」とか「疲れるまでやる」とか、しなくていいです。**たった「1種類を1回だけ」とか「10秒だけ」でいいのです。**ほんのわずかでもいいので、とにかくやることです。

それを繰り返していくことで、無意識に自分自身へのイメージが変わってきます。「面倒くさくてもやれる人間」「運動が継続できる人間」「意思の強い人間」とイメージが変われば、自然と継続できるようになります。

1回だけと思っても、1回やってみると、「もうすこしだけやってみようかな」と1回だけではすまなくなることがあります。これも狙いです。運動により報酬系と呼ばれる神経伝達物質のドーパミンが分泌されます。このドーパミンによって、「また運動をして楽しくなりたい!」という欲求が生まれると「やる気」が生まれます。

とにかく、**たった10秒でもいいから、考える前にやる**ことです。

●66日間でよい変化

新しい習慣を身につけるために必要な日数があることはご存じでしょうか。それは、ロンドン大学の報告によりますが、平均して「66日間」です。

66日間続ければ習慣化することができます。さて、長いと感じたでしょうか、短いと感じたでしょうか。まぁ長いですよね。ただ、この66日間というのはあくまで平均値ですので、もっと早く習慣化できた人もいれば、もっと習慣化に時間がかかった人もいます。

ただし、次の傾向はあります。自分にとって簡単な課題ほど習慣化しやすく、複雑な課題ほど習慣化に時間がかかるというものです。運動習慣のまったくない人にとっては本書のエクササイズは複雑な課題となりますので時間を要するかもしれませんが、66日間続ければたいてい身につけることができるとされています。

いくつかポイントをご紹介します。

⬇途中でできない日があってもOK

毎日できていなくても続けていれば、習慣化することが報告されています。開始後6週間の時点で、週4回以上できていれば、習慣となる可能性は非常に高くなります。だから、今日できなかったとしても気負わずに、また明日から続ければよいのです。

⬇たったの1回でもできたなら「できた」としてOK

そもそも自分にとってメリットがないことを習慣にすることはむずかしいですよね。それは当然です。ですが、ご紹介しているエクササイズを継続することはメリットがたくさんあります。

筋力に関しては、開始後すぐに神経の促通《そくつう》により筋力が向上しますし、66日間つまり約2カ月ですので、神経の影響だけでなく筋肉自体の肥大も確実に起こります。そして、当然柔軟性も向上します。

さらに、ストレッチは1カ月継続すると、その後1カ月完全にさぼったとしても効果はゼロにならず、半分ほど残ります。ストレッチ効果が減りにくい身体になっています。

66日間続ければ、必ず身体によい変化を実感できていますので、もうプラスのスパイラルから抜け出せなくなり、運動をしないと気持ちが悪い、そわそわしてしまう、運動したくて仕方がない、という運動依存症になってしまっているかもしれませんよ。

「今日はまだ運動していないからやらないと！」これはまだ運動依存症の軽症です。

「あぁ早く運動したい！　身体を動かしたい！」これは中等症です。

「気づいたらいつの間にか運動していた！」これはもう重症です。

重症までとはいかなくても運動依存症を目指してみませんか。

できない日があってもいいです。1回だけでもいいです。とにかく66日間は続けてみましょう。

●記憶を定着させる方程式

この本に書かれているすべてのことを覚えるのは大変です。ですが、可能な限り覚えていただき、それを実践していただくことが「一生背すじピーン」への近道となるわけです。

そこで効率よく記憶を定着させる方法をご紹介します。記憶するのが苦手、覚えてもすぐに忘れやすい、と思っている方は劇的に変われるかもしれません。

まず**「テスト効果」**をご存じでしょうか。学校でおこなうあのテストです。これは、単に情報を見たり、聞いたり、書いたりするのに比べ、情報を思い出す（想起）行為をしたほうが、記憶が強化されやすいというものです。

みなさんも経験したことがあると思いますが、学校で先生が話したり、書いたりしたことをノートに書き写すだけではなかなか覚えられません。それよりも、何か問題を出されて、一人ずつ当てられたときに、だんだんと自分の番が近づいてきて、「答えはあれだっけ？　これだっけ？」と思い浮かべ、「○○です」と答え、それが正解でも不正解でも、その記憶は残りやすくなります。

つまり、本を読んでいただいたあとに、1分だけでもいいので読んだ内容を思い返してみてください。研究報告によると、記憶直後に復習をした群と何もしなかった群に分けて、2週間後に記憶テストをおこなったところ、復習した群だけ成績がよかったとあります。ですから、キリのいいところまで読んだら、一旦手を止めて、それまでの想起（復習）をしてください。そして、またキリのいいところまで読んだら、それまでの想起（復習）をする。これを繰り返す。

大切なのはしっかり想起することですので、1分はあくまで目安です。想起できれば1分未満でも以上でも構いません。それだけで、記憶は強化されます。

＊記憶の方程式「読書後1分想起」

睡眠と学習の研究では、覚えた後に睡眠を挟んだ群と挟まない群で学習効果を比較したところ、睡眠を挟んだ群のほうが5倍も高かったという報告があります。

2020年に筑波大学はマウスによる学習実験から新たな知見を報告しました。それは、**レム睡眠のときに記憶が定着される**ということです。大人の脳はご存じのとおり一度損傷した神経細胞は二度と再生されません。ところが、最近の研究で、記憶に重要な働きをする「海馬《かいば》」では生涯にわたり、ごく少数の神経細胞が毎日再生していること（ニューロンの新生）がわかってきました。

その新生ニューロンは、2カ月程度で完全な神経細胞に成長します。そして、実験では新生してから1カ月程度のニューロンだけがレム睡眠中にのみ活発に活動していたが、ノンレム睡眠中や、そのほかのニューロンの成長段階ではそのような反応は認めませんでした。つまり、伸び盛りの若い神経がレム睡眠中に記憶を定着させていることがわかったのです。

また、解明には至ってはいませんが、脳では寝ている間に記憶が整理され、短期記憶をつかさどる海馬から長期記憶の側頭葉へと送りこむ作業をしている可能性が示唆されています。

ここで、短期記憶と長期記憶について簡単に説明します。

短期記憶は「メモ帳」のようなもので、一度に書きこめる量が限られているため、新しい情報が入ると、古いものは消えてしまいます。そして容量も限られています。

それに対し、長期記憶は「本棚」のようなものです。短期記憶をつかさどる海馬が「メモ帳」に書かれた情報を重要なものとそうでないものとに選別し、重要な情報だけを「本」に変換して「本棚」（側頭葉）に収めます。「本棚」の数（覚えられる容量）は、一生かけても使い切れないほどあります。そのため、本棚の奥の奥のほうに入っている本は、取り出しにくい（思い出しにくい）ことはありますが、消えることはありません。

この脳のメカニズムから、覚えたい情報を長期記憶に入れるための方法がわかります。それは、海馬に「これは重要な情報だ！」と思わせることです。

では、海馬が重要と判断する基準は何でしょうか。簡単にいうと**「生きるために必要な情報かどうか」**です。狩猟が主体の旧石器時代を生き継いできたことを考えると当たり前なことですよね。これは狩りやすい、これは噛《か》まれる、これは毒がある等々、覚えてないと生死に関わります。

現代でも、腐ったものを食べない、信号が赤のときには道路に飛び出さない、沸騰しているお湯はさわらない等々、当たり前のことですが生きるために必要なこととして、長期記憶として覚えています。

海馬が重要と判断する基準を細かく4つに分類すると、①**自分に関連する情報**、②**喜怒哀楽の感情が大きく動いた情報**、③**思い出そうとする情報**、④**繰り返された情報**、になります。経験的にどれも記憶に残りやすいことが理解できますよね。

それでは、実際にこの本に当てはめて考えてみましょう。背骨曲がりに興味を持たれて手に取っていただいたと想定すると、①自分に関連した情報であって、この本の内容で背すじピーンを手に入れられたら、②嬉《うれ》しい楽しい情報となります。

しかし、③思い出そうとする情報、④繰り返された情報、は単に本を読むだけでは得られません。大概覚えたいと思っても忘れてしまうような情報というのは、①や②の自分に直接関係する内容ではありません。それを覚えるためには③と④の情報にする必要があります。思い出そうとすることで海馬に「これはわざわざ記憶を引っぱり出すくらいだから重要」、繰り返すことで「何度も使っているなら重要」と思わせることで「本」にしてくれます。

よって、長期記憶にするために必要なことは、**「読書後に想起して、寝る前にも想起して、間髪を入れずに（他の情報を入れずに）寝る」**。これは昼寝でもいいです。勉強したあとにテレビを見たり、音楽を聴《き》いたり、会話をしたりしてから寝るのでは、勉強した情報は古くなり側頭葉に送りこむ前に消えてしまいます。それに、いろいろ情報が集まりすぎると海馬はどれが重要かわからなくなってしまいます。そのため、寝る前に読書や前述の運動をし、その後は何の刺激も入れずにすぐに寝るようにしましょう。

記憶の方程式に追加します。

「読書後1分──→寝る前ごとに想起（復習）」

さらに、分散学習といって、「学習間隔をコントロール」する方法があります。これは忘却曲線を基にした方法ですが、有名な「エビングハウスの忘却曲線」はご存じでしょうか。この実験は無意味な語の記憶で、ちょっと日常とは乖離《かいり》してはいますが、忘却曲線の基本の形は同じようなものです。

記憶した直後から激しく忘れていき、24時間もすれば大半を忘れ、その後は、だんだんとゆるやかになっていきます。分散学習は、この忘却曲線の性質を利用した方法になります。

一度に詰めこんで学習する方法を集中学習といいます。たとえば10個の単語を覚えようとするときに、10分間を連続で10回おこなうのが集中学習で、10分間を1日ごとに10回つまり10日間に分けておこなうのが分散学習です。

どちらがよい結果になるかは経験的におわかりかと思いますが、分散学習のほうが記憶されやすいというのは、これまでの研究で明らかです。

忘却曲線から**忘れそうになるタイミングで、復習を繰り返すことで、海馬に効率よくその記憶は重要だと認識させる**ことができます。具体的な間隔は情報の内容や人によってバラつきはありますので、ここでは目安としてお伝えしておきます。方程式に追記します。

記憶の方程式
「読書後1分→寝る前→24時間後→2日後→1週間後→1ヵ月後→3ヵ月後→1年後ごとに想起（復習）」

＊最高の記憶方法は誰かに教えること
ワシントン大学のネストイコらの研究では、2グループのうち、片方のグループには覚えた情報をあとでテストすると伝え、もう片方には覚えた情報を別の人に教えてもらうと伝え講義しました。しかし、実際には2グループとも、あとのテストや別の人に教えることはしませんでした。それでも、別の人に教えることになると思っていたグループのほうが、テストでよい結果を出したのです。

人に教えるとなると、頭の中で重要な部分とそうでない部分を整理し、どのような順序で教えればわかりやすいかなど考えながら、より正確な情報を伝えようとします。その分、記憶が整理され効率のよい学習方法を私たちは無意識におこなうのです。

そのため、「はじめに」で先にお伝えさせていただきました。もし、また読み直していただけるのであれば、そのときも、あとで誰かに教えるつもりで読み進めてください。もし、可能であれば、読んだあと実際に誰かに教えてください。最後に記憶の方程式をすこし修正して完成です。

「読書後1分→寝る前→24時間後→2日後→1週間後→1ヵ月後→3ヵ月後→1年後ごとに人に教える（ように想起）」

●エンハンシング効果とアンダーマイニング効果

エンハンシング効果とは、**他人からほめられたり期待されたりすることで「やる気」が高まる**という効果です。これは、アメリカの発達心理学者ハーロックが小学生の学習に関する研究から提唱したものです。

小学生に5日間連続でテストをおこない、採点した答案用紙を先生が返すときに、点数にかかわらず、Aほめる、B叱る、C何もいわない、の3つのグループに分けました。結果、ほめられたAグループの子どもは、日に日に点数がよくなり、最終的に約71％も高くなりました。しかし、叱られたBグループは、2日目に約20％の増加を認めたものの、その後は徐々に低下しました。そして、何もいわないCグループは、5日間を通じて大きな変化はありませんでした。

「人はほめられて成長する」

「嬉しい！」「楽しい！」というような感情になると、報酬系と呼ばれる神経伝達物質のドーパミンが分泌されます。このドーパミンによって得られた感情はまず海馬で記憶されます。この記憶から「また楽しくなりたい！」という欲求が生まれると「やる気」が生まれます。

ただ、誰でもいいわけではありません。**エンハンシング効果が生じるには、ほめられたい人からほめられることが重要**であり、他人や嫌いな人からほめられても効果はありません。

家族、信頼できる上司や医療職、自分より能力の高い友人知人、憧《あこが》れている人などからほめられると「もっとがんばろう」と思えますが、面倒なことを押しつけてきた人から「すごいね！」とほめられても逆に腹が立つだけです。

次に、ただほめるだけではいけません。ほめる内容も大切です。

スタンフォード大学の心理学者ドウェックは、小学生を対象にほめ方の違いで向上心がどのように影響されるか研究しました。IQテストをおこない、その採点後、A才能や頭のよさをほめる、B努力や取り組んだ姿勢をほめる、の2つのグループに分けました。

その結果、頭のよさをほめられたAグループは次にもう一度テストをしようとするときに、簡単な問題のほうを解こうとしたり、むずかしいとすぐに諦めたり、成績が低下してしまう子どもが多くなりました。

一方、努力をほめられたBグループでは、むずかしい問題のほうにチャレンジしたり、むずかしくても粘り強く熱心に取り組んだり、成績が向上する子どもが多くいました。

この研究からわかるとおり、**エンハンシング効果が生じやすいのは、努力や課題に取り組んだ姿勢をほめたとき**です。才能や結果だけをほめると、逆に自信がなくなったり、プライドだけが高くなったりしてしまう可能性がありますので注意が必要です。

自分ではなく、家族のために、友人のために、誰かのために、お読みいただいている方もいるかもしれませんので、気をつけなくてはならない反対のアンダーマイニング効果というものについてもお伝えしておきます。

アンダーマイニング効果とは、達成感や満足感を得ることが目的で自ら取り組んでいたことが、他人から報酬を受け取ることで報酬が取り組む目的に代わり、自発的なやる気が失われる効果です。自分でやるのではなく、やらされていると感じると、やる気はなくなります。

「趣味や好きなことが、仕事に変わるとやる気がなくなる」とよくいわれますが、これがそうです。報酬以外にも、罰、他人との競争、他人の監視と評価、締め切りによってもやる気が失われます。もし、このような環境で運動をしようと（させようと）していれば、長続きしません。

継続する（させる）ためには、お互いに努力をほめて伸ばしあえる友人や家族、環境のもとで「やる気」を育てていけることが大切です。

おわりに

本書は背骨の歪《ゆが》みの改善、もしくは将来の歪みを予防することに焦点を当てています。一生背すじピーンとなった姿勢を獲得し、背骨の歪みからくる首や肩、腰、股関節《こかんせつ》や膝《ひざ》などの弊害も予防・改善していくために何が必要かを書いた本です。

ただ、ここでお伝えしておかなければいけないことがあります。それは、背骨の歪みと痛みは必ずしも関係があるとはいえないということです。歪んでいても、歪んでいなくても、痛い人は痛い、痛くない人は痛くない、という科学的根拠があるからです。

実際、周りに背骨が歪んでいても痛みもなく元気に過ごされている方はいると思いますし、逆に背すじがピーンとしているのに首や腰に痛みを抱えている人もいると思います。

臨床《りんしょう》においても、同様の経験をしています。背骨が側弯《そくわん》しており、腰痛と首の痛みがある患者さんを担当させていただきました。治療をおこなった結果、痛みは改善しました。しかし、背骨の歪みは変わっていません。どうして?と思われた方もいるかもしれませんが、痛みの原因は歪みだけではないからです。

本文でご紹介した痛みを感じるか感じないかの境界線「閾値《いきち》」がありますが、その「閾値」を超えれば痛い、超えなければ痛くない、わけです。つまり、痛みを改善するためには、この「閾値」を超えないようにすればよいのです。

たとえ背骨が歪んでいても、「閾値」を超えないためのアプローチをすれば痛みはなくなります。それならば、がんばって運動して背すじをピーンとする意味はあるのか？という疑問が出てきます。格好は悪くても別に痛みがなければ生活で困ることはありません。ただ、私の臨床経験や科学的根拠より、確実にいえることがあります。

背骨が歪んでいると痛みや不調が出現する可能性が高いということです。歪んでいれば一部に負担が集中しますから、「閾値」を超えて痛みが出現したり、背骨が曲がってきたりします。だから、背骨は守る必要があるのです。

本書のエクササイズにより背すじピーンを手にした場合、ほとんどの人は痛みがなくなると思いますが、もし痛みが残っていたら、痛みの原因は背すじピーンではなく、ほかにあります。詳しくは本書よりも痛みや不調の改善に主眼を置いた前著『姿勢の本』を参考になさっていただければと思います。痛みは何よりもつらいことです。１日でも早く痛みから解放され、普通の生活が送れることを切に願っております。

この本を書いている２０２０年は、東京オリンピック・パラリンピックの年になるはずでした。ところが新型コロナウイルス（COVID-19）によりパンデミック（世界的大流行）が起こり、五輪史上初の延期、日本史上初の感染症による緊急事態宣言が発令されるなど、高揚感に包まれていた状態から一変しました。

世界中の人びとが見えない敵と戦いながら、不安を抱えながら、暮らしています。重症化までの進行が早く、隔離され、面会も許されず、愛する人たちに会えずに病院のベッドで最期《さいご》を迎える人もいます。コロナ禍では、普通にマスクをしないで会話をしたり、向かいあって座ったり、学校や会社に行ったり、映画やコンサートに行ったり、帰省したり、そんな普通の生活が何よりも幸せであることを実感します。

よく「失ってはじめて気づく」といいますが、私は嫌です。後悔したくないです。日本人の素晴らしすぎる真面目さで、日本中の皆がマスクをし、外出を控え、3密を遵守《じゅんしゅ》する。政策による波はあるものの、感染者数や死亡者数の少なさには皆が誇らしげに思ったのではないでしょうか。質のよいワクチンができるまでは続くでしょうが、人類はこれまで数多のウイルスや細菌に打ち勝ってきました。パンデミックはいずれ終息します。ですが、いつどうなるかなんて誰にもわかりません。そのため悩みや不安を抱えている人も多いと思います。でも、だからこそ、いまできることに全力を尽くすことが大切なのではないでしょうか。

後悔しないために今日を精一杯生きることが大切なのではないでしょうか。健康であれば何でもできます。その健康は背骨が鍵をにぎっています。そして、その背骨を守れるのは自分以外にはいません。今日のがんばりは明日の自分へのプレゼント。そうやって、1日1日を過ごしてみてはいかがでしょう。

不安や絶望は明日に希望を持ったものだけにしか訪れません。だから大丈夫です。何か悩みや不安を持っているあなたは、すでに未来を見ているのですから。

いちばん大切な背骨を守り、一生幸せな普通の生活を勝ち取りましょう。

私たちなら、それができるはずです。

本書の出版にあたり、再び声をかけてくださり、時間がかかっても最後まで温《あたた》かく見守っていただきました、さくら舎の古屋信吾さん、猪俣久子さん、また、制作・販売に関わってくださった皆様に心から感謝を申し上げます。

そして、いつも限界がないことを教えてくださる患者さん、お世話になっています東京大学医学部附属病院の皆様、千葉県福祉ふれあいプラザの皆様にも心から感謝を申し上げます。

最後に、私の原動力であり、いつもまっすぐに支えてくれている家族に感謝します。

数多くある本の中から本書を手に取っていただき、そして最後までお読みいただき、本当にありがとうございました。

もし、この本が明日のあなたへのプレゼントの一つになれたとしたら、これほど嬉《うれ》しいことはありません。

山口正貴《やまぐちまさたか》

著者略歴
東京大学医学部附属病院リハビリテーション部理学療法士。１９８０年、東京都に生まれる。東京理科大学理学部在学中にぎっくり腰をわずらい、リハビリテーションに関心を持つ。大学卒業後、理学療法の道へ進み、２００５年に理学療法士免許取得、東京大学医学部附属病院に入職。２００７年より千葉県福祉ふれあいプラザ介護予防トレーニングセンターで予防事業を兼任する。理学療法士として医療・予防業務にたずさわるかたわら、腰痛の研究を開始。２０１６年の研究論文で日本理学療法士学会の第８回優秀論文表彰で優秀賞を受賞。ＮＨＫの「ガッテン！」などにも出演。
著書には『「ねたままストレッチ」で腰痛は治る！』（集英社）、『姿勢の本』（さくら舎）がある。

背骨《せぼね》の医学《いがく》
——すべての疾患《しっかん》は背骨曲《せぼねま》がりから

二〇二一年五月一三日　第一刷発行
二〇二三年一月　六　日　第八刷発行

著者　山口正貴《やまぐちまさたか》
発行者　古屋信吾
発行所　株式会社さくら舎　http://www.sakurasha.com
東京都千代田区富士見一－二－一一　〒一〇二－〇〇七一
電話　営業　〇三－五二一一－六五三三　ＦＡＸ　〇三－五二一一－六四八一
編集　〇三－五二一一－六四八〇　振替　〇〇一九〇－八－四〇二〇六〇
装丁　石間　淳
装画　Ikon-Images／アフロ
本文組版　株式会社システムタンク（白石知美）
印刷・製本　中央精版印刷株式会社

ISBN978-4-86581-295-4